急诊科疾病 救治要点

主 编 尹 刚 乔元元 王 标 李 昌 李卫共 张建立

JIZHENKE JIBING

JIUZHI YAODIAN

黑龙江科学技术出版社

图书在版编目（CIP）数据

急诊科疾病救治要点 / 尹刚等主编. -- 哈尔滨：
黑龙江科学技术出版社, 2018.2
ISBN 978-7-5388-9724-1

Ⅰ.①急… Ⅱ.①尹… Ⅲ.①急救医学 Ⅳ.
①R459.7

中国版本图书馆CIP数据核字(2018)第114627号

急诊科疾病救治要点
JIZHENKE JIBING JIUZHI YAODIAN

主　　编	尹　刚　乔元元　王　标　李　昌　李卫共　张建立
副 主 编	杜慧清　甫拉提·吐尼牙孜　张　宏　刘　阳
	闫百灵　张　雷　臧会玲　徐正芹
责任编辑	李欣育
装帧设计	雅卓图书
出　　版	黑龙江科学技术出版社
	地址：哈尔滨市南岗区公安街70-2号 邮编：150001
	电话：（0451）53642106 传真：（0451）53642143
	网址：www.lkcbs.cn www.lkpub.cn
发　　行	全国新华书店
印　　刷	济南大地图文快印有限公司
开　　本	880 mm × 1 230 mm　1/16
印　　张	12
字　　数	390 千字
版　　次	2018年2月第1版
印　　次	2018年2月第1次印刷
书　　号	ISBN 978-7-5388-9724-1
定　　价	88.00元

前　言

　　急危重症是医学领域中的一门独立的、新兴的边缘学科。急危重症医学综合性强，涉及面广，与临床各学科关系密切，急诊医师必须具有快速诊断、急救、监护等方面的专业能力，既能掌握一般的急诊急救知识和技能，又有相对固定的专业特长和研究方向。随着医学科学技术的迅猛发展、硬件设备和科学思想的不断现代化给急诊科救治医务人员提供了更好施展技术的舞台，也使临床各类急症诊断的准确率和救治成功率大为提高。

　　本书主要阐述了急危重症的基本理论和常见、多发、急危重症的病因、发病机制、临床表现和救治原则，临床实践所需的常用急救、转运、检查、治疗、监护等各项操作技术及内外科常见病的救治。本书用简洁扼要的语言介绍了当代先进的诊疗急救技术及疾病的处理，是一本具有较强先进性、专业性、规范性以及使用性很强的临床参考书。

　　全书内容丰富，重点突出，注重新理论、新方法及新进展的介绍，力求以循证医学证据材料为主，引导读者学习与研究，可供临床相关学科临床医师、科研人员参考使用，若有不足之处，敬请广大读者批评指正。

编　者

2018 年 2 月

CONTENTS

目 录

第一章

院前医疗急救

第一节 概述

一、院前急救的定义

当患者突然急症发作或遭到意外伤害时，救护人员赶赴到现场，利用所携带的医疗器械、设备和救护物品对患者立即救治，以达到保全生命、缓解疼痛和防止伤情或疾病恶化的目的。

二、院前急救的任务

采取及时有效的急救措施和技术，最大限度地减少伤病员的疾苦，降低致残率，减少死亡率，为医院抢救打好基础。

三、院前急救的原则（先救命后治病）

（1）总原则：经院外急救能存活的伤病员应优先救治。
（2）先复苏后固定、先止血后包扎。
（3）先重伤后轻伤、先救治后运送。
（4）急救与呼救并重。
（5）搬运与医护的一致性。

四、院前医疗急救范围

（1）对未进入医院以前的急危重伤病员实施院前急救。
（2）参与灾难时的医疗救援。
（3）担负急、危、重伤员转院或需要用救护车才能转院的其他患者。
（4）运送需要用救护车回家的出院患者。
（5）参与大型社会活动的医疗预防。
上述服务范围中，（1）（2）项是院前急救必须确保的服务项目。其他服务项目可根据本地区急救资源和当地居民的需求而定。

五、院前医疗急救流程

如前所述，院前急救是为进入医院以前的急、危、重伤病员提供的特殊医疗服务，包括患者发病现场对医疗急救的呼救、现场抢救、途中监护和运输等环节。具体流程如图1-1。

从图1-1过程可以看出，院前急救活动具有明显的阶段性，各个阶段又有不同的内容和特点，主要有以下几个阶段。

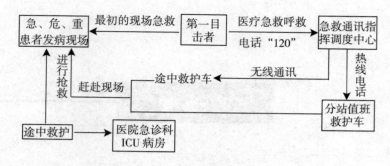

图 1-1 院前急救流程

1. 最初的现场急救和呼救阶段　在急、危、重伤病员的发病或受到意外伤害的现场，第一个发现者是患者自己，其次是在现场的其他人。现场仅有患者本人，应呼叫请求援助，并尽可能地采取自救措施。现场的其他人发现患者后，应主动迅速地赶到患者身边，边询问检查患者病情，边进行急救呼救。大型灾害发生时，现场的人可能都是受损伤者，在进行呼救的同时应积极开展自救、互救。这时的急救呼救包括两个内容：①呼叫周围的人给予帮助。②对专业院前急救单位进行呼救。

2. 急救呼救信息的接收和传递阶段　院前急救单位接收到急救呼救信息，把急救信息传递给急救分站或急救单元，并对院前急救资源进行调度。

3. 急救单元的出发准备阶段　良好的准备是急救单元快速出动的先决条件。所有值班或待命的急救单元都应该事先做好院前急救出动的准备。在接收到特殊病情的信息时，还应该进行特殊的准备。

4. 抵达现场阶段　急救单元抵达现场的过程是一个急救资源移动的过程。选择路径要近，移动速度要快，到达现场要准确、安全。

5. 接近患者阶段　不论采用哪种运输工具，直接到达患者身边的可能性都很小，即使距患者不远，医务人员也有一个携带药品和器械、设备到患者身边的过程。在接近患者的过程中，速度要快，携带的药品和器械、设备要尽可能符合患者病情急救的需要。

6. 现场抢救阶段　现场抢救阶段主要有三个步骤：①初步识别：即对已存在的或潜在的威胁着患者生命和躯体的各种病情进行及时的和连续的临床鉴别过程。鉴别过程持续至患者完全被处理好为止，其中包括迅速确定某一特定患者或在许多患者之中的处理重点问题。②评估病情：急救人员对患者的病情进行连续的短期评估（除立即有生命、躯体及致残的威胁之外），其中包括对机体和行为症状的评估。因为它们与各种并发症或潜在的、基本的病变有关。评估还包括利用适当的、有助于诊断的各种措施，并做出解释，同时还包括其他的专科咨询。③稳定病情：根据初步识别和对病情的评估，应用复苏技术和其他使患者在生物学方面或精神方面都能转向体内稳定的各种处理方法。这些技术和处理方法对于患者的进一步医疗或缓解都是必需的。稳定病情可以包括机体的任何系统。在抢救过程中，如遇到困难应及时上报，请求支援。

7. 搬运阶段　把经过现场抢救的患者，抬上担架并搬运到急救运输工具上。这个阶段应该特别注意的是：在狭窄的楼道里搬运患者时，尤其在拐弯处，要防止患者从担架上摔下来，引起严重后果或进一步损伤。

8. 转送阶段　转送阶段是急救单元载着患者抵达医院的过程。首先急救医务人员要根据患者的病情选择适当的医院；其次是急救运输人员根据所要到达的医院选择最佳路线，保证途中的快速和安全。在途中，医务人员对患者的病情进行监护，延续现场抢救的治疗，必要时进行抢救。

9. 抵达医院阶段　抵达医院阶段包括两个内容：①把患者从急救运输工具搬运到医院急诊室。②与值班医师进行交接班。

完成以上九个阶段后，一次院前急救任务即告结束。急救单元可以再接受第二次急救任务。如无院前急救任务，便可返回基地进行修整或补充，等待执行下一次任务。

10. 返回阶段　是指完成上述任务后，返回基地的过程。返回基地后，首要任务是进行执行下一次院前急救任务的准备工作，例如，补充药品、检查车辆等。

院前急救每一个阶段有每个阶段的内容和具体要求，这是由于患者病情的特殊性和院前急救的特殊性所决定的。

六、如何打"120"

五成以上的人在拨打"120"时语无伦次，不是说不清楚地址，就是忘了讲述病情。

（1）讲清当事人的姓名、性别、年龄以及确切地址、联系电话。要说清所在的区、牌号、房间号及行车的捷径等；在现场的人要说标志性的建筑物，如"乌龙山"或"新港管委会东侧100m"等，并一定要留下联系电话，最好是固定电话和手机同时留下。

（2）说清当事人发病或受伤的时间、目前的主要症状和现场采取的初步急救措施（如服过什么药、有无止血等）。

（3）报告当事人最突出、最典型的发病表现（如吐血、呕吐、头痛胸痛、昏迷、呼吸困难）或受伤情况（如头部、胸部外伤，四肢骨折）。

（4）当事人若是中毒，最好讲清致毒物种类。

（5）如果是较大的意外事故，受伤人数多，应报告事故原因、伤员数量和大概伤情，以便"120"派出相应的急救人员和携带必要的急救器材、药品。

（6）约定具体的候车地点，设显著标志物准备接车。

七、国际通用的急救原则

（1）确定患者的呼吸道是否被舌头、分泌物或某种异物堵塞。

（2）呼吸如果已经停止，须立即实施人工呼吸。

（3）如果脉搏不存在，心脏停止跳动，应速行心肺复苏术。

（4）检查有无出血。

（5）大多数伤员可以毫无顾忌地抬送医院，但对于颈部或背部严重受损者则要慎重，以防止其进一步受伤。

（6）动作轻缓地检查患者，必要时剪开其衣服，避免突然挪动增加患者痛苦。

（7）既要安慰患者，自己也应尽量保持镇静，以消除患者的恐惧。

（8）不要给昏迷或半昏迷者喝水，以防液体进入呼吸道而导致窒息，也不要用拍击或摇动的方式试图唤醒昏迷者。

（尹　刚）

第二节　需要急救患者的生命体征

院前急救应注意患者的以下四种生命体征。

一、体温

人正常体温是比较恒定的，但因种种因素它会有变化，但变化有一定规律。

（一）体温正常值及测量方法

1. 口测法　先用75%乙醇消毒体温表，放于舌根下，紧闭口唇，放置5min后拿出来读数，正常值为36.3～37.2℃。不能用牙咬体温计，防止咬断体温计和脱出。神志不清的患者和婴幼儿禁用此法。

2. 腋测法　此法不易发生交叉感染，是测量体温最常用的方法。擦干腋窝汗液，将体温表的水银端放于腋窝顶部，用上臂把体温表夹紧，嘱患者不能乱动，10min后读数，正常值为36～37℃。

3. 肛测法　多用于昏迷患者或小儿。患者仰卧位，将肛表头部用油类润滑后，慢慢插入肛门，深达肛表的 1/2 为止，放置 3min 后读数，正常值为 36.5～37.7℃。

正常人的体温在 24h 内略有波动，一般情况下不超过 1℃。受生理情况影响，早晨略低，下午或运动和进食后稍高。老年人体温略低，妇女在经期前或妊娠时略高。

（二）体温的异常

1. 体温升高　37.4～38.0℃ 为低热，38～39℃ 为中度发热，39～41℃ 为高热，41℃ 以上为超高热。体温升高多见于肺结核、细菌性痢疾、支气管肺炎、脑炎、疟疾、甲状腺机能亢进、中暑、流感以及外伤感染等。

2. 体温低于正常　见于休克、大出血、慢性消耗性疾病、年老体弱、甲状腺功能低下、重度营养不良、在低温环境中暴露过久等。

二、脉搏

心脏舒缩时，动脉管壁有节奏地、周期性地起伏叫脉搏。检查脉搏通常用两侧桡动脉。正常脉搏次数与心跳次数相一致，节律均匀，间隔相等。白天由于进行各种活动，血液循环加快，因此脉搏快些；夜间活动少，脉搏慢些。婴幼儿脉搏为 130～150 次/min，儿童脉搏为 110～120 次/min，正常成人脉搏为 60～100 次/min，老年人可慢至 55～75 次/min，新生儿可快至 120～140 次/min。

（一）常见的异常脉搏

1. 脉搏增快（大于等于 100 次/min）　生理情况有情绪激动、紧张、剧烈体力活动（如跑步、爬山、爬楼梯、扛重物等）、气候炎热、饭后、酒后等。病理情况有发热、贫血、心力衰竭、心律失常、休克、甲状腺功能亢进等。

2. 脉搏减慢（小于等于 60 次/min）　颅内压增高、阻塞性黄疸、甲状腺机能减退等。

3. 脉搏消失（即不能触到脉搏）　多见于重度休克、多发性大动脉炎、闭塞性脉管炎、重度昏迷患者等。

（二）脉搏的计数法

1. 直接测法　最常选用桡动脉搏动处。先让患者安静休息 5～10min，手平放在适当位置，坐卧均可。检查者将右手示指、中指、无名指并齐按在患者手腕段的桡动脉处，压力大小以能感到清楚的动脉搏动为宜，数 0.5min 的脉搏数，再乘以 2 即得 1min 脉搏次数。

2. 间接测法　用脉搏描记仪和血压脉搏监护仪等测量。

三、呼吸

呼吸是呼吸道和肺的活动。人体通过呼吸，吸进氧气，呼出二氧化碳，是重要的生命活动之一，一刻也不能停止，也是人体内外环境之间进行气体交换的必要过程。正常人的呼吸节律均匀，深浅适宜。

（一）呼吸正常值

平静呼吸时，成人为 16～20 次/min，儿童为 30～40 次/min，儿童的呼吸随年龄的增长而减少，逐渐到成人的水平。呼吸次数与脉搏次数的比例为 1：4。

（二）呼吸计数法

呼吸的计数可观察人的胸腹部的起伏次数，一吸一呼为一次呼吸；或用棉絮放在鼻孔处观察吹动的次数，数 1min 的棉絮摆动次数是多少次即每分钟呼吸的次数。

（三）呼吸频率的改变

1. 呼吸增快（大于 24 次/min）　正常人见于情绪激动、运动、进食、气温增高。异常者见于高热、肺炎、哮喘、心力衰竭、贫血等。

2. 呼吸减慢（小于 10 次/min） 见于颅内压增高，颅内肿瘤，麻醉剂、镇静剂使用过量，胸膜炎等。

（四）呼吸深度的改变

深而大的呼吸为严重的代谢性酸中毒、糖尿病酮中毒、尿毒症时的酸中毒；呼吸浅见于药物使用过量、肺气肿、电解质紊乱等。

（五）呼吸节律的改变

1. 潮式呼吸 见于重症脑缺氧、缺血、严重心脏病、尿毒症晚期等患者。
2. 点头样呼吸 见于濒死状态。
3. 间停呼吸 见于脑炎、脑膜炎、颅内压增高、干性胸膜炎、胸膜恶性肿瘤、肋骨骨折、剧烈疼痛时。
4. 叹气样呼吸 见于神经官能症、精神紧张、忧郁症的患者。

四、血压

（一）血压的产生

推动血液在血管内流动并作用于血管壁的压力称为血压，一般指动脉血压。心室收缩时，动脉内最高的压力称为收缩压；心室舒张时，动脉内最低的压力称为舒张压。收缩压与舒张压之差为脉压。

（二）血压测量法

临床上通常采用间接方法在上臂肱动脉部位测得血压值。目前使用以下三种方法评价血压水平。诊所偶测血压是目前临床诊断高血压和分级的标准方法，由医护人员在标准条件下按统一的规范进行测量。具体的要求如下：

（1）被测量者至少安静休息 5min，在测量前 30min 内禁止吸烟和饮咖啡，排空膀胱。

（2）被测量者取坐位，最好坐靠背椅；裸露右上臂，肘部置于与心脏同一水平。若疑有外周血管病，首次就诊时应测双臂血压。特殊情况下测量血压时可以取卧位或站立位，老人、糖尿病患者及常出现体位性低血压情况者，应测立位血压。立位血压测量应在卧位改为站立位 2min 后。血压计应放在心脏水平。

（3）使用大小合适的袖带。

（4）将袖带紧贴缚在被测者上臂，袖带下缘应在肘弯上 2.5cm。将听诊器的胸件置于肘窝肱动脉处。

（5）最好选择水银柱式血压计进行测量，若使用机械式气压表或符合国际标准（BHS 和 AAMI）的电子血压计，需与水银柱式血压计同时测值校正。

（6）测量时快速充气，气囊内压力应达到桡动脉搏动消失并再升高 30mmHg（4.0kPa），然后以恒定速率 [2~6mmHg（0.27~0.80kPa）/s] 缓慢放气。获取舒张压读数后快速放气至零。

（7）在放气过程中仔细听取柯氏音，收缩压读数取柯氏音第 I 时相，舒张压读数取柯氏音第 V 时相（消失音）。儿童、妊娠妇女、严重贫血、主动脉瓣关闭不全或柯氏音不消失者，以柯氏音第 IV 时相（变音）定为舒张压。

（8）应相隔 2min 重复测量，取 2 次读数的平均值记录。如果 2 次测量的收缩压或舒张压读数相差大于 5mmHg（0.67kPa），则相隔 2min 后再次测量，然后取 3 次读数的平均值。自我测量血压是受测者在家中或其他环境里给自己测量血压，简称自测血压。动态血压监测应使用符合国际标准（BHS 和 AAMI）的监测仪。受测者处在日常生活状态下。测压间隔时间为 15~30min，白昼与夜间的测压间隔时间尽量相同。一般监测 24h，如果仅做诊断评价，可以只监测白昼血压。推荐以下正常值参考标准：24h 小于 130/80mmHg（17.29/10.64kPa），白昼小于 135/85mmHg（17.96/11.31kPa），夜间小于 125/75mmHg（16.63/9.98kPa）。

（三）血压异常

1. 高血压　见本书相关内容。

2. 低血压　是指收缩压小于等于18.6kPa（90mmHg），舒张压小于等于8kPa（60mmHg），多见于休克、心肌梗死、心功能不全、肾上腺皮质功能减退、严重脱水、心力衰竭、低钠血症等。

（尹　刚）

第二章

血流动力学监测

第一节　动脉血压监测

一、间接测量法

尽管血压测量是临床实践中经常使用的测量方法，但是许多观察性研究发现，如果依据美国心脏学会颁布的指南几乎无人能合乎要求正确地测量血压。调查包括初级保健医师、护师、医学专家和外科医师在内的医务人员，无1例受试者正确测量血压。其中一项研究显示，只有3%的全科医师和2%护士测得的血压可信。

（一）血压测量法

间接血压测量工具称为血压计（希腊文 Sphygmos 为脉搏之意，manometer 意为血压测量装置）。血压计包括布制袖带覆盖可充气的气囊和水银计或水银柱。布制的袖带缠绕在上臂或大腿的大动脉部位之上（通常是肱动脉），将袖带内的气囊充气压缩袖带下的动脉。

动脉压缩的效果见图 2-1。随着袖带压力不断增加，其下的动脉渐渐压缩，动脉搏动逐渐增强，然后逐渐下降直至动脉压闭。这些反向搏动在袖带压力下产生波动（图 2-1），测量压力的波动是振荡法（或波动法）测量血压的原理。反搏（或逆波动）亦可转化为声波，这是听诊法测血压的原理。

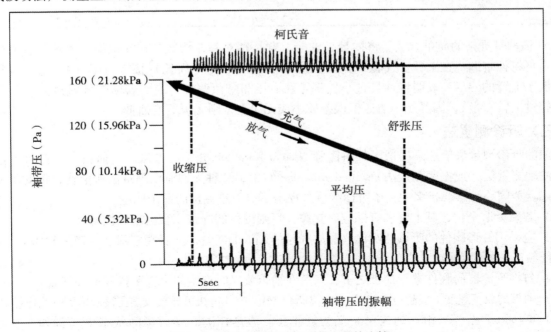

图 2-1　听诊法和波动法测量血压的比较

（二）气囊的规格

当动脉被均匀压缩，逆波动更易复制，测得的血压也更可靠。袖带充气对动脉产生均匀压缩作用，通常由袖带内充气囊的规格和上臂或大腿的周长决定，两者之间的最佳匹配关系见图2-2。气囊的长度至少是上臂周长（肩肘中间的部位）的80%，其宽度至少是上臂周长的40%才能对动脉产生均匀的阻断作用。与上臂的长度相比，若袖带气囊过小，血压测量值假性升高；而袖带气囊过大，血压测量值的误差却不甚明显。

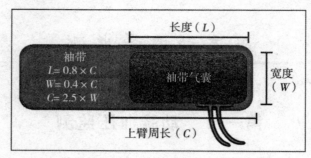

图2-2　袖带气囊宽度和长度与上臂周长的最佳匹配

1. 错用袖带　袖带规格与肢体周长之间匹配不当被称为错用袖带，是间接法测量血压出现误差最常见的原因。一项研究发现97%初级保健医生常规测量血压时袖带规格选择均不恰当，充分说明了此问题的严重程度，并且这些错用袖带中大部分（80%～90%）是相对于上臂周长袖带的规格太小。表2-1推荐上臂周长范围在22（约9in）、52cm（约21in）之间应选择的袖带规格。下面将介绍一种较简单的选择袖带规格的方法。

表2-1　根据上臂周长选择合适的血压袖带规格

上臂周长/（cm）	血压袖带	
	型号	直径/（cm）
22～26	成人小号	12×24
27～34	成人号	16×30
35～44	成人大号	16×36
45～52	成人股部用	16×42

2. 评估袖带规格的简单方法　将袖带长轴与上臂长轴对齐，然后翻转袖带使其下的气囊恰好面对操作者，再将袖带缠绕在上臂。气囊（宽度）应贴切环绕上臂（周长）接近一半（40%）。若气囊环绕程度低于上臂的一半，表明该袖带过小，将导致血压测量值假性升高。若袖带气囊过大（如若其环绕程度超过上臂一半），因其所测血压值误差较小或无误差，则无须更换袖带。

（三）听诊测量法

目前的听诊测量法依然采用俄国外科医师 Nicolai Korotkoff 介绍的方法。目前在 ICU 此种方法正在被称作波动测量法（或振荡测量法 Oscillation method）的另一种无创血压测量法所取代，因此本文不再详细描述。美国心脏学会指南中关于听诊测量法提出了以下较突出的几个问题。

（1）若患者取坐位，其上臂和背部应有支撑，否则测得的舒张压会出现假性增高。

（2）应采用钟形胸件的听诊器听诊气囊放气时的 Korotkoff 音。此音频率很低（25～50Hz），而钟形胸件是低频声音的转换器。

（3）勿将听诊器的胸件置于袖带之下，以免在袖带放气时产生的声音干扰 Korotkoff 音。

（4）袖带的放气速度不应超过2mmHg（0.27kPa）/s。放气过快可导致收缩压被低估而舒张压被高估。

（5）Korotkoff 音（Ⅴ相）消失可定义为舒张压。但是在高心排血量的状态下（例如，贫血、妊娠），袖带放气后 Korotkoff 音仍可持续较长时间，此时无法测量舒张压。有人建议，在妊娠时若 Korotkoff 音一旦变得低沉时（IV相）的数值可定为舒张压。

（四）波动测量法（振荡测量法）

此种方法最先报道于 20 世纪 70 年代中期。自动波动装置已成为包括 ICU 在内的医院各科监测血压的标准方法。如前所述，波动法的设计原理是测量动脉在压缩和解压时出现的搏动压的变化。听诊测量法是将袖带缠绕于上臂，然后将袖带充气以阻断其下的肱动脉，再将袖带放气使动脉通畅。图 2-1 所示搏动压变化，经由动脉传递至血压袖带，再通过电子学处理方式便可测量到平均血压、收缩压和舒张压。制造波动记录仪的公司开发的专用算法可将搏动压换算成血压的标准值（即收缩压、舒张压和平均血压）。这些算法具有专利性，因开发的厂家而异，故不能用于危重状态的评估。缺乏标准化是波动测量法存在的主要问题。

波动法测得的平均动脉压最准确，即搏动压达到最大波幅时的那一点（图 2-1）。以最大波幅算法测量的平均动脉压通常在动脉内压力的 5mmHg（0.66kPa）之内。然而，在非顺应性动脉疾病患者中（如老年人、外周血管疾病患者），该法测得的平均动脉压可能比动脉内压力低 40%。

目前对于收缩压和舒张压与袖带压力波动的关系尚有争论。因此收缩压和舒张压测量值的可靠性不如平均动脉压。尤其是舒张压，因为在舒张压时动脉搏动并没有消失（与之不同的是听诊法在 Korotkoff 音消失即可定为舒张压），所以依据波动的袖带压力难以准确测出舒张压出现的时间。

（五）准确性

间接法测得的血压值准确性有限，尤其对于危重患者。数据来源于两项研究，分别对直接测得的动脉内血压与听诊法测得的循环休克患者和波动法测得的未经选择的 ICU 患者的血压进行了比较。全部的听诊法所测血压值均有别于动脉内直接测定血压值，两者差值超过 10mmHg（1.33kPa）（允许误差），差值超过 20mmHg（2.66kPa）几乎占到 3/4（听诊法测得血压均低于动脉内血压）。波动法与动脉内直接法比较所测得血压差值有 61% 超出了允许误差范围。

听诊法尤其不适用于循环休克患者血压测定，其原因是体循环血流减少（低血压和血管加压素所致）而削弱动脉逆波动并减弱 Korotkoff 音的强度。可靠的血压测定对处理循环休克是至关重要的（例如可指导液体复苏），因此一致推荐采用动脉内直接测压法。

二、直接测量法

动脉内血压的测量常采用是桡动脉、肱动脉、腋动脉或股动脉。此处不叙述动脉置管技术，其相关操作与中心静脉置管类似。

（一）收缩压放大

离开升主动脉根部时动脉压的波形会发生变化。需注意的是随着压力波向外周移动，收缩压逐渐增加且波形的收缩部分变窄。自主动脉根部移向桡动脉或股动脉时，收缩压可增加多达 20mmHg（2.66kPa）。收缩压峰值增加因收缩压波变窄而被抵消，所以平均动脉压（之后详述）依然不变。

反射波：外周动脉收缩压增高是压力波从血管分叉处和变窄的血管回弹的结果。若动脉僵硬则回弹波移动更快，在衰减之前对动脉血压波形产生影响；顺向压力波与逆向压力波汇集导致顺向压力波的峰值增大（大洋中波浪从相反方向交汇时可以观察到此种效应，该效应参与巨浪形成）。反射波将收缩压放大是老年人收缩性高血压的发病机制。收缩压放大是逆向压力波产生的结果，因而它不能促进全身血液循环。

（二）平均动脉压

平均动脉压（MAP）是大动脉的时间平均压力，是全身血流的主要推动力。电子学方法测量 MAP 是以动脉压力波曲线下面积除以心动周期时间。若有创伤则监测不能实施，MAP 通过以下公式根据收缩压（SBP）和舒张压（DBP）演算而来：MAP = 1/3SBP + 2/3DBP。上述公式成立的条件是心率 60 次/min 时心脏收缩期占心动周期的 2/3，这种状态在危重患者中极罕见，因此不建议在 ICU 采用上述公式计算 MAP。

1. 平均压的决定因素　稳流（Q）通过闭合液压回路时，与通过的回路的压力梯度（$P_{in} - P_{out}$）成正比，与液流通过回路时所受的阻力（R）成反比。这种关系可用下述简化的公式表示：

$$Q = (P_{in} - P_{out}) / R$$

若水压回路是循环系统，容量流为心排血量（CO），流入压是平均动脉压（MAP），流出压是右心房平均压（RAP），对液流的阻力是体循环血管的阻力（SVR），则在循环系统中的等值关系是：

$$CO = (MAP - RAP) / SVR$$

将上述公式变换，则平均动脉压的决定因素便是：

$$MAP = (CO \times SVR) + RAP$$

大多数患者右心房的压力可忽略不计，若无右侧心力衰竭 RAP 通常可从上述公式中除去。

2. 循环休克

（1）低 RAP 相当于低血容量休克。

（2）低心排血量相当于心源性休克。

（3）低体循环血管阻力相当于血管性休克（例如脓毒症休克）。

据此 MAP 的决定因素是诊断低血压和循环休克的核心焦点。处理循环休克时应密切监测 MAP，最好是记录动脉内压力。$MAP \geq 65mmHg$（48.65kPa）是终止休克治疗的指征之一。

（三）记录产生的伪象

充液记录系统可产生伪象加重动脉压波变形。不能识别伪象可导致血压处理的失误。

1. 共振系统　血管的压力通过与动脉导管相联的充液塑料管传递到压力传感器。此种充液系统能自动振动从而使动脉压波变形。

共振系统的性能由两个因素决定：共振频率和阻尼（衰减）因素。共振频率是指系统受干扰时出现的振动频率。当输入信号频率达到系统共振频率时，固有振动加入输入信号并使之放大。此类型系统称为弱阻尼（衰减）系统。阻尼因素是反映此系统逐渐衰减输入信号的倾向，具有高阻尼因素的共振系统称为过阻尼系统。

2. 波型扭曲　不同的记录系统记录的三种波形见图2-3。A图的波形有圆形波峰并带有重搏切迹，为无扭曲的正常波形。B图的波形有尖锐的收缩峰，由弱阻尼系统所记录，该系统具有反应快的特点而备受欢迎，但它可将收缩压放大25mmHg（3.33kPa）。C图的波具有渐次衰减峰和窄的脉压，此种波形由过阻尼系统记录。过阻尼降低系统的增益，且可衰减压力波形。过阻尼可能是由于导管中血栓形成或记录回路中的气泡导致的部分梗阻所致。

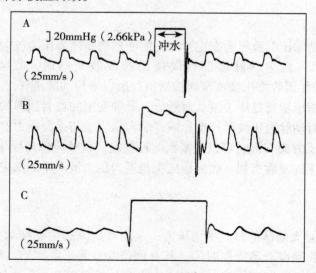

图2-3　快速冲水测试
A. 正常反应；B. 弱阻尼反应；C. 过阻尼反应

3. 快速冲水测试　对导管置管系统加压冲水有助于确认压力波形扭曲由记录回路所致。多数商业化的转换器系统配有单向阀，可释放加压水。图 2-3 示三种冲水测试的试验结果，释放冲水时的反应有助于确定系统的特点。A 图中，冲水释放后出现高频爆发，这是充液系统的正常表现。B 图中，冲水释放后产生较为迟缓的频率反应，这是弱阻尼系统的特点，可在某种程度上放大收缩压（由压力波的波峰变窄提示）。C 图中，冲水释放后不产生波动，此为过阻尼系统的征象，可使动脉压波形衰减并导致收缩压假性降低。

（尹　刚）

第二节　肺动脉导管

肺动脉导管是一种多用途的监测装置，可提供有关心脏功能和全身氧输送状况的大量信息。自 1970 年问世以来，该技术迅速得以推广，且在 20 世纪后半叶已成为处置危重患者的常用装置。不幸的是，作为一种监测装置，肺动脉导管并没有在挽救多数患者的生命方面展现出优越性。因此，在过去十年中导管术的普及程度急剧下降，当前仅用于难治性心力衰竭和某些病因不明且危及生命的血流动力学不稳定的患者。

一、导管

肺动脉导管（PAC）是心脏病学家 JeremySwan 构想并设计的一种带有小充气球囊的导管。充气的球囊可使静脉血流携带导管经由右心室进入其中肺动脉分支内（类似在充气的橡皮筏上随河流漂浮）。这种气囊漂浮原理（principle）实现了无需影像技术引导的床旁右心置管术。

（一）特点

PAC 的基本特点见图 2-4。PAC 导管长 110cm，外径为 2.3mm（约 7F）。有两个内腔（internal channel）：一个出现在导管的尖端（远腔或 PA 腔）；另一个则在近导管尖端 30cm 处，应位于右心房内（近腔或 RA 腔）。导管尖端有一个可充气的球囊（容量为 1.5ml），有助于携带导管进入欲达部位。球囊充满气时，在导管尖端处可产生一个凹处，可预防导管推进时损伤血管壁。导管尖端处装有小型的热敏感受器（thermistor），用于测量心排血量。

（二）置管

将 PAC 通过预先留置在锁骨下静脉或颈内静脉的大号（8~9F）鞘管（introducer sheath）置入（图 2-4）。导管的远腔（distal lumen）附着压力转换器（pressure transducer）在导管推进过程中监测血管压力。当导管经鞘管进入上腔静脉时出现静脉压力波形，此时气囊充气 1.5ml，导管随着充气的气囊漂浮而推进。导管尖端的位置可通过远腔记录到的压力波形图（pressure tracing）确定（图 2-5）。

（1）上腔静脉压力可由小波幅的波动的静脉压力波形来识别，当导管尖端推进至右心房时压力依然不变。

（2）导管经由三尖瓣进入右心室时出现搏动性波形：压力峰值（收缩压）是右心室收缩力的函数，压力最低值（舒张压）与右心房压力相等。

（3）导管经由肺动脉瓣进入肺动脉主干时舒张压力波骤然增高，而收缩压力波形却无变化。舒张压力波形的变化由肺循环血流阻力所致。

（4）导管沿着肺动脉向前推进时，搏动波形消失，处于无搏动压力状态，这在与舒张压搏动波形同一水平时最为典型。这就是肺动脉楔压，简称楔压，反映心脏左侧充盈压（见后）。

（5）当楔压曲线出现时导管应置留于原处（不再推进），然后将气囊放气，搏动压力波应再次出现。确保导管置于原处且处于放气状态。

有时尽管导管最大限度推进肺动脉内的搏动压却始终不消失（无法解释现象）。此时可用肺动脉舒张压替代楔压（当无肺动脉高压时两者应相等）。

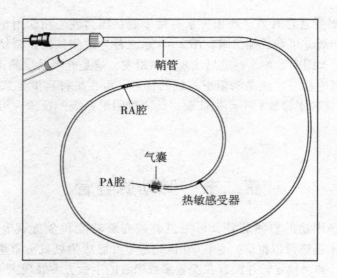

图 2 - 4　肺动脉导管基本特点

注意肺动脉导管通过大号鞘管置入，鞘管带有一根输液侧管

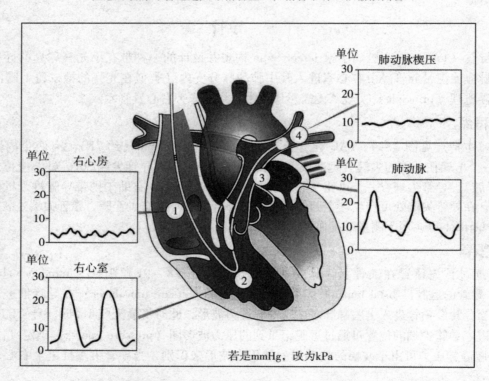

图 2 - 5　肺动脉导管经过不同部位时压力波形，这些波形用来确定导管尖端的位置

注：1mmHg = 0.133kPa

二、楔压

　　将 PAC 尖端上的气囊缓缓地充气直到搏动压消失便可测得楔压（图 2 - 6）。应当注意的是在肺动脉中楔压与舒张压处于同一水平，而在肺动脉高压时此种关系改变，楔压低于肺动脉舒张压。

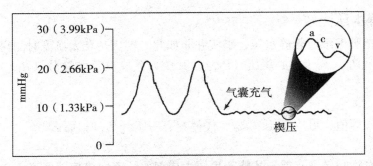

图 2 - 6　搏动性肺动脉压到楔压的转换

放大图显示楔压的组成：a 波（心房收缩），c 波（二尖瓣关闭），

v 波（心室收缩）

（一）楔压波形图

楔压代表心脏左侧的静脉压，图 2 - 6 中放大的楔压图显示一种典型的静脉波形，与心脏右侧的静脉压相似。a 波由左心房收缩产生，c 波由二尖瓣关闭所致（左心室等张收缩时），v 波由二尖瓣关闭左心室收缩产生。这些组成部分通常难以区别，但在二尖瓣反流患者中 v 波明显可见。

（二）测量楔压的原理

图 2 - 7 表明楔压测量的原理。当 PAC 上的气囊充气阻塞血流时（$Q = 0$），PAC 尖端和左心房之间存在血液静态柱，PAC 尖端的楔压（P_W）与肺毛细血管压（P_C）及左心房压力（P_{LA}）相等。总之：若 $Q = 0$，那么 $P_W = P_C = P_{LA}$。若二尖瓣功能正常则左心房压力（楔压）与左心室舒张末期压力相等（充盈压）。因此若无二尖瓣疾病，楔压可用来测量左心室充盈压。

1. 肺泡压的影响　只有当肺毛细血管压大于肺泡压时楔压才反映左心房压（$P_C > P_A$，图 2 - 7），否则楔压将反映肺泡压。当 PAC 尖端的位置低于左心房水平或仰卧位 PAC 尖端位于左心房后部时，毛细血管压大于肺泡压。多数情况下 PAC 可自然地进入肺分支区域（因这些区域血流量最大），并且难以取得胸部侧位 X 线影像确定 PAC 尖端的位置。

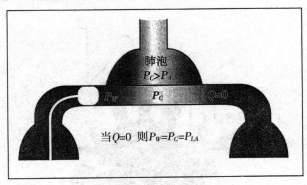

图 2 - 7　楔压测量原理

当气囊充气血流阻断时（$Q = 0$），楔压（P_W）等于肺毛细血管压（P_C）和左心房压（P_{LA}）；只有在肺重力依赖区，肺毛细血管压（P_C）大于肺泡压（P_A）时，上述理论才成立

楔压随呼吸变化提示，PAC 尖端处于肺泡压大于毛细血管压的区域。在此情况下，应在呼气终末时测量楔压，此时肺泡压最接近大气压（0）。

2. 自发性变异　除呼吸变异外，CVP 和楔压亦可自发变异，与影响这些压力的因素改变无关。60% 患者楔压自发性变化一般为小于等于 4mmHg（5.32kPa），也可高达 7mmHg（10.93kPa）。总之，楔压变化超过 4mmHg（5.32kPa）时认为有临床意义。

（三）楔压与静水压比较

楔压常被误认为是肺毛细血管静水压，事实并非如此。楔压是在无血流时测得。将气囊放气血流恢复时，肺毛细血管压（P_C）高于左心房压（P_{LA}），其压力差取决于肺静脉（R_V）的血流速度（Q）和血流的阻力，即：

$$P_C - P_{LA} = Q \times R_V$$

因楔压与左心房压等值，可用楔压（P_W）代替左心房压（P_{LA}），那么，

$$P_C - P_W = Q \times R_V$$

因此楔压和毛细血管间必须有差异才能产生压力梯度，从而促使静脉血流入心脏左侧。差异的大小由于 R_V，不能测量而无法得知。然而，对于 ICU 患者楔压与毛细血管静水压之间的差异应充分重视，因为促发肺静脉收缩（即 R_V 增高）的疾病，如低氧血症、内毒素血症和急性呼吸窘迫综合征在 ICU 的患者中很常见。

ARDS 患者的楔压：楔压可用于鉴别静水性肺水肿和急性呼吸窘迫综合征（ARDS）；楔压正常可视为 ARDS 的诊断证据。然而，由于毛细血管静水压大于楔压，即使楔压正常也不能排除静水性肺水肿的诊断。所以，应当摒弃将楔压正常为诊断 ARDS 的一项标准。

三、温度稀释法测量心排血量

PAC 可测量心排血量使其监测功能从两项参数（中心静脉压和楔压）增加到至少十项（表 2 - 2 和表 2 - 3），并可对心脏功能和全身氧输送进行生理学评价。

指示剂稀释法测量血流的前提依据是将指示物加入血循环后一定时间内血流速度与指示剂浓度变化成反比。若指示剂为温度则称为热稀释法。

热稀释法的图解见图 2 - 8。将温度低于血液的右旋糖酐或生理盐水通过右心房内导管口注入，冷液体与血液在右心室内混合，冷却的血液射入肺动脉后流经导管远端的热敏感受器，该装置记录下随时间变化的血液温度；曲线下的面积与肺动脉的血流速度成反比，在无心内分流时其值与心排血量相等。电子检测器能整合温度 - 时间曲线下的面积并以数字方式显示心排血量。

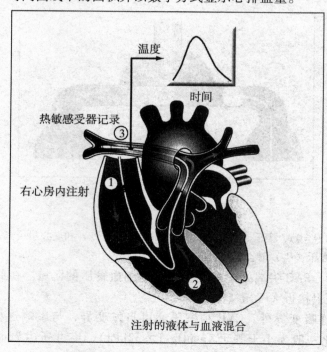

图 2 - 8　热稀释法测量心排血量

热稀释曲线：热稀释曲线的实例见图2-9。低心排血量曲线升、降均缓（图2-9A），而高排血量曲线升坡迅速，有一缩减峰，降坡陡峭（图2-9B）。应注意低心排血量比高心排血量曲线下面积大（曲线下面积与血流速度成反比）。

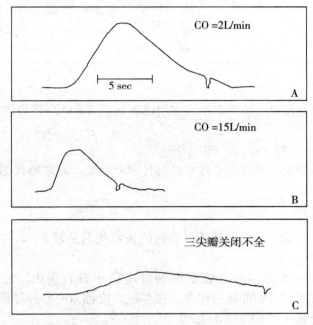

图2-9 热稀释曲线

A. 低心排血量；B. 高心排血量；C. 三尖瓣关闭不全；曲线中的折点表示测量周期结束；

CO = cardiac out - put，心排血量

【误差来源】

建议对心排血量的测定进行连续测量。若各次测量值的差异不超过10%则测量三次取平均值，若差异大于10%则结果不可靠。

1. 变异性 热稀释法测定心排血量的差异可高达10%而患者的临床状态无明显差异。因此心排血量测定值差异超过10%才有临床意义。

2. 三尖瓣反流 正压机械通气常出现三尖瓣反流，导致指示液重复循环，从而产生延长的低波幅温度稀释曲线（图2-9C），导致心排血量值假性降低。

3. 心内分流 心内分流导致心排血量值假性升高。右向左分流时部分冷指示液通过分流使温度稀释曲线缩短类似图2-9B的高排血量曲线。左向右分流时分流的血液增加了右心室内的血容量，从而稀释了注入的指示液导致温度稀释曲线缩短。

四、血流动力学参数

PAC可提供大量有关心血管功能和全身氧输送方面的信息。本节简述由PAC测得的或由其衍生的血流动力学参数（表2-2）。

表2-2 血流动力学和氧输送参数

参数	缩写	正常范围
中心静脉压	CVP	0~5mmHg（0~0.66kPa）
肺动脉楔压	PAWP	6~12mmHg（0.80~1.60kPa）
心脏指数	CI	2.4~4.0L/（min·m²）
心搏指数	SI	20~40ml/m²
体循环血管阻力指数	SVRI	25~30Wood Units

参数	缩写	正常范围
肺血管阻力指数	PVRI	$1 \sim 2$ Wood Units
氧输送指数	DO_2	$520 \sim 570$ ml/（min·m^2）
氧摄取指数	VO_2	$110 \sim 160$ ml/（min·m^2）
氧摄取率	O_2ER	$0.2 \sim 0.3$

（一）体型大小

血流动力学参数的表述通常参考体型大小，常用体表面积（BSA）代表体型大小。BSA 的计算公式如下：

$$BSA（m^2）= Ht（cm）+ Wt（kg）- 60/100$$

之所以不用体重校正体型大小是因为心排血量与代谢率相关，而基础代谢率是根据体表面积计算。成人平均体表面积为 1.7m^2。

（二）心血管参数

下述参数用于评估心脏功能和平均动脉压，参数的正常范围见表 2-2。以体表面积校正的参数以"指数"表示。

1. 中心静脉压 PAC 放置恰当时导管的近端口应位于右心房内，记录到的压力为右心房压（RAP）。如前所述，右心房压与上腔静脉压相等，这些压力统称为中心静脉压（CVP）。若无三尖瓣异常，CVP 应与右心室终末舒张压（RVEDP）相等。

$$CVP = RAP = RVEDP$$

中心静脉压用于测量右心室充盈压。CVP 正常值为 $0 \sim 5$ mmHg（$0 \sim 0.66$ kPa），坐位时可为负压。CVP 为危重病监护常用的监测项目。

2. 肺动脉楔压 肺动脉楔压（PAWP）是测量左心房压（LAP）的一种方法，当二尖瓣功能正常时，其值与左心室终末舒张压（LVEDP）相等。

$$PAWP = LAP = LVEDP$$

楔压是测量左心室充盈压的一种方法，其值稍高于中心静脉压（保持卵圆孔闭合），正常值范围为 $6 \sim 12$ mmHg（$0.80 \sim 1.60$ kPa）。

3. 心脏指数 热稀释法测得的心排血量（CO）是指 1min 内心脏平均射血量，根据体表面积校正后称为心脏指数（CI）。

$$CI = CO/BSA$$

体型大小平均的成人心脏指数约为心排血量的 60%，正常值为 $2.4 \sim 4.0$ L/（min·m^2）。

4. 心搏指数 心脏是一个射血泵，每搏量是指一个泵周期射出的血量。每搏量等于心脏每分钟的平均排量（已测得的心排血量）除以心率（HR）。当采用心脏指数（CI）时称为每搏指数（SI）。

$$SI = CI/HR$$

每搏指数反映一个心动周期中心脏的收缩功能，正常值是 $20 \sim 40$ ml/m^2。

5. 体循环血管阻力指数 体循环中的静水阻力由于多种原因不能定量测得（例如，阻力取决于血流量，且在不同区域不尽相同）。作为代替，SVR 是对体循环压与血流之间关系的总体估量。SVR 与从主动脉到右心房之间压力下降（MAP - CVP）成正比，与心排血量（CI）成反比。

$$SVRI =（MAP - CVP）/CI$$

SVRI 用 Wood 单位［mmHg/（L·m^2）］表示，将其值乘以 80 可得到较便捷的阻力单位［dynes/（s·cm^5·m^2）］，但此种换算并无优点。

6. 肺血管阻力指数 与体循环血管阻力一样肺血管阻力也存在相同的局限性。PVR 是对肺内压力与血流关系的总体估量，从肺动脉到左心房之间压力梯度除以心排血量即为 PVR。由于肺动脉楔压（PAWP）与左心房压相等，经过肺的压力梯度可用肺动脉压与楔压之间的差表示：PAP - PAWP。

$$PVRI = （PAP - PAWP）/CI$$

如同 SVRI，PVRI 也可用 Wood 单位表示［mmHg/（L·min·m^2）］，其值乘以 80 可得到便捷的阻力单位［dynes/（s·cm^5·m^2）］。

（三）氧输送参数

1. 氧输送　动脉血中氧的运送速度称为氧输送 DO_2，为心排血量（或 CI）与动脉血中氧浓度［Ca（O_2）］的乘积。

$$DO_2 = CI × Ca（O_2）$$

动脉血中的氧浓度［Ca（O_2）］是血红蛋白浓度（Hb）和血红蛋白与氧饱和度的函数：Ca（O_2）= $1.3 × Hb × Sa（O_2）$，故 DO_2 的等式可改写为

$$DO_2 = CI × ［1.3 × Hb × Sa（O_2）］$$

DO_2 用 ml/（min·m^2）表示（采用心脏指数，不用心排血量），其正常范围可参见表 2-2。

2. 氧摄取　氧摄取 VO_2，又称为氧耗，其含义为从全身毛细血管获取的氧进入组织的速率。VO_2 的计算方法是：心排血量（或 CI）乘以动脉血与静脉血间氧浓度的差［Ca（O_2）- Cv（O_2）］。此时静脉血是肺动脉中"混合的"静脉血。

$$VO_2 = CI × ［Ca（O_2）- Cv（O_2）］$$

若将 Ca（O_2）和 Cv（O_2）分解为各自组分，则 VO_2 等式可改写为：

$$VO_2 = CI × 1.3 × Hb × ［Sa（O_2）- Sv（O_2）］$$

其中，Sa（O_2）和 Sv（O_2）分别是动脉血和混合静脉血中氧合血红蛋白浓度。

VO_2 用 ml/（min·m^2）表示（采用心脏指数而不用心排血量），其正常范围见表 2-2。VO_2 值异常偏低［小于 100ml/（min·m^2）］是有氧代谢受损的证据。

3. 氧提取率　氧提取率（O_2ER）是指从全身微循环中分段提取氧气，等于氧摄取 VO_2 与氧输送（DO_2）的比值，乘以 100 后以百分数表示。

$$O_2ER = ［VO_2/DO_2］× 100$$

O_2ER 反映氧输送与氧摄取之间的平衡状态。正常值约为 25%，意味着输送至全身毛细血管中的氧气有 25% 被组织摄取。

五、应用

（一）血流动力学类型

通过关注以下三种血流动力学参数的变化类型可明确多数血流动力学问题。这三种参数是心脏充盈压（CVP 或 $PAWP$）、心排血量和肺循环或体循环血管阻力。休克的三种经典分型如表 2-3 所示，即低血容量性休克、心源性休克和血管源性休克。三种休克上述三种参数出现显著不同类型的改变。因为有三个参数和三种可能的状况（低、正常或高），则会出现 33 或 27 种可能的血流动力学类型，每一种代表一种独特的血流动力学状况。

表 2-3　不同类型休克血流动力学特点

参数	低血容量休克	心源性休克	血管源性休克
中心静脉压或楔压	低	高	低
心排血量	低	低	高
体循环血管阻力	高	高	低

（二）组织氧合作用

上述的血流动力学类型可明确血流动力学问题，但不能提供任何关于血流动力学问题对组织氧合作用影响的信息。增加氧摄取 VO_2 这一参数则能弥补这一缺陷并有助于识别临床休克的状态。临床休克

可定义为组织氧合作用不能满足有氧代谢需求的状态。由于 VO_2 值低于正常可作为氧不足性（或氧限制性 oxygen - limited）有氧代谢的间接证据，因而 VO_2 值低于正常值就可作为临床休克的间接证据。下面的例子表明 VO_2 如何发挥其评价心脏泵衰竭患者的作用。

表 2 - 4　代偿性心力衰竭和心源性休克的比较

心力衰竭	心源性休克
高中心静脉压	高中心静脉压
低心脏指数	低心脏指数
高体循环血管阻力	高体循环血管阻力
正常氧摄取	低氧摄取

若不测定表 2 - 4 所示的 VO_2 则难以鉴别代偿性心力衰竭和心源性休克。这说明监测氧输送能决定血流动力学异常对全身氧合作用的影响。

（尹　刚）

第三节　心血管的特性

人体约由 10^{14} 个细胞组成，这些细胞要活着必须每时每刻同外界进行物质交换。人体的循环系统使这种物质交换成为可能该系统是由一个自动血泵和庞大的血管网组成的闭合液压回路。血泵每天搏动 10^5 次并向全身输送 8000L 血液，而整个血管网的总长度超过 60 000 英里，超过地球周长的 2 倍。

本章讲述循环系统的驱动力，包括心脏的搏动血流和外周的稳流以及临床常用的监测方法。所涉及的许多概念都是我们熟悉的生理学知识。

一、心室前负荷

（一）前负荷定义

将肌纤维的一端固定，在游离端加以重物，肌纤维会被拉长到一个新长度，该重物的重量即前负荷（"前"指的是肌肉收缩之前给予的负荷）。也就是说前负荷是施加在静息肌肉上使之拉长的力量，根据肌肉长度 - 张力关系，静息肌肉长度的增加会使肌肉收缩单元的交联桥增多，从而增加肌肉的收缩力。因此，前负荷可增加肌肉的收缩力。

（二）前负荷和心脏功能

正常心脏的舒张末期容积可使静息心肌的长度增加，因此舒张末期容积就是心脏的前负荷。

图 2 - 10 描述了舒张末期容积（前负荷）对心脏功能的影响，图下方的曲线反映了舒张末期压力变化，即心室的扩张性。上方的曲线显示了心脏收缩期峰压。对于任一舒张末期容积，收缩期峰压和舒张末期压之差代表了心肌收缩力，该压差随心室舒张末期容积的增加而增加，表明心脏前负荷可增加心肌收缩力。这种现象分别由德国工程师 Otto Frank 和英国生理学家 Ernest Starling 发现，被称为 Frank - Starling 定律，即正常心脏的舒张容积是心肌收缩力的主要决定力量。

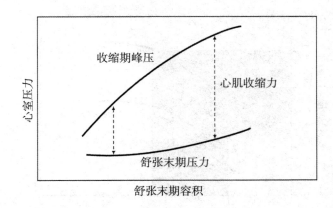

图2-10 心室舒张末容积（前负荷）对舒张末期压和收缩期峰压的影响

任一舒张末期容积，收缩期峰压和舒张末期压之差代表了心肌收缩力

（三）临床测量

心室舒张末期容积难以在床边测量，临床上常以舒张末期压力来代替心室前负荷，左、右心室舒张末期压力测量方法如下：

1. 上腔静脉压力 也称作中心静脉压力（CVP），与右心房压（RAP）相当。在三尖瓣功能正常的情况下，右心房的压力等于右心室舒张末期压力（RVEDP）：

即：$CVP = RAP = RVEDP$

因此，当三尖瓣功能正常时中心静脉压可被视为右心室充盈压。

2. 肺动脉楔压（PAWP） 前文提到肺动脉楔压与左心房压力（LAP）相当。在二尖瓣功能正常的情况下，左心房压等于左心室舒张末期压（LVEDP）即：$PAWP = LAP = LVEDP$

因此，当二尖瓣功能正常时肺动脉楔压可被视为左心室充盈压。

中心静脉压和肺动脉楔压的参考值见表2-5。中心静脉压的参考值低于肺动脉楔压，较低的中心静脉压有助于促进静脉回流。较高的左心房压可阻止卵圆孔未闭患者（30%成人患者）右向左分流。

表2-5 左、右心室功能的测量

参数	缩写	正常范围
右心室		
舒张末期压	RVEDP	0～5mmHg（0～0.66kPa）
舒张末容积	RVEDV	45～90ml/m²
每搏输出量	SV	20～40ml/m²
射血分数	EF	≥44%
左心室		
舒张末期压	LVEDP	6～12mmHg（0.8～1.60kPa）
舒张末容积	LVEDV	35～75ml/m²
每搏输出量	SV	20～40ml/m²
射血分数	EF	≥55%

（四）心室功能曲线

图2-11心室功能曲线描述了心室舒张末期压力和心脏每搏输出量的关系。正常曲线的主要特点是具有陡直段，左心房压在正常范围内［0～5mmHg（0～0.66kPa）］变化时心排血量可增加2.5倍。这也证实了Frank-Starling定律提出的心室充盈程度对心室收缩力有很大影响。心力衰竭患者的心室功能曲线向下移位，提示同一心室充盈压条件下其心室收缩力较正常下降。

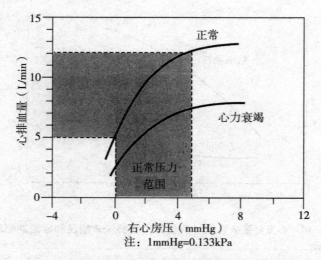

图2-11　心室功能曲线描述右心房压和心排血量的关系

（五）舒张末期压力和容积

尽管临床上以测量舒张末期压力来反映前负荷，但研究发现舒张末期压力和容积之间的相关性较差。一项研究比较了输注等渗盐水进行容量负荷试验前后的右心室舒张末压力（以 *CVP* 代替）和右心室舒张末容积（*RVEDV*），见图2-12。A 图是补液前行 *CVP* 和 *RVEDV* 测量，B 图是补液后 *CVP* 和 *RVEDV* 的变化。根据两个图的数据点分布均未发现 *CVP* 和 *RVEDV* 的相关性，补液后两者的变化亦无相关性。对左心室的研究发现了类似的结果。这些结果表明心室充盈压（*CVP* 和 *PAWP*）不能准确反映心室的充盈情况。

特别值得注意的是图2-12的数据来自心功能正常的健康成年人，对于重症患者中较常见的心室扩张性受损（如舒张性心功能不全），舒张末期压力和容积的变异性则更大。下面讲述心室扩张性对舒张末容积和压力关系的影响。

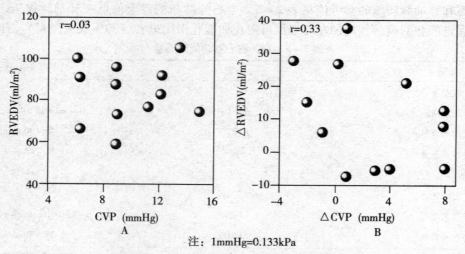

注：1mmHg=0.133kPa

图2-12　健康成人注射等渗盐水（3h 注射 3L）前后右心室舒张末压（CVP）和右心室舒张末容积的关系

A 图示输液前测量的 *CVP* 和 *RVEDV*，B 图示输液后 *CVP* 和 *RVEDV* 的变化；相关系数（r）列于每张图的左上角

1. 心室顺应性　心室充盈受舒张期心室壁扩张性的影响，通常用顺应性来描述，心室顺应性是舒张末容积变化（△*EDV*）和舒张末期压力变化（△*EDP*）的比值。

顺应性 = △*EDV*/△*EDP*

与正常顺应性相比，心室顺应性下降使相同的 *EDV* 变化导致更大的 *EDP* 变化，反之亦然。

图 2 –13 描述了顺应性对舒张期压力 – 容积关系的影响。下方的曲线数据来自一个无心脏病的对照者，上方曲线的数据来自一个肥厚型心肌病患者。肥厚型心肌病患者的曲线斜率陡然上升提示顺应性的下降。比较两条曲线位置可以发现在任一特定 EDV，心室顺应性越差则 EDP 越高。因此，当心室顺应性下降时 EDP 会高估 EDV。

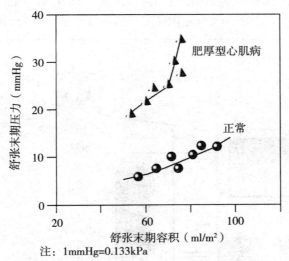

注：1mmHg=0.133kPa

图 2 –13 正常对照者和肥厚型心肌病患者左心室舒张期压力 – 容积曲线

2. 舒张性心力衰竭 心室扩张性受损早期，心室舒张末期容积仍正常，但舒张末期压力上升。随着病情进展，心室舒张末期压力进行性上升，导致静脉回流减少，从而减少心室充盈，最终导致心排血量下降。当心室的顺应性下降影响心室充盈时则被称为舒张性心力衰竭。

舒张性心力衰竭和收缩性心力衰竭难以鉴别，因两者均可出现 EDP 升高和心室功能曲线下移。两种心力衰竭 EDP、EDV 和 EF 的关系如下：

收缩性心力衰竭：高 EDP、高 EDV、低 EF。

舒张性心力衰竭：高 EDP、低 EDV、正常 EF。

EDV 和 EF 有助于鉴别舒张性和收缩性心力衰竭（射血分数 EF，即每搏量和舒张末期容积的比值是鉴别要点，表 2 –5 列出了左右心室 EF 正常值）。舒张性心力衰竭时 EDP 和 EDV 的反向变化凸显了心室顺应性下降时，心室前负荷（EDV）和 EDP 的差异。

二、中心静脉压

尽管用 EDP 反映心室充盈有许多缺点，中心静脉压（CVP）目前仍是 ICU 中常用的监测指标。然而实际工作中 CVP 的测量存在许多错误，下面阐述错误的可能来源。

（一）导管 – 换能器回路

用于监测 CVP 的导管有多个腔室，长 15 ~20cm，通过锁骨下静脉和颈内静脉置于上腔静脉中。经外周穿刺中心静脉导管（PICC），因其过长（70cm）可能减弱压力信号不被用来监测 CVP。然而一项研究发现如果以一定速度（与动脉导管冲管速度相当）持续滴注生理盐水维持导管通畅，PICC 也可准确测量 CVP。PICC 可以避免穿刺锁骨下静脉和颈内静脉的并发症（如动脉损伤和气胸），所以通过 PICC 监测 CVP 对临床医生有很大吸引力。

测量参考水平：CVP 是一种静态压力，测量要点是将换能器放置于右心房水平。传统参考点为患者平卧位腋中线和第 4 肋间交点。另一个测量点为半卧位 60°时胸骨角（路易斯角）下 5cm 胸骨与第 2 肋交点。

（二）胸腔内静脉压

因为记录的压力和生理相关压力有差异，所以 *CVP* 和楔压的测量可能会误导医生。如图 2 – 14 所示，如果以大气压为 0，上腔静脉压（中心静脉压）被记录为血管内压力。然而，使心室扩张促进心室充盈压力是跨室壁压，即血管内压和胸腔内压的差值。因此，只有胸腔内压等于大气压时测得的血管内压力才能反映跨室壁压。所以应在呼气末胸腔内压等于大气压时测量 *CVP* 和楔压。

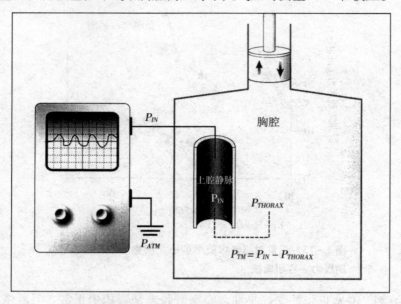

图 2 – 14　血管内压（*PIN*）和跨壁压（*PTM*）的差异

P_{ATM}：大气压，P_{THORAX}：胸腔内压，SVC：上腔静脉

1. **胸腔内压的影响**　自主呼吸或正压通气时，胸膜腔内压的变化可传导至胸腔内静脉导致测量值变化，而相关的跨室壁压并没有变化。图 2 – 15 中 *CVP* 变化轨迹也说明了这一点。*CVP* 轨迹的波动是随着呼吸波动的，是胸膜腔内压传导至上腔静脉所致，尽管记录的静脉压随呼吸变化，但跨壁压没有变化。因此 *CVP* 和楔压随呼吸变化并不代表心室充盈压的变化。由于存在呼吸的影响，应在呼气末胸膜腔内压等于大气压时测量心室充盈压。图 2 – 15 记录的是正压通气时 *CVP* 轨迹，呼气末是轨迹中的压力最低点，对应的 *CVP* 为 0 ~ 3mmHg（0 ~ 0.40kPa），自主呼吸时呼气末压对应的是轨迹中的压力最高点。

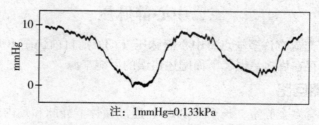

注：1mmHg=0.133kPa

图 2 – 15　中心静脉压（*CVP*）随呼吸的变化

2. **呼气末正压（*PEEP*）**　*PEEP* 使胸膜腔内压高于大气压，造成了呼气末心脏充盈压增高的假象。机械通气时常规会应用 *PEEP*，因此测量 *CVP* 时可短暂断开呼吸机。当患者存在内源性 *PEEP* 时，准确测量心室充盈压可能比较困难。

3. **变异性**　*CVP* 和 *PAWP* 可自发性出现 4mmHg（0.53kPa）内变异，因此超过 4mmHg（0.53kPa）的压力变化才有临床意义。

三、心室后负荷

（一）后负荷定义

给开始收缩的肌肉一端施一重量，在肌肉变短之前肌肉的收缩力量必须先去克服这一重量，此时这一重量代表的力即后负荷，也就是加在肌肉开始收缩时的负荷。前负荷促进肌肉收缩而后负荷阻碍肌肉收缩。正常心脏的后负荷等于心脏收缩时心室壁的最大张力也就是心室射血时的室壁张力。

Laplace 定律：室壁张力的决定因素来源于 Marquis de Laplace 通过观察肥皂泡发现的 Laplace 定律，该定律表明薄壁球体的室壁张力与腔内压和球体半径呈正相关。

改良的 Laplace 定律可表述为：

室壁张力 ＝（压力×半径）／（2×室壁厚度）

将上述公式应用于心脏，压力即为心室收缩时最大跨壁压，半径为心室舒张末半径，相应关系如下：①心室收缩时，最大跨壁压越大，室壁张力越大。②心室腔越大，室壁张力越大。③心室越肥厚，室壁张力越小。

（二）后负荷的组成

从 Laplace 方程式可发现心室后负荷的组成，图 2 - 16 显示后负荷包括：舒张末期容积（前负荷）、胸腔压、血管阻抗、外周血管阻力。

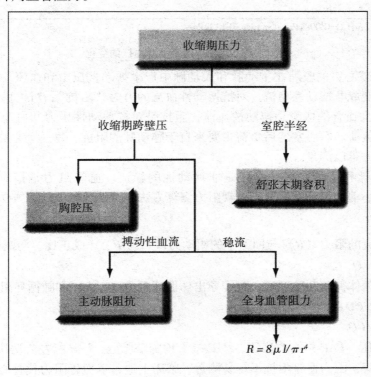

图 2 - 16 心室后负荷的组成

1. 胸腔压 因为后负荷是跨壁压力，所以它受围绕心脏的胸膜压的影响。

（1）胸腔负压：胸腔负压通过限制心室向内收缩阻碍心室排空，因此吸气时可出现收缩压暂时下降。

（2）胸腔正压：心脏收缩时胸腔正压使心室壁向内运动，促进心室排空，图 2 - 17 所示的正是此作用的结果。图中曲线显示了正压通气肺扩张时对动脉血压的影响，吸气相胸膜腔内压上升时收缩压有短暂上升（反映了心排血量的增加），机械通气吸气相血压的上升被称为"反奇脉"，这也是正压通气作为"心室辅助"手段治疗进展性心力衰竭患者的基础。

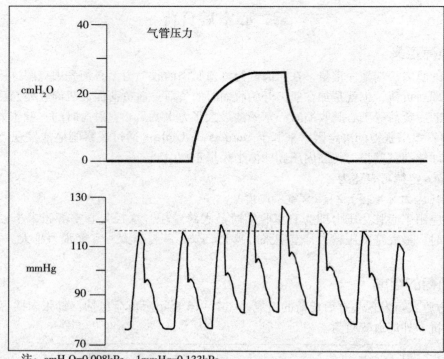

注：cmH$_2$O=0.098kPa，1mmHg=0.133kPa

图 2-17　正压呼吸时动脉血压的变化

2. 血管成分　随着心室的收缩在主动脉和大动脉中产生搏动性压力和血流，但血流到达外周小动脉时，压力和血流则变成非搏动性稳流。对抗搏动性血流的力为"阻抗"，对抗稳流的力为"阻力"。

（1）阻抗：近端大血管的血流是搏动性血流，阻抗是对抗搏动性压力和血流的力量。升主动脉阻抗是左心室的主要后负荷。右心室的后负荷主要来自于肺动脉的阻抗。每一个心脏循环中，血管阻抗都是动态变化的，临床上难以测量。

（2）阻力：小动脉和末端血管的血流是非搏动性的稳流。血管阻力是指对抗这些血流的力量。75%的血管阻力来自小动脉和毛细血管。血管阻力测算方法如下，但相关计算方法受到学者质疑。

（三）血管阻力

在液压回路中稳流的阻力（R）与回路中的驱动力（$P_{in} - P_{out}$）成正比，与流速（Q）成反比：

$R = (P_{in} - P_{out})/Q$

将这种关系应用于体循环和肺循环，可推导出体循环阻力（SVR）和肺循环阻力（PVR）方程式：

$SVR = MAP - RAP/CO$

$PVR = PAP - LAP/CO$

MAP 指平均动脉压，RAP 指右心房压，PAP 指平均肺动脉压，LAP 指左心房压，CO 指心排血量。

血管阻力和后负荷：因为血管阻抗不容易测量，临床上通常以血管阻力代替心室后负荷。然而动物研究显示真正的后负荷（直接测量心室壁张力）和计算的血管阻力相关性较差，这正印证了血管阻抗（对抗搏动血流的力）是心室后负荷的主要组成。因为 SVR 和 PVR 不能准确反映循环系统的实际阻力，所以血管阻力在后负荷中的占比也难以估计。下面将讲述影响血管阻力的一些因素，以此来反映血管阻力对心排血量的影响。

四、外周血流

如前所述，心脏间断射血在近端大动脉中产生搏动性压力和血流，随着血液在动脉中流动，在到达微循环时，血流变成非搏动性稳流（稳流在微循环内可以更有效的交换）。从物质交换角度来看，外周血管的稳流是心脏的有效做功，而大血管的搏动性血流则为无效功。

（一）稳流的阻力

外周循环以稳流为主，适用于 Hagen – Poi – seuille 方程，这个方程式可以显示决定稳流阻力的各个因素。

$$Q = \triangle P / （\pi r^4 / 8\mu l）$$

根据上述方程，稳流（Q）与管道两端压力差和管道的半径的 4 次方成正比，与管道的长度（l）和液体的黏度（μ）成反比。该方程最终可被表述为阻力的倒数（$1/R$），因此流体阻力可描述为：

$$R = 8\mu l / \pi r^4$$

由此可见，血管半径是外周循环稳流阻力的主要因子，血管半径增加 2 倍，血流将增加 16 倍。因此，应用血管活性药物可明显增加心力衰竭患者的心排血量。

（二）血液黏度

根据上述公式稳流与血黏度成反比，黏度是对抗液体流速变化的阻力，也被称为液体的"gooiness"。全血黏度是红细胞与血浆纤维蛋白原交联的结果，其主要决定因素是红细胞浓度（血细胞比容），表 2 – 6 显示了血细胞比容对血黏度的影响。血黏度可用绝对值或相对值（相对于水）来表示。血浆的黏度（比容为 0）仅略高于水，正常比容（45%）的全血黏度是血浆的 3 倍多，水的 4 倍多。压积是最重要的血黏度影响因子，这也是贫血和输血会改变血流动力学效应的原因（见后）。

表 2 – 6　血细胞比容和血黏度的关系

血细胞比容/（%）	相对黏度（水 = 1）	绝对黏度/（cP）
0	1.4	—
10	1.8	1.2
20	2.1	1.5
30	2.8	1.8
40	3.7	2.3
50	4.8	2.9
60	5.8	3.8

1. **剪切稀化**　某些液体的黏度与流速的变化成反比，血液即为其中之一（番茄酱也是这种液体，番茄酱通常比较黏稠难以从瓶中倒出，但一旦它开始流动就会变得稀薄容易流动）。血管口径越窄则血液流速越快（就像花园浇花软管的喷嘴那样），而血浆流速的增加大于红细胞，导致外周小血管的血浆的比例相对增加，血黏度减小，这个过程被称为剪切稀化，使血液更容易通过小血管（剪切是可以影响流速的剪切力）。

2. **对心排血量的影响**　图 2 – 18 描述了血液黏度对心排血量的影响。数据来自一名红细胞增多症患者，通过放血治疗使血细胞比容下降，降低血黏度，随着比容的下降 CO 稳定性增加，而 CO 的增加大于比容的变化，两者不成比例。血黏度与血流速的反向变化关系可解释上述变化，随着血液的稀释 CO 逐渐增加，血流速增加又降低了血黏度，从而使 CO 进一步增加，这个过程放大了血黏度对 CO 的影响。

3. **临床相关性**　因为体外检测血黏度没有考虑体内的条件，如剪切稀化对黏度和流速的影响，所以临床上很少检测血黏度。尽管如此，血黏度仍是贫血、输血和脱水时影响血流动力学的重要因素。

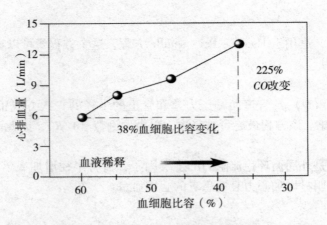

图 2 - 18　红细胞增多症患者血液稀释对心排血量的影响

（尹　刚）

第四节　全身性氧合作用

重症管理的主旨是通过干预来提高组织的氧合作用，但迄今尚无直接测量组织中氧张力的方法。取而代之的是对组织的氧合进行整体、间接的测量来指导有氧支持。本章将描述这些间接的方法以及这些方法的由来。由于这些方法具有整体的属性，故采用"全身性氧合作用"这一术语较为适宜。

一、血氧

全身性氧合作用的评价通常包含了动静脉血的氧合作用。测量血氧的相关方法包括：氧分压 [P（O$_2$）]、血红蛋白氧饱和度 [S（O$_2$）]、血红蛋白结合氧浓度和溶解氧以及总氧浓度（亦称为氧含量）。上述在动静脉血中测量的正常值可见表 2 - 7。

表 2 - 7　动静脉血氧测量正常值

血氧指标	动脉血	静脉血
氧分压	90mmHg（11.97kPa）	40mmHg（5.32kPa）
血红蛋白氧饱和度	98%	73%
血红蛋白结合氧	197ml/L	147ml/L
溶解氧	3ml/L	1ml/L
总氧含量	200ml/L	148ml/L
血容量	1.25L	3.75L
总氧量	250ml	555ml

（一）血红蛋白的氧合作用

用血液中完全可与氧结合的血红蛋白含量的百分比来评价血红蛋白的氧合作用，这称为氧饱和度 [S（O$_2$）]，是血液中完全氧合的血红蛋白容量与血液中全部可结合的血红蛋白容量的比值。

S（O$_2$）= 氧合血红蛋白／总血红蛋白

这个比值常采用百分比值（即血红蛋白饱和百分比），S（O$_2$）可用分光光度法测得（又称血氧测量法 oximetry），或者用血氧分压来估算，如下文所述。

氧合血红蛋白解离曲线：S（O$_2$）由血 P（O$_2$）和血红蛋白中的含铁部分与氧结合的倾向决定的。S（O$_2$）和 P（O$_2$）的关系可用氧合血红蛋白的解离曲线描述（图 2 - 19）。"S"形曲线具有两个有利条件：首先，动脉血氧分压 [Pa（O$_2$）] 通常处于曲线平坦的上段。这意味着 Pa（O$_2$）大幅度下降时 [降至 60mmHg（7.98kPa）]，动脉血氧饱和度 [Sa（O$_2$）] 仅有轻微变化。其次，毛细血管氧分压

［和组织平衡后与静脉氧分压 Pv（O₂）等值］处于曲线的陡直部位，这有利于肺毛细血管与全身毛细血管间氧的交换。

曲线的移动：一些情况可改变血红蛋白与氧的亲和力，从而使氧合血红蛋白解离曲线发生移动。这些情况列于图 2-19 的框中。曲线右移有利于全身毛细血管中氧的释放，而左移则有利于肺毛细血管摄氧。曲线位置用 P_{50}（O₂）表示，相当于氧饱和度为 50% 时的 P（O₂）。P（O₂）的正常值约为 27mmHg（3.59kPa），并随曲线右移而增加，随曲线左移而降低。也已报道，将血液贮存在防腐剂枸橼酸葡萄糖（ACD）中 3 周，由于红细胞中 2，3-二磷酸甘油酯（2，3-DPG）的耗尽，氧合血红蛋白曲线左移，故 P_{50}（O₂）下降至 15mmHg（2.00kPa）。

在肺循环毛细血管和体循环毛细血管中，氧合血红蛋白解离曲线的移动具有相反的效果，似乎可相互抵消。例如，酸血症致曲线右移（Bohr 效应），这有利于全身毛细血管中氧释放，但阻碍了肺毛细血管对氧的摄取。酸血症对组织氧合作用的净效应（net effect）究竟是什么？答案是基于氧合血红蛋白解离曲线的各段变化而得来的，如氧合血红蛋白解离曲线平坦部分［动脉 P（O₂）和 S（O₂）所处部位］的影响要小于曲线的陡直部分［毛细血管 P（O₂）和 S（O₂）所处部位］。所以，酸血症致曲线右移而促使全身毛细血管释放氧的作用大于其阻碍肺毛细血管摄取氧的作用，总效应是有益于组织氧合作用。

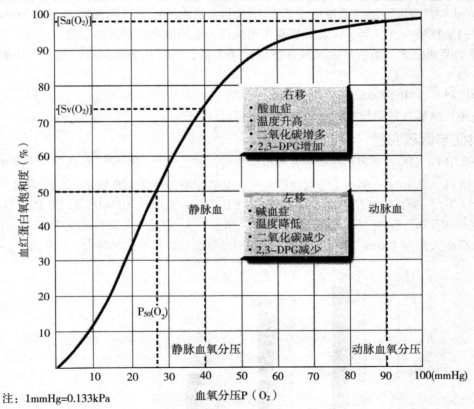

注：1mmHg=0.133kPa

图 2-19 氧合血红蛋白解离曲线显示血氧分压和血红蛋白饱和度的正常关系

（二）氧含量

血氧浓度（又称氧含量）是血红蛋白结合的氧和溶解于血浆中氧的总量。

1. 血红蛋白结合氧 血红蛋白结合氧（HbO₂）的浓度，由下述公式计算。

$$HbO_2 = 1.34 \times [Hb] \times S（O_2）（ml/dl）$$

其中，[Hb] 为血红蛋白浓度（g/dl）；1.34 为血红蛋白的氧结合力（ml/g，即完全饱和时，1g 血红蛋白结合 1.34ml 氧）；S（O₂）是氧饱和度，以比值（ratio）表示。

2. 溶解氧 氧不易溶于血浆中（此为需要血红蛋白作为载体分子的原因）。氧在血浆中的溶解度呈温度依赖性，随体温而呈相反变化。体温正常时（37℃），P（O₂）增加 1mmHg（0.133kPa），氧溶解度增加0.03ml/L。这种关系可用溶解度系数表示：0.03ml/（L·mmHg）。体温37℃时，血浆中溶解氧的浓度，可用下式表示。

溶解氧 = 0.003 × P（O_2）（ml/dl）

（注意：溶解度系数需要缩小至1/10，所以溶解氧的单位与血红蛋白结合氧的单位相同。）这个方程着重突出了血浆中氧溶解度是有限的（见下文）。

3. 动脉氧含量　将上述公式结合，再插入动脉的S（O_2）和P（O_2），便可得出动脉氧含量 [Ca（O_2）]。

Ca（O_2） = [1.34 × [Hb] × Sa（O_2）] + [0.003 × Pa（O_2）]

如表2-7所示，Ca（O_2）值为20ml/dl（或200ml/L），仅有1.5%（0.3ml/dl）代表溶解氧。也应该注意的是，动脉血中总氧含量低于静脉血氧含量的一半。这反映了循环系统中血容量分布不均，75%的血容量在静脉中。

4. 静脉氧含量　静脉氧含量 [Cv（O_2）] 代表"混合"静脉中的氧含量（来自右心或肺动脉）。

Cv（O_2） = [1.34 × [Hb] × Sv（O_2）] + [0.003 × Pv（O_2）]

如表2-7所示，正常混合静脉血的氧含量约为15ml/dl，溶解氧低于1%（0.1ml/dl）。同样也要注意的是，动脉与静脉血氧含量的差 [Ca（O_2）-Cv（O_2）] 是5ml/dl。这意味着，每升流经毛细血管的血液有50ml氧被摄取。心排血量正常值为5L/min，从毛细血管摄取的氧应是250ml/min，此为正常成人静息时的氧耗量。这证实了，血液氧合作用如何为组织氧合作用提供信息。

5. 氧含量的简化公式　溶解氧占总氧含量的比率太低，通常从表述氧含量的公式中略去不计，如下所述。

氧含量 = 1.34 × [Hb] × S（O_2）

如公式表述，血氧含量则与血红蛋白结合氧等值。

（三）贫血与低氧血症

有种趋势是用Pa（O_2）来表示血液中含氧量。然而，如上述公式所示，血氧含量主要由血红蛋白决定。血红蛋白和Pa（O_2）成比例地下降对动脉血氧含量的影响如图2-20所示。血红蛋白下降50%（从150g/L降至75g/L），致使Ca（O_2）等值下降50%（从200ml/L降至100ml/L），而Pa（O_2）下降50% [从90mmHg（11.97kPa）降至45mmHg（5.99kPa），相当于Sa（O_2）从98%降至78%]，Ca（O_2）仅下降20%（从200ml/L降至160ml/L）。这表明，贫血对动脉血氧合作用的影响大于低氧血症。

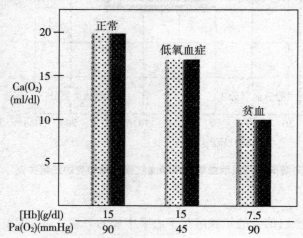

图2-20　血红蛋白浓度和动脉血氧分压均下降50%对动脉血氧含量的影响

二、全身性氧平衡

（一）氧运输和能量代谢

营养物质代谢的目的在于提取其内贮存的能量（其中伴有高能碳链的破坏），并将之输送至贮能物质内,如腺苷三磷酸(ATP)。此过程中能量的产生取决于氧输送至代谢物质的速率和代谢率之间的平衡,图2-21阐明了这一平衡。氧的输送有两个组成部分:氧输送至微循环的速度(DO_2)和从组织中摄取氧的速度VO_2。当VO_2与代谢速度(MR)相匹配(match)时,每摩尔糖完全被氧化,则产生36个ATP分子[673kcal(2815.8kJ)]。若VO_2低于代谢率(即$VO_2 < MR$)部分糖转而形成乳酸(lactate),能量生成减少,每摩尔糖产生2个ATP分子[47kcal(196.6kPa)]。

当组织摄氧率与代谢率不匹配时,糖代谢为乳酸,产能显著降低。缩写:DO_2:氧输送速率;HbO_2:氧合血红蛋白;ATP:腺苷三磷酸。

低氧血症的类型:营养物质代谢产生的能量受氧利用率限制的状态,称为恶性低氧(dysoxia)。这种情况在临床上表现为由多器官功能障碍演变为多器官衰竭。恶性低氧产生的原因是,氧供给不充分,导致组织低氧;也可由线粒体中氧利用缺陷而产生细胞病性缺氧(cytopathic hypoxia)。低血容量休克和心源性休克致器官损伤的机制是组织缺氧,而细胞病性缺氧则是在严重脓毒症和感染性休克中运行着。

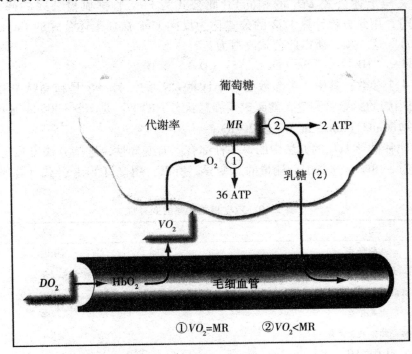

图2-21 决定糖代谢能量产生因素

如图2-21所示,在决定营养物质代谢产生能量的过程中,DO_2和VO_2具有主要的作用。本节的其余部分将要阐述DO_2和VO_2是如何衍生的,以及如何利用两者的关系评估组织氧合作用的状态。这些参数需要测量心排血量,可采用热稀释法测之,或各种无创性测量法。氧输送参数的正常值列于表2-8。

表2-8 氧输送参数及其正常范围

参数	绝对范围	体表面积校正值范围+
心排血量	5~6L/min	2.4~4.0L/(min·m²)
氧输送	900~1100ml/min	520~600ml/(min·m²)
氧摄取	200~270ml/min	110~160ml/(min·m²)
氧摄取率	0.20~0.30	

(二)氧输送

氧从心脏输送至全身毛细血管的速度称为氧输送(DO_2),它与心排血量(CO)和动脉血氧含量存在函数关系。

$DO_2 = CO \times Ca\ (O_2)\ \times 10\ (ml/min)$

［公式中，$Ca\ (O_2)$ 单位由 ml/dl 换算成 ml/L 时需要乘以 10］。若 $Ca\ (O_2)$ 分解成其组分 ［$1.31 \times$ ［Hb］$\times Sa\ (O_2)$］，公式可改写为：

$DO_2 = CO \times$ ［$1.31 \times$ ［Hb］$\times Sa\ (O_2)$］$\times 10$

计算 DO_2 需测量 3 个参数：心排血量、血红蛋白浓度和 $Sa\ (O_2)$。健康成人静息状态下的 DO_2 是 900 ~ 1100ml/min，或经体表面积校正后的数值为 500 ~ 600ml/（min·m²）。

（三）氧摄取

将氧从全身毛细血管输送至组织内的速度，称为氧摄取 VO_2。由于氧不在组织内贮存，所以 VO_2，也是一个判断代谢组织耗氧量的总体指标。VO_2 可用心排血量、动静脉氧含量的差值等参数来表示。

$VO_2 = CO \times$ ［$Ca\ (O_2)\ - Cv\ (O_2)$］$\times 10\ (ml/min)$

（乘数 10 的含义与上述公式 DO_2 的相同）。此公式为 Fick 心排血量公式的修订版 ［$CO = VO_2/Ca\ (O_2) - Cv\ (O_2)$］，用此方程计算 $VO2$ 的公式称为反向 Fick 法。上述公式的 $Ca\ (O_2)$ 和 $Cv\ (O_2)$ 共用 "$1.34 \times$ ［Hb］" 这一项，所以此公式改写为：

$VO_2 = CO \times 1.34 \times$ ［Hb］$\times$ ［$Sa\ (O_2)\ - Sv\ (O_2)$］$\times 10$

计算 VO_2 需要 4 个参数：其中 3 个参数是用于计算 DO_2 的，另一个是肺动脉中混合静脉血氧饱和度 ［$Sv\ (O_2)$］，需用肺动脉导管测量，健康成人静息状态下的 VO_2 是 200 ~ 300ml/min 或经体表面积校正后的数值为 110 ~ 160ml/（min·m²）（表 2 - 8）。

1. 变异性　这四种推导 VO_2 的方法中的每一种都有固有变异性，这些方法可参见表 2 - 9。计算得到的 VO_2 的变异性为 ±18%，这是组分测量的总变异。所以，用修订 Fick 公式计算所得的 VO_2 至少应变化 18% 才有意义。

表 2 - 9　VO_2 相关测量的变异性

测量	变异性
热稀释法	±10%
血红蛋白浓度	±2%
血红蛋白氧饱和度	±2%
血氧含量	±4%
动静脉血氧含量差	±8%
计算的 VO_2	±18%
测得的 VO_2	±5%

2. Fick 法与整体 VO_2　用修订 Fick 方程计算的 VO_2 并非整体 VO_2，因为它不包括肺的氧耗。通常肺的 VO_2 占整体 VO_2 的比例不到 5%，当肺内有炎症时（常见于 ICU 患者），可占 20%。

整体 VO_2：通过监测呼入和呼出气体中氧浓度来测量整体 VO_2，这需要一种配有氧分析器的特殊仪器来测量（如用于营养支持性服务的代谢车）。这个仪器与近端气道相连（通常是插管患者），它记录到的 VO_2 是每分通气量与呼入和呼出气体中 ［$Fi\ (O_2)$ 和 $Fe\ (O_2)$］ 氧浓度百分数的乘积（minute ventilation，VE）。

$VO_2 = VE \times$ ［$Fi\ (O_2)\ - Fe\ (O_2)$］

测量的整体 VO_2 的变异性为 ±5%，远低于计算出的 VO_2 变异性，如表 2 - 9 所示。VO_2 测量法主要的不足是需要特殊设备和训练有素的人员其价格昂贵，检测的有效性也受到限制。

3. VO_2 的应用　与低 VO_2 有关的两种情况是，代谢率下降和组织氧合作用不完全而致无氧代谢。在 ICU 患者中代谢率减退的情况不常见，因此，VO_2 异常降低 ［小于 200ml/min 或 110ml/（min·m²）］ 可作为组织氧合作用不完全的证据。图 2 - 22 列出了该情况的实例，该例为腹主动脉瘤修复术患者，在术后 1d，连续测量心脏指数（CI）、全身氧摄取 VO_2 和血清乳酸水平。应注意的是，在整个研究期间

VO_2 异常低，而术后第 8h 血清乳酸水平开始升高，超过正常（大于 4mmol/L）。VO_2 异常降低表明组织氧合作用不充分，最终血中乳酸水平升高可证实。然而，从最初证实 VO_2 降低到最早证实乳酸水平升高，期间历经 6h 的延滞时间。这显示，作为组织氧合作用不充分的标志物，VO_2 比血清乳酸水平更敏感。值得注意的是，尽管有组织氧合作用受损的证据，然而心脏指数依然在正常范围内，由此表明监测心排血量对评价组织氧合作用无益。

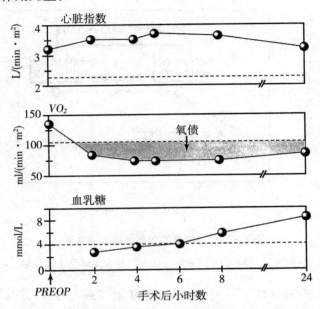

图 2-22 连续测量腹主动脉瘤修补术后患者的心脏指数，全身氧摄取和血乳酸水平

点状线为每个测量指标的正常上限或下限；阴影区代表氧债

氧债：图 2-22 中 VO_2 曲线的阴影面积表明，在一段时间内，VO_2 波幅缺损。组织氧合作用的累积缺损称为氧债。临床研究也已证实，氧债的大小与多器官功能衰竭的风险有直接关系。

（四）氧提取

组织的氧摄取分数是由氧提取率（O_2ER）所决定，O_2ER 是氧摄取 VO_2 与氧输送（DO_2）的比值。

$$O_2ER = VO_2/DO_2$$

将比值乘以 100，便可用百分率表示这个率。VO_2 和 DO_2 拥有共同的（$Q \times 1.34 \times [Hb] \times 10$）这一项，因此公式可改写为：

$$O_2ER = [Sa(O_2) - Sv(O_2)]/Sa(O_2)$$

标准惯例是将 $Sa(O_2)$ 维持在 0.9（90%），即：

$$O_2ER = [Sa(O_2) - Sv(O_2)]$$

当动脉血完全氧合时 $[Sa(O_2) = 1]$，O_2ER 由一个变量所决定，如下所示：

$$O_2ER = 1 - Sv(O_2)$$

正常时 VO_2 超过 DO_2 的 25%，故 O_2ER 为 0.25（为 0.2~0.3）。由此可见，当机体正常时，输送到毛细血管的氧仅有 25% 进入组织内。当氧输送降低时，O_2ER 的变化详见下文。

1. VO_2 的控制 氧输送（DO_2）有变化时，输氧系统发挥作用以维持 VO_2 的恒定，此时伴有氧提取的代偿性变化。重排公式来描述这一控制系统，结果 VO_2 就是一个因变量。

$$VO_2 = DO_2 \times O_2ER$$

此公式显示，当 DO_2 下降时，若氧提取等值性增加，VO_2 将维持恒定。但是，若氧摄取固定不变，DO_2 下降则会导致 VO_2 等值性下降。

图 2-23 显示，通过 VO_2 和 DO_2 之间的关系对 VO_2 进行控制。因为 $Sa(O_2)$ 大于 90%，所以氧摄

取可用 [Sa（O_2）－Sv（O_2）] 的差来表示。在曲线的正常点，[Sa（O_2）－Sv（O_2）] 是25%。当 DO_2 降至正常之下（沿曲线向左移动），VO_2 最初尚无变化，这表明氧摄取正在增加。然而，最后到达 VO_2 开始下降的点，在此点 Sv（O_2）已降至50%，导致 [Sa（O_2）－Sv（O_2）] 的增加近50%。VO_2 开始降低的"点"，就是氧摄取最大值（约50%）且不可能进一步增加的点。超过此点，DO_2 降低伴以 VO_2 相同地下降，这表明开始出现组织缺氧。因此，氧摄取达最大值的那个点，便是无氧代谢的阈值。

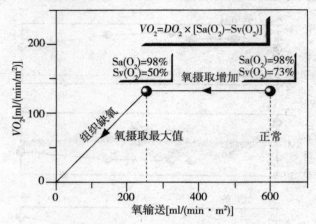

图2-23　显示氧输送和氧摄取的关系

氧摄取以 [Sa（O_2）－Sv（O_2）] 表示，详见正文说明

2. 氧摄取的监测　　只要 Sa（O_2）大于90%，便可用 [Sa（O_2）－Sv（O_2）] 来监测氧摄取。Sa（O_2）可用脉搏血氧测量仪监测，Sv（O_2）可用肺动脉导管（或中心静脉导管）监测。可用下述的一般规则对 [Sa（O_2）－Sv（O_2）] 加以解释。这些解释的依据是：假定代谢率正常或不变。

（1）[Sa（O_2）－Sv（O_2）] 正常是20%～30%。

（2）[Sa（O_2）－Sv（O_2）] 增加超过30%，表明氧输送下降（常见于贫血或心排血量降低）。

（3）[Sa（O_2）－Sv（O_2）] 增加接近50%，表明组织氧合作用受到威胁或不充分。

（4）[Sa（O_2）－Sv（O_2）] 低于20%，表明组织氧利用有缺陷，这通常是严重脓毒症或感染性休克中炎症细胞受损的结果。

当 Sa（O_2）接近100%时，氧摄取可只用 Sv（O_2）监测（详见后文）。

（五）静脉血氧饱和度

计算 VO_2 的 Fick 修订公式可再被修订，这样采用的衍生变量就是混合静脉血氧饱和度 [Sv（O_2）]。由此可出现下述公式，该公式可明确 Sv（O_2）的决定因素。

Sv（O_2）＝Sa（O_2）＝（$VO_2/CO \times 1.34 \times [Hb]$）

若动脉血充分氧合 [Sa（O_2）＝1]，括号中的分母与 DO_2 等值，公式可改写为：

Sv（O_2）＝$1 - VO_2/DO_2$

该公式显示，随氧提取 [VO_2/DO_2] 的改变，Sv（O_2）将朝反方向变化。

1. Sv（O_2）的监测　　肺动脉中的混合静脉血可理想测定 Sv（O_2），这需要肺动脉导管，从肺动脉导管定期抽取血样测量 Sv（O_2）或采用纤维肺动脉导管连续监测。肺动脉血中 Sv（O_2）正常值是65%～75%。连续监测 Sv（O_2）常伴有自发性波动（平均为5%，有时可高达20%）。Sv（O_2）变化应超过5%，且持续时间在10min以上时，才认为有临床意义。

（1）Sv（O_2）的正常值为65%～75%。

（2）Sv（O_2）降至65%以下，表明氧输送降低（常见于贫血或心排血量降低）。

（3）Sv（O_2）下降接近50%，表明组织氧合作用受威胁或不充分。

（4）Sv（O_2）增至75%以上，表明氧利用有缺陷，这通常是严重脓毒症或感染性休克中炎症细胞受损的结果。

2. 中心静脉氧饱和度 上腔静脉血氧饱和度又称为"中心静脉"血氧饱和度 [Scv（O₂）]，这已经被建议作为混合静脉血饱和度 [Sv（O₂）] 的替代方法，该法无须借助于肺动脉导管。然而，危重患者中Scv（O₂）比 Sv（O₂）平均高7%±4%（绝对差）。此两种测量法的差异在心力衰竭、心源性休克和脓毒症患者中最大。低排血量状态下较高的 Scv（O₂）水平是外周血管收缩的结果，它可以维持脑的血流，而脓毒症时较高的 Scv（O₂）系因内脏器官耗氧增加之故。

尽管存在这些差异，但总体来说 Scv（O₂）的变化能反映出 Sv（O₂）的变化，Scv（O₂）的趋势被认为比单独的测量方法更有益处。一项研究中将 Scv（O₂）的正常范围预定为 70% ~ 89%，此与将 Scv（O₂）>70% 定为治疗严重脓毒症或感染性休克的一个早期目标相符。

用中心静脉导管监测 Scv（O₂）时，导管的尖端必须置于上腔静脉内。从导管中抽取血样可定时测量 Scv（O₂），亦可以用特殊设计的纤维导管连续监测 Scv（O₂）。关于 Scv（O₂）显著变化与 Sv（O₂）的相同。

氧相关测量方法的总结，见表 2 – 10，它可作为组织氧合作用受损的标志物。氧相关性标志物若与下述的化学标志物并用，那么它的价值就会增加。

表 2 – 10 组织氧合作用不充分的标志物

Ⅰ. 氧标志物

(1) VO_2 < 200ml/min 或 < 110ml/（min·m²）

(2) [Sa（O₂）– Sv（O₂）] ≥50%

(3) Sv（O₂）≤50%

Ⅱ. 化学标志物

(1) 血清乳酸盐 > 2mmol/L（或 ≥4mmol/L/L）

(2) 动脉碱剩余（base deficit）> 2mmol/L

三、化学标志物

血乳酸水平和动脉碱剩余易于检测，且具有诊断和判断预后的价值，可以看出乳酸水平检测更有较好性测量方法。

（一）乳酸

作为糖无氧酵解的终产物，乳酸盐适于检测机体无氧代谢的状况（终产物实际上是乳酸，为一种弱酸，能迅速分解形成乳酸盐）其可能的缺点是乳酸盐分子带负电荷阻碍其跨膜运动，从而延迟进入血液。正如图 2 – 22 所示从开始无氧代谢（VO_2↓）至出现血乳酸盐水平升高，有几小时的延迟。

1. 血液中的乳酸盐 乳酸盐产生是红细胞代谢的主要终点（红细胞无线粒体），每日产生的乳酸盐以骨骼肌最多，红细胞次之。红细胞产生的乳酸盐在全血与血浆中的浓度无差异。在炎性疾病中（如急性呼吸窘迫综合征）活化的中性白细胞是乳酸盐的重要来源，但肺炎性疾病时释放出的乳酸盐在动脉血与静脉血中的浓度无差异。因此血浆、全血、静脉血或动脉血的乳酸盐水平是一致的。正常血乳酸盐浓度小于等于 2mmol/L，乳酸盐水平大于 4mmol/L 有较重要的判断预后的价值。

2. 预后价值 血清乳酸盐水平不仅具有诊断意义而且有判断预后的价值。研究发现重症患者的存活概率与初始时（治疗前）乳酸盐水平及升高的乳酸盐值恢复至正常所需的时间（乳酸廓清）有关（图 2 – 24）。

(1) 初始乳酸盐水平：图 2 – 24 左半图显示当脓毒症患者初始血清乳酸盐水平增至 2mmol/L 时院内死亡率升高，当初始水平大于等于 4mmol/L 时最初 3d 内（以图中每个柱形图的水平线表示）死亡率骤然升高。这与其他研究的结果相符合，表明 ICU 患者初始乳酸盐水平大于等于 4mmol/L 时死亡的危险明显增加。

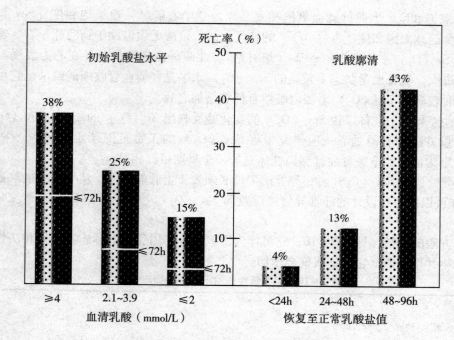

图 2 - 24　血清乳酸水平的预后价值

左半图示初始乳酸水平与住院死亡率的关系（包括初始乳酸检测 3d 内死亡率）；右
半图示乳酸廓清与住院死亡率的关系

（2）乳酸盐廓清：图 2 - 24 右半图示通过连续地测量一组血流动力学不稳定且乳酸水平增高患者
的血清乳酸发现，24h 内乳酸盐水平正常的患者死亡率最低，而 18h 内仍不正常者死亡率骤然增加。已
有多项研究观察了乳酸盐廓清与死亡率之间的关系。主要研究对象为研究严重脓毒症和感染性休克患
者，这些患者乳酸廓清对判断预后的价值大于初始乳酸水平。严重脓毒症和感染性休克患者确诊后 6h
内乳酸廓清大于 10%，其存活率可望改善。因此可将其列为此类患者管理的早期目标。

3. 脓毒症时血乳酸盐水平　脓毒症时乳酸盐蓄积并非氧供不足的结果，可能与丙酮酸脱氢酶受抑
制致丙酮酸盐累积有关。丙酮酸脱氢酶将丙酮酸转化为乙酰辅酶 A，并将糖酵解由胞质内转运至线粒体
内进行三羧酸循环。内毒素和细菌的细胞壁其他组分对丙酮酸脱氢酶有抑制作用。乳酸盐蓄积的机制与
之前提及的线粒体氧利用缺陷（即细胞病态性低氧）是导致严重脓毒症和感染性休克时细胞损伤的原
因这一观点相符合。严重脓毒症和感染性休克患者组织氧水平并不减低，在治疗这些患者时应充分予以
重视。

4. 乳酸盐作为一种适应性燃料　将血清乳酸水平升高与不良的临床结果联系起来得到的观念是乳
酸盐分子对病情有恶化作用。这种观念尚未被证实，但乳酸盐作为一种"适应性燃料"对重症患者可
能有益。乳酸盐在氧代谢中产生的能量与葡萄糖等值。乳酸盐的热量密度（＝kcal/g）与葡萄糖等值，
且 1 个葡萄糖分子能产生 2 个乳酸盐分子，两者完全氧化（kcal/mol）时产生的热量等值。有证据表明
感染性休克患者心脏中乳酸盐氧化作用增强；乳酸盐氧化是缺氧和缺血的神经组织重要的能量来源。所
以，乳酸盐对于重症患者可能有益无害。

（二）动脉血中碱剩余

"碱剩余"是比重碳酸盐更为特异的代谢性酸中毒标志物，定义为在 $PC(O_2)$ 为 40mmHg（5.32kPa）
时，将 1L 血液的 pH 值增至 7.4 时所需的碱量（mmol）。多数血气分析仪常规采用 $PC(O_2)$ HCO_3^- 计算
图表测量碱剩余，其结果常列于血气报告单内。动脉血碱剩余正常值小于等于 2mmol/L；超过 2mmol/L
时，可分为：轻度为 2~5mmol/L，中度为 6~14mmol/L，重度大于等于 15mmol/L。

外科急诊尤其是创伤时，动脉碱剩余是反映组织氧合受损最常用的标志物。对创伤患者的研究表明

急性失血的程度与碱剩余值升高程度有相关关系，急性创伤复苏若数小时内将动脉碱剩余恢复正常则预后较好。基于这些观察，动脉碱剩余恢复正常是创伤复苏的终点之一。

碱剩余与乳酸盐：动脉碱剩余作为组织氧合的标志物，可替代血清乳酸盐水平。然而，对乳酸盐而言碱剩余并非特异性的，因其受代谢性酸中毒的其他原因影响（如酮症、肾功能不全）。比较外科 ICU 患者碱剩余和乳酸盐水平，发现入院时两者的预测价值（predictive value）相似，入院后对两者进行系统测量发现乳酸盐对判断预后的价值优于碱剩余。结合动脉碱剩余替代乳酸测定缺乏特异性的研究结果，该观察显示动脉碱剩余对评价组织氧合的价值并不优于血乳酸盐水平。

四、近红外光谱法

近红外光谱法（near infrared spectroscopy，NIRS）是利用氧合（HbO_2）与脱氧血红蛋白（Hb）的光学性质测量组织中静脉血氧饱和度的一种无创测量法。NIRS 实际是无"脉搏"成分的组织血氧测定法。将发射氧合血红蛋白特异性波长（990nm）和脱氧血红蛋白特异性波长（660nm）的光源置于皮肤上，皮下组织和肌肉反射回的光波由光探测器收集并处理后得到组织氧饱和度 [St（O_2）]：

St（O_2）= HbO_2／（HbO_2 + Hb）

St（O_2）包括组织中动脉、毛细血管和静脉的血氧饱和度，由于组织中多数血液（71% ~ 75%）在静脉中，故设定 St（O_2）测量的是其下组织的静脉血氧饱和度，可用作测量组织中氧供与氧耗间的平衡。这种测量多用于脑和骨骼肌，但仍存在问题，如其他一些影响 St（O_2）的原因包括皮肤颜色、组织厚度、成分、肌红蛋白（对肌肉组织而言）。已有几项研究发现 NIRS 从骨骼肌采集的信号 50% ~ 60% 来自肌红蛋白。

【细胞色素氧化酶】

NIRS 最令人兴奋的特点是其能监测线粒体氧耗的潜力。此可能由细胞色素氧化酶的光学性质所致，在电子传递链的终点该酶将氧转化为水。细胞色素氧化酶（CytOx）是电子传递链中的"废物处理场所"，即它接受参入生成 ATP 的电子，并将其传递给氧（每个氧分子接受 4 个电子），从而将氧还原成水，消耗细胞约 90% 的氧。

$$O_2 + 4e^- + 4H^+ \rightarrow 2H_2O$$

CytOx 失去电子后由还原态转变为氧化态。稳态时 CytOx 处于氧化型与还原型平衡状态，氧化还原平衡态时 CytOx 的吸收波长为 830nm。当 CytOx 处于还原型时吸收带消失，其原因是 CytOx 不再将电子传递给氧（线粒体氧耗停止）。因此，830nm 吸收带存在与否是线粒体是否生成 ATP 的可能标志。

不幸的是与血红蛋白相比细胞色素氧化酶的存在量极少，导致吸收带难以检测到。830nm 吸收带不出现可能意味着 CytOx 处于还原状态（此时是无氧代谢）或处于氧化还原反应的平衡状态但检测不到（此时是有氧代谢）。如何理解 NIRS 监测到的信息再一次令人感到困惑。

（尹　刚）

第三章

重症超声

第一节 概述

一、重症超声的历史

重症医学（critical care medicine）是研究任何损伤或疾病导致机体向死亡发展过程的特点和规律性，并根据这些特点和规律性对重症患者进行治疗的学科。中国重症医学的理念起步于20世纪70年代初期。随着第一个重症医学科病房（ICU）的建立及之后ICU逐渐在医疗工作中起到的不可比拟作用，重症医学已经成为中国医疗卫生系统中不可缺少的重要组成部分。今天，作为临床二级学科，具有丰富学术内涵的重症医学，正在系统化、规范化的道路上持续发展。在重要器官功能，如循环功能、呼吸功能、肾脏功能等器官功能的监测评估和支持方面，重症医学开始表现出自己明确的专业特点。其中，由于超声具有动态、实时、可重复的特点，不仅可以用于病情评估，还可以进行动态监测，与其他监测手段共同获得重症患者相关的重要监测和评估数据，为诊断与治疗调整提供及时、准确的指导，因此，由于重症医学的发展，赋予超声新的内涵和功能，被逐渐称之为重症超声。正如《重症血流动力学治疗－北京共识》所述：重症超声是在重症医学理论指导下运用超声针对重症患者，问题导向的多目标整合的动态评估过程，是确定重症治疗，尤其血流动力学治疗方向及指导精细调整的重要手段。

重症超声的发展离不开重症医学理念内涵和技术的快速进步，正在影响着重症监测与支持技术应用的改变与发展。因为重症的特色是患者复杂的发病机制和瞬息的多系统多器官性损害，同时对治疗有着迅速的反应，超声作为重症患者监测评估的一部分，自身的快速发展一方面使重症患者的评估监测更加方便直观和准确，另一方面，如果没有对重症医学理念的深刻理解和对患者病情变化的细微观察和思考，超声技术就只能是技术的进步。

自20世纪50年代起，超声被逐渐广泛应用于疾病诊断、筛查和辅助治疗，大多由放射科医师和有资质的超声科医师实施，在之后近20年，随着一些临床医学学科的快速发展，因为超声床旁、可视、便捷和一些特殊评价监测功能，快速被临床医师认知而掌握应用。心脏超声在ICU中应用的发展非常具有代表性，早期在ICU，心脏超声大多由心脏专科医师来做，主要目的是帮助诊断心血管疾病。当时，心脏超声被限制于检查心脏和大血管的解剖结构，快速准确地获得图像，有助于诊断一些急性心血管疾病，如心脏压塞、急性心肌梗死的并发症、自发的主动脉夹层和创伤性主动脉损伤等。20世纪70年代，随着漂浮导管作为重要的血流动力学评估工具进入临床，使得医护人员对重症患者循环功能的改变有了更深入的认识，更加具体地探寻到休克的血流动力学内涵；循环支持性治疗从根据血压、心率等常规指标，发展到可以直接面对心输出量、前负荷、后负荷等重要基本因素，乃至氧输送的精确指导，并将这些原本孤立的参数变成连续动态的、定量的指标，与治疗紧密联系。心脏超声因为二维技术联合多普勒模式来测量每搏输出量和每分心脏输出量与漂浮导管热稀释法测量非常一致，又因为本身无创的特点从而被开始广泛应用，到20世纪80年代中期，一些ICU医师的先行者开始拓展应用心脏超声对血流动力学进行全面而详尽的评估。首先他们推荐在感染性休克和 ARDS 的患者进行血流动力学评估，尤其是可以 24h 随时进行和重复检查和评估，并且指导治疗。随后由于在循环衰竭的诊断与评估和有助于治疗的一些经验积累的增加，尤其经食管超声心动图（transesophageal echocardiography，TEE）准确度的增加，逐渐对 ICU 中心脏超声的应用价值有了进一步的认识。但直到 20 世纪 90 年代，ICU 时刻存在的心功能评估需求以及容量反应性理念的提出，同时，超声技术发展的参数准确地评估了 ICU 机械通气的感染性休克患者的心功能和液体反应性，从而进一步丰富了血流动力学内涵和评估手段。近年来，由于血流动力学从监测到治疗，以及重症血流动力学治疗的概念提出，再次推动了超声技术在重症患者中的应用，与重症患者的治疗尤其血流动力学治疗变得息息相关。

随着重症认识的不断深入，尤其血流动力学的概念早已不仅限于循环的领域，而且深入到了重症患者的循环、呼吸、器官功能支持、感染控制等各个方面。呼吸困难是重症患者呼吸循环受累的共同表现，是影响重症患者预后的独立危险因素。重症患者常见的肺部病变包括：肺水肿（心源性、容量过负荷和 ARDS）、肺部感染、肺栓塞、气胸及 COPD 急性恶化等。肺部超声是近年来发展进步的评估监测肺部改变、指导滴定治疗的有效工具，而在 1989 年 Lichtenstein 与法国 Francois Jardin 将肺脏超声常规用于 ICU 之前，肺脏超声一直是超声检查的禁区，之后他们利用肺脏超声的十大征象，基于解剖、生理、病理生理、临床表现、传统影像学和呼吸困难的生物学特征制订了急性呼吸衰竭床旁肺脏超声的诊断流程，在 3min 之内通过对肺和深静脉血栓（deep venous thrombosis，DVT）的快速筛查，可以对 90.5% 的急性呼吸衰竭做出快速、准确的诊断，由此可以减少胸片和 CT 检查所致的放射性损伤，减少转运风险。肺脏超声就像是一个可视化的听诊器，可以在床旁和重症发生的第一现场，快速清晰地提供重症患者的肺脏信息。

在过去的 25 年中，肺部影像尤其 CT 改变了对 ARDS 的认知。肺部病变具有多样性的特点，而在治疗过程中肺泡复张、过复张及不同 PEEP 诱导的肺部气化的改变既往常常只能通过 CT 进行评估，临床难以进行广泛应用。而现在肺部影像手段已经从仅仅的肺部病理生理诊断工具发展成床旁监测技术，而肺部超声在床旁即可提供良好的评估监测。已有研究证实，肺水的半定量 B 线评分可以用于准确地对肺水的情况进行评估，并且与 CT 的结果有着良好的相关性。同时，肺部超声也可以用于监测评估机械通气的设置与肺部病变的相关性，最新的研究显示，运用超声指导最适 PEEP 的滴定与 P－V 曲线的低位拐点法相比相关性很好，仅略高于低位拐点法，这为指导 ARDS 的治疗提供了一条新的思路。肺部超声随着对 ARDS 的认知与评价的进步而发展，从而有可能促进临床预后的改善。

多系统多器官损害是重症患者的特点，在损害发生的过程中各器官、各系统相互关系密切，互相影响，互相促进病情改变。休克可以引起 ARDS，而 ARDS 又可以引起右心乃至肾脏等肺外脏器的损害；液体复苏是休克治疗的重要环节，但容量过负荷也会对呼吸、肾脏等重要器官造成影响。重症超声不仅可以同一时间评估循环与呼吸的改变，同时能够监测器官灌注的改变，并且可以动态的反复进行，进而准确指导滴定治疗。因此，重症超声在 20 世纪 90 年代后期迅速进入"全身超声"时代。以肾脏为例，它既是重症患者的常见受损器官，也是休克低灌注、脓毒血症乃至感染性休克时全身受累的前哨器官。因此在重症患者中，监测肾脏灌注的改变不仅有利于评估肾脏本身的灌注，还有利于评估整体的器官灌注状态，肾脏超声除了发现肾脏肿大以外，还能够发现肾动脉的阻力指数增加，据此可以评估肾脏损伤的严重程度。研究证实，这种改变在损伤的发生期和恢复期均早于肌酐的改变，较肌酐更为敏感。应用超声造影技术可以使得血管结构显影，利用特殊的影像模式或软件可以监测毛细血管水平的微循环情况，从而使得超声的监测可以涵盖微血管及微循环水平。

重症超声的发展也是重症超声培训规范化的过程，"让更多 ICU 医师获益，让更多重症患者获益"是重症超声规范化培训的宗旨。世界重症超声联盟（World Interactive Network Focused On Critical Ultrasound，WINFOCUS）在世界各地开办重症超声规范化培训班。从 2008 年前逐步发布了重症超声培训的指南以及肺部超声、心脏超声、血管内导管置入的相关指南。2011 年，北京协和医院重症医学科携手 WINFOCUS 在中国开办了第一期重症超声培训班，并持续至今。近年设置更加符合中国 ICU 的培训课程，并逐渐完善课程内容和评价细则，培训课程包括基础班、进阶班和超声血流动力学培训课程。课程包括理论、实践、上机培训、可视化远程 ICU 病例讨论等。同期，在欧洲，开始出现由欧洲重症医学会组织的重症超声培训，并针对性地制订了有关 ICU 的初级和高级心脏超声培训规范；2014 年前后，在北美，美国的重症医学会刚刚启动相关的重症超声培训，并逐步制订相关的指南和规范，其中包括有关重症经食管心脏超声的规范。总之，在全世界范围内，针对 ICU 的超声培训受到前所未有的重视，甚至在一些医学院校已经将包括重症超声在内的 POC（point of care）超声纳入医学生教育教学课程。卡罗莱纳州南部大学医学院在 2006 年，将 POC 超声作为医学院校医学生课程，贯穿大学 4 年，其结果发现，医学生很喜欢这样的教学，他们的超声成绩很好，而且由此提高了医学教育，他们相信这样的教学能够提高对患者的救治水平，改善医疗质量。随后，他们又做了一个 9 年的调查，得到了相似的结论。在美国的医学毕业生教育中，超声培训已经成为急诊住院医师必修课程，而内科、普外、重症以及其他专业也强烈要求将 POC 作为其专业必修培训课程。目前，世界重症超声联盟已经与医学教育超声协会携手成立了世界医学教育超声协会，我们相信在不久的将来，医学教育将会因此发生革命性的改变。

重症超声的推广应该关注资源的存储与整合、培训与质量控制、专业化与重症超声的亚专业化以及广泛的国际交流与合作。资源存储是非常重要的环节，只有完整的、合理的资料保存整理才是最后整合的基础，形式可多样，包括结合病例资源、网络资源和科学研究的资源的存储与整合。国际上重症超声培训越来越多，目前已有基本合理的培训体系，包括培训教材和不同的培训形式，因此，培训的过程管理和质控变得非常重要。培训是发展与推广的基础，而质控是可持续发展的动力。重症医学发展已经到了亚专业化的阶段，出现了重症呼吸、重症血液净化、重症营养和重症感染等亚专业，尽管均处于发展阶段，但重症超声作为多系统多器官评估的工具，作为重症医学的一个关键环节，进行专业化规范化发展也是必须的。重症超声的未来在于重症医学的发展，在于国际交流与合作，包括临床、培训与科研的每个方面，要让中国重症超声发展必须增进国际交流与合作，让世界倾听中国的声音，让国内重症超声发展与国际同步，更期待部分领先于国际发展。最终，我们期望通过这种强制性、规范化的培训让所有的 ICU 医师能够在床旁常规应用重症超声，就像常规的物理检查，把它作为一项基本技能应用和服务于重症患者。

二、重症超声的特点

重症超声是由重症医师操作的，在重症医学理论指导下的超声检查，既包括对患者主要问题的病因判断，又可在床旁对血流动力学各环节（前负荷、左右心功能等）、肺部气水比例的变化进行连续性评估。重症超声不是重症医师与超声操作本身的简单相加，而是在重症的思路指引下，两者结合产生的巨大化学效应：一方面使得重症医师获得更接近病情本质的指标，同时也使超声与临床治疗更紧密的结合。因此，重症超声有其鲜明的特点。

1. "问题导向"　重症超声的一大特点就是以临床问题为导向。重症超声不是"常规"检查，该操作的始动因素是重症医师遇到的明确临床问题，也就是临床医师在进行操作前往往都是有明确的临床问题需要判断和解决的。如对于新收入的休克患者，临床医师首先要解决的是判断休克病因，确定治疗方向，这时重症超声有助于快速、准确判断低血压的原因，如通过下腔静脉内径及变异度、左室舒张末面积大小等判别是否存在低血容量性休克；通过评价右室功能、左室收缩舒张功能判断是否存在心源性休克；通过评价股静脉血栓、右室大小、室间隔运动、肺动脉压力及心包积液等判断是否存在梗阻性休克。

2. "实时实地"　血流动力学治疗贯穿于重症患者治疗的各个环节，无论是休克复苏、机械通气、还是持续肾脏替代治疗、严重感染的控制等，均离不开血流动力学治疗。而血流动力学治疗的最基本的特征就是连续与动态。重症医师可以在重症患者管理的任何时间及治疗阶段对患者进行检查，找出关键环节，且可以对相应的治疗进行动态跟踪指导，"实时实地"解决重症患者的关键问题。"实时实地"的重症理念赋予超声更广阔的发挥空间，真正具有了重症的内涵。

3. 多系统整合　多器官功能不全是重症患者的常见临床表现，重症患者的治疗本身就是一个多系统评估和治疗的过程，所以重症超声也具有多系统整合的特点。重症超声可以在循环、呼吸、器官功能支持等各个方面发挥作用。更重要的是，其检查方法可以很好地融合到临床医师的诊疗思路过程中，起到多系统整合应用的作用。例如，呼吸衰竭的患者，肺部超声被认为可以敏感地监测肺部的变化及气与水的平衡，动态和静态地分析肺部超声的伪像和实际图像准确诊断肺部疾病，同时还可以通过心脏功能及容量状态的评估，对肺水肿的原因进行鉴别。而休克患者除了对循环做细化的评估外，还可以对肾脏血流、肾动脉阻力指数等进行测量，明确肾脏的灌注情况，有利于从器官灌注的角度对休克进行管理。

4. 多目标流程化实施 重症患者的心功能处于变化之中，而每种心功能不全的处理方式均有不同，连续而无创的床旁超声评估，有利于及时地动态调整。而且超声的操作应根据患者的具体情况确定目标，按一定流程及顺序进行。以休克患者举例，通过心脏超声评价，除外低血容量，除外梗阻因素及左室收缩舒张因素，考虑分布性休克，结合患者发热病史考虑感染性休克，进一步利用超声筛查感染灶发现一侧肾盂扩张，考虑上尿路感染造成，继续明确病因发现肾结石。所以基于重症思路的目标顺序出现指导超声操作，超声检查结果为下一目标的制订提供新的信息，使整个治疗按流程有序进行是重症超声的重要特点。另外，基于重症理念，由临床医师制订的针对特定临床情况的超声操作流程是超声多目标流程化实施的较好诠释，如针对心搏骤停患者的 FEEL 方案、针对呼吸困难评估的 BLUE 方案、针对创伤出血筛查的 FAST 等。

总之，伴随重症医学的发展与变革，借助重症超声临床与基础科研的发展，借助新技术、借助规范化培训和医学生教育，重症超声将持续、创新性的发展。

（尹 刚）

第二节 心脏超声

重症超声是由重症医师操作的，在重症医学理论指导下的超声检查，在重症的思路指引下，一方面使得重症医师获得更接近病情本质的指标，同时也使超声与临床治疗更紧密的结合。其中心脏超声检查在重症患者的血流动力学监测及治疗过程中起着越来越重要的作用。心脏超声除了在床旁快速提供关于左室大小、明显瓣膜反流和获得性室间隔缺损等结构异常外，也常用于心功能的评价、休克原因的判断等。

【心脏超声常用技术】

一、经胸心脏超声

在胸骨旁、心尖部、剑突下和胸骨上窝超声束未被肺组织和胸廓骨组织遮挡区域对心脏和大血管扫描，可以得到系列二维切面。经胸心脏超声（transthoracic echocardiography，TTE）在临床常用的超声技术主要包括 M 型超声、二维超声和多普勒心脏超声。

（一）M 型心脏超声

M 型心脏超声（M mode）主要显示心脏结构随时间的运动。M 型超声的时间分辨率优于二维超声，现临床上主要用于心腔大小的准确测量和一些结构在心动周期中随时间的变化。如心脏压塞患者中，M 型超声可以探查右室的舒张期塌陷；严重主动脉瓣反流患者，M 型超声示二尖瓣提前关闭征象。

（二）二维心脏超声

二维心脏超声（two-dimensional echocardiography）显示心脏和大血管的断面，反映心脏和大血管的解剖结构、相互间的空间关系以及功能。二维超声对心脏结构空间分辨率优于 M 型超声，在显示心脏容积方面明显优于后者。二维心脏超声是学习和掌握其他心脏超声技术的基础，在二维超声图像基础上，确定扫描线可以得到某些结构的 M 型曲线，选取取样容积的部位可以得到心脏或大血管的血流频谱。

（三）多普勒心脏超声

多普勒心脏超声主要包括脉冲式多普勒、连续波多普勒、彩色血流显像和组织多普勒。

这里不阐述多普勒超声的物理原理。脉冲式和连续波多普勒心脏超声检查可以测量心脏内和大血管内的血流速度。根据简化 Bernouli 公式，通过瓣膜或间隔缺损处的峰值血流速度与相应的压力阶差相关，通过记录多普勒血流频谱的峰值血流可以得到压力阶差。因此对多普勒频谱进行描记，可以获得主动脉瓣和二尖瓣狭窄的最大和平均压力阶差。应用同样的原理，可以通过测量三尖瓣反流峰值速度得到右室和右房间压力阶差。

彩色血流显像与脉冲式多普勒原理相同，不同的是不像脉冲式多普勒显示随时间变化的多普勒血流速度，而是通过对血流速度进行彩色编码，直观实时地显示叠加在二维超声图像上的血流信号。因而，彩色血流显像可快速评价瓣膜反流、心内分流和肥厚型梗阻性心肌病等引起的湍流。而且，彩色血流显像是应用最广泛的半定量评价瓣膜反流程度的无创方法，所获结果与血管造影半定量评价反流相似。

组织多普勒（tissue Doppler imaging，TDI）系应用多普勒技术以彩色编码或频谱图像显示心肌或瓣膜等心脏组织的运动，尤其可以显示心肌或瓣膜沿心脏纵轴方向的运动。血流中红细胞运动速度快；产生的多普勒频移大，具有高频低振幅的特点；与此相反，心肌运动速度慢；产生的多普勒频移小，具有低频高振幅的特点，通过滤波等处理，只获取心肌的频移信号，以彩色图像或频谱曲线显示。现组织多普勒有多种应用技术，如定量组织速度显像、组织追踪技术、同步化显像、应变和应变率显像等。

（四）实时三维心脏超声

目前的实时三维心脏超声（real time three – dimensional echocardiography）能精确地测量心室容积和射血分数，测定的容积与心室造影和磁共振具有很好的相关性。三维心脏超声克服了二维心脏超声不能全面显示左心室的局限性，可在各个切面调整心内膜轮廓线，使计算结果更精确。

（五）心脏超声技术要求

因超声不能透过肺部的空气和肋骨，因此探头需放至在一定的位置（声窗）以获得满意的超声图像。超声耦合剂涂在探头上可以使探头和胸壁间保持很好的接触，减少或避免空气对超声束的影响。

常需连接心电图，可以和超声图像同步显示心电图信号，心电图所反映的心动周期的时间性有助于更好地分析心脏结构的运动时相、血流的时相和在二维心脏超声上准确地测量心腔内径、容积等参数。

在从胸骨旁或心尖部扫描时，患者需平卧位或左侧卧位，从胸骨上窝和剑突下扫描时需平卧位。常规检查包括了 M 型、二维和多普勒超声，从主要的四个声窗对患者进行检查，可以通过转动和倾斜探头得到一系列图像。一般患者的检查时间在 10～20min，一些疑难病患者需要更长时间。以下介绍几个较常用切面。

（六）二维超声切面

常规的二维超声切面有胸骨旁左室长轴、胸骨旁大动脉短轴、胸骨旁左室短轴二尖瓣水平、腱索水平、乳头肌水平、心尖四腔心、心尖二腔心、心尖五腔心、心尖左室长轴等。

1. 胸骨旁切面　探头置于胸骨左缘第二或三肋间，患者左侧卧位。探头朝向患者右肩，使图像平面沿心脏长轴扫描心尖至心底部，左室位于屏幕中央，得到胸骨旁左室长轴切面，在此图像的腱索水平获得 M 型超声图像进行常规测量。在长轴切面基础上，旋转探头 90°，使探头标记朝向患者左肩，探头轻度向患者右肩倾斜，获得大动脉短轴切面，此切面上三尖瓣位于屏幕左侧，肺动脉位于右侧，主动脉瓣三个瓣位于中央。在大动脉短轴切面基础上，探头向患者左肋缘不同程度倾斜可获得左室短轴二尖瓣水平、腱索水平、乳头肌水平和心尖部的图像，可评估左室局部室壁运动。

2. 心尖切面　患者左侧卧位。将探头移至心尖部，探头标记朝向患者左肩，获得心尖四腔心切面，此切面与胸骨旁长轴切面垂直，可获得左右心房和心室的图像，右心房室、三尖瓣在屏幕左侧，左心房室、二尖瓣在屏幕右侧，可评价室间隔和左室侧壁运动。在四腔心切面基础上，将探头逆时针旋转，使探头标记指向患者颈部左侧，使声束只通过心腔左侧，获得心尖二腔心切面，可评价左室下壁和前壁运动。在二腔心切面基础上，继续逆时针旋转探头，使探头标记朝向患者右肩，获得心尖左室长轴切面，可显示左室流出道、主动脉瓣等结构，可在此切面记录左室流出道血流速度积分，计算每搏量。四腔心切面基础上，探头向右肩方向倾斜，获得心尖五腔心切面，声束平行地通过左室流出道和主动脉瓣，测量左室流出道和主动脉瓣血流速度较准确。

3. 剑突下切面 探头置于剑突下，在到达心脏前声束穿过腹壁、肝脏和纵隔，探头标记朝向患者左肩，探头向前向上倾斜角度，获得剑突下四腔心切面。心脏十字交叉位于屏幕中央。此切面可较好地观察房间隔，因声束与房间隔基本垂直。逆时针旋转探头，使探头位于靠近剑突下的右肋缘，与下腔静脉和身体矢状面基本平行，获得剑突下下腔静脉长轴切面，可观察下腔右心房端。探头置于剑突下靠近右肋缘，探头标记朝向受检者右肩，探头向左后方倾斜，获得剑突下双腔静脉双心房切面。当心尖部和胸骨旁切面不能很好显示心脏结构时，剑突下切面是很好的补充。

4. 胸骨上窝切面 探头置于胸骨上窝，探头标记朝向左颈部和左肩部之间，扫描平面和主动脉弓长轴近似，获得胸骨上窝主动脉弓长轴切面。可显示升主动脉、主动脉弓及主要分支、降主动脉近段。此切面可用于诊断主动脉夹层、大动脉炎和主动脉缩窄等。

（七）经胸心脏超声局限性

高质量图像需好的声窗，肥胖、慢性阻塞性肺病、胸壁外伤和胸骨切开术后等患者不能获得理想的图像。同样疼痛引起高通气、焦虑和机械通气的患者图像质量差。人工二尖瓣和主动脉瓣可阻挡声束，产生声影，很难观察机械瓣的病理状况，多数情况下难以显示赘生物或血栓，亦不能很好地显示二尖瓣反流和瓣周漏。

二、经食管心脏超声

经食管心脏超声（transesophageal echocardiography，TEE）克服了 TTE 的许多局限性，可避免肋骨、肺对声束的干扰。食管紧邻心脏和大血管，可以获得高品质图像，拓宽了诊断能力，如对主动脉和左心耳可进行很好的观察。

（一）经食管心脏超声探头

TEE 探头与胃镜相似，长约 1m，由发射超声的换能器、管体和操纵装置组成，其管体顶部为换能器，受管体后端操纵装置控制，操纵装置的外侧大轮控制探头的前后运动，而内侧的小轮控制探头的左右运动，控制钮控制管体旋转。操纵器通过电缆和插头连接超声仪主机。目前 TEE 具有 M 型、二维、彩色、脉冲、连续、组织多普勒以及实时三维超声等检查功能。TEE 经历了单平面、双平面、多平面探头的发展，现具有实时三维功能。多平面探头其单个换能器可在原位做 180° 旋转，可任意调整扫描平面，从各个方向和平面观察心脏和大血管的结构和功能。

（二）检查前准备

配备除颤仪、药品、心电监护仪等抢救器材和药品。询问患者药物过敏史及其他相关病史，对疑有食管病变者先进行钡餐检查。完成血常规、凝血功能等常规检查。对心内膜炎易感患者如既往患过心内膜炎、人工瓣膜、有肺体分流的先天性心脏病患者检查前予抗生素预防心内膜炎。TEE 前需完成 TTE 检查以了解心脏和大血管基本情况，以确定 TEE 需重点观察的内容。向患者介绍检查的过程和需要配合的事项，签署知情同意书。患者接受 TEE 检查前空腹 4h 以上。

行 TEE 操作前，检查食管探头有无损坏、控制钮工作是否正常，保证超声仪的正常工作状态。

（三）检查方法

连接心电图，测量心率血压。TEE 检查前去除口腔和食管内包括义齿、鼻饲管等异物，以免脱落引起意外，松开衣领和腰带。2% 利多卡因或丁卡因局部麻醉患者咽部。患者取左侧卧位或平卧位，颈部稍屈。探头前端 10cm 表面涂以超声耦合剂，口腔放置牙垫，轻轻插入探头，当探头顶部位于咽部时嘱患者做吞咽动作，感觉无明显阻力时，均匀轻巧地将探头插入食管，插送过程中切忌动作粗暴，检查者尽量减少操作时探头移动幅度以减少患者不适感。探头进入 25cm 即可观察到心底部结构，探头深度根据检查部位决定。一般检查时间为 10 ~ 15min。检查过程中密切观察患者反应和心电图情况。检查后禁食水 2h。探头冲洗干净后，用酶洗剂擦洗，再用戊二醛或邻苯二甲醛溶液浸泡消毒，清水冲洗后晾干。

（四）适应证

TEE 的适应证包括：TTE 图像差，不能提供临床诊断需要的证据；TEE 在一些特殊适应证方面优于 TTE，作为 TTE 的补充检查；一些心血管介入治疗术术中的监测和引导，如房间隔、室间隔和动脉导管封堵；介入术前或心外科术前的检查，如二尖瓣球囊扩张术前、心外科换瓣术前的评价；外科术中监测。

TEE 优于 TTE 的一些特殊适应证包括：对心内膜炎患者的自家或人工瓣膜及心内膜炎并发症的评价；对可疑人工瓣膜功能不全的评价；对胸主动脉病变如夹层的评价；对可疑心内团块的评价如心房黏液瘤、心房血栓等；对心脏来源的体循环栓子的探查；评价房间隔（如房间隔缺损、卵圆孔未闭）；肺动脉主干栓子的观察。

（五）禁忌证

TEE 的禁忌证包括：食管和咽部疾病。食管疾病包括食管憩室、食管炎症、食管静脉曲张、食管占位、食管狭窄、食管畸形、食管放疗、食管硬化、上消化道出血等。咽部疾病包括急性扁桃体炎、急性咽炎、脓肿等；严重心血管疾病不能耐受探头插入；颈部僵直可能致探头通过困难；严重出血倾向、剧烈咳嗽、精神障碍、极虚弱、呼吸困难及不能配合检查的患者。

抗凝治疗不是 TEE 的禁忌证，只要抗凝指标在可接受的指标范围，无出血倾向时可行 TEE。

（六）并发症

即使在重症患者 TEE 亦较安全，在静脉麻醉下 TEE 成功率较高。可能的并发症包括咽部和食管损伤、出血、食管穿孔、咽部或气管痉挛、气管误插、呼吸抑制、低血压、高血压和心律失常。一研究对 10419 次插管进行分析，表明插管失败的发生率为 1.9%，死亡率为 0.0098%，1 例患者死于食管大出血，患者肺部肿瘤侵犯食管。另一中心对 3827 例 TEE 检查表明并发症为 2.9%，死亡率为 0.026%，为充血性心力衰竭室颤死亡。

【心脏收缩功能的评价】

左室整体收缩功能（global left ventricular contractile function，GLVF）反映心脏血流动力学变化，可通过心输出量、左室射血分数和每搏量来评价。这些参数反映了心脏机械做功的最终表现。心输出量、左室射血分数可通过心室舒张末容积和收缩末容积的变化值来反映。每搏量 = 舒张末期容积（EDV）－收缩末期容积（ESV）；射血分数（EF）=（SV/EDV）×100%；心输出量（CO）= SV×心率；心排指数（CI）= CO/BSA（BSA 为体表面积平方）。

1. M 型心脏超声

（1）左室射血分数和左室短轴缩短分数：M 型心脏超声是日常工作中广泛使用的方法，优点是简便，其标准测量区为：在标准的二维胸骨旁左室长轴切面基础上，在二尖瓣腱索水平记录 M 型心脏超声曲线，可以获得室间隔左室面与左室后壁心内膜面之间的左室内径，在舒张末期和收缩末期测量分别获得左心室舒张末期内径（LVDd）（短径）和收缩末期内径（LVDs）（短径）。在应用 M 型测量 LVDd 和 LVDs 时，应使声束尽量与室壁垂直，以减少测量误差，在某些仪器上可应用解剖 M 型功能。连接心电图，通过二维心脏超声亦可准确测量左心室舒张期和收缩期短轴径。通过公式可以演算出左心室容积、左室射血分数和左室短轴缩短分数，实际操作中测量 LVDd 和 LVDs 后，超声仪器可自动计算以上参数。

根据椭圆体公式法，左心室容积 = $1.07 \times D^3 \approx D^3$，D 为左心室短径。当左心室增大时，短径增大更明显，椭圆体公式存在测量误差，回归校正公式 Teichholz 法与金标准测定结果相关性好，较常用，左心室容积 = $7.0 \times D^3 / (2.4 + D)$。左心室舒张末期容积 = $LVDd^3$，收缩末期容积 = $LVDs^3$，左室射血分数 = $(LVDd^3 - LVDs^3)/LVDd^3$，左室短轴缩短分数 = $(LVDd - LVDs)/LVDd$。

应用 M 型心脏超声测量左室基底部的功能来反映左室整体收缩功能，保证此方法准确性的前提是左心室协调一致收缩，无节段性运动障碍。在伴有左心室节段性运动异常（如心肌梗死、一些心肌病）、束支传导阻滞、右室扩张、预激综合征等以及不能获得满意的声窗时，M 型测量方法存在误差。

（2）E 点和室间隔左室面之间的距离：M 型心脏超声评价左室收缩功能的另一种方法是测量二尖

瓣 E 点和室间隔左室面之间的距离（EPSS），正常值小于 8mm，随左室射血分数下降而增大，当左心室扩张和（或）左室搏出量下降时，室间隔和二尖瓣前叶可呈相反方向运动，EPSS 增宽。

（3）二尖瓣瓣环的运动幅度：可较准确反映左室收缩功能，与左室射血分数有很好的相关性，是评价左室收缩功能的半定量方法。左心室收缩时，左室长轴缩短，二尖瓣瓣环朝心尖方向运动，二尖瓣瓣环的运动幅度可反映左心室长轴的缩短程度，从而对左室收缩功能做出迅速的判断。

（4）其他收缩功能指标：包括室间隔增厚率，其公式为（室间隔收缩期厚度 – 舒张期厚度）/舒张期厚度；后壁增厚率为（后壁收缩期厚度 – 舒张期厚度）/舒张期厚度；室间隔和左室后壁运动幅度（分别为 IVSE 和 PWE）：为室间隔左室面或左室后壁心内膜缘舒张末期与收缩末期位置之间垂直距离，正常值 IVSE 为 5～8mm，PWE 为 6～14mm。

2. 二维心脏超声　M 型心脏超声用一维的测值获得三维物体的体积，需许多假设，有局限性。二维心脏超声测定左心室容积目前采用的几何体模型包括长椭圆体、Simpson 法和各种圆柱圆锥体组合等。临床上较常用的为面积长度法和 Simpson 法。面积长度法有单平面法和双平面法。单平面法即采用心尖四腔心或二腔心切面，描记收缩末期和舒张末期左心室心内膜，测出其长轴内径和面积，一般超声仪内的软件自动给出收缩末期和舒张末期容积及射血分数，左心室容积（ml）= 0.85 × 左心室面积（四腔或二腔）的平方/左室长轴内径。如以心尖四腔心和二腔心切面面积乘积替代左心室面积的平方，则为双平面面积长度法测定的左心室容积，理论上测值较准确。

（1）Simpson 法：将左心室分成若干个椭圆柱体，累计各个圆柱体的容积之和即为左心室容积。优点是最大程度降低几何体模型限制对容积计算的影响，适用于节段性室壁运动异常者，如心肌梗死。因 Simpson 法计算方法复杂，临床上常用 Simpson 简化法、单面碟片法、双面碟片法。二维单平面碟片法常用四腔心切面。

Simpson 简化法即圆柱 – 截头圆锥体 – 圆锥体法，与血管造影相关性好，容积 = $A_1 × L/3$ + $[(A_1 + A_2)/2] × (L/3)$ + $A2/3 × L/3$，A_1、A_2 分别为二尖瓣水平和乳头肌水平左室短轴切面面积，L 为左室长径。

（2）双面碟片法：勾画心尖四腔心切面和二腔心切面心内膜，测量左室长轴内径（L），左室沿左室长轴分成若干个（n）碟片（近似圆柱体），两个切面相对应短轴切面碟片直径为 D1 和 D2，高（H）为 L 除以碟片数（n），即 $H = L/n$。各个碟片小圆柱体之和即左室容积。

二维超声测容积的局限性：心内膜显示必须清楚，否则有明显偏差。在声窗差使图像质量差的患者如肥胖、肺气肿和消瘦的患者，心脏超声医师经常仅根据视觉观察估计左室射血分数，此法为定性，有主观性。对于声窗差的患者可注射跨肺循环的左心对比造影剂使心内膜得到满意显示，从而较准确地进行心内膜描记，得到精确的测值。

（3）目测评估室壁运动：临床上广泛使用的是目测评估室壁运动，可分为运动正常（左室后壁运动幅度 6～12mm，室间隔运动幅度 5～8mm）、运动减弱（运动幅度小于 4mm）、无运动（运动幅度为 0）、矛盾运动（收缩期反向运动）、运动增强。

目测评价主要观察左室壁短轴方向的横向运动是否正常，可通过二维心脏超声的各个切面来全面评价，心尖水平、乳头肌水平及二尖瓣水平切面心尖运动应是向心性均匀收缩。但目测评估法受观察者经验和主观因素影响较大。

心脏运动很复杂，包括了短轴上的圆周运动、轴向运动，长轴方向上的纵向运动，心脏的旋转运动以及整个心脏的"摆动"，因此有时即使短轴方向测值在正常范围，而纵轴方向的收缩已减低，需通过其他的技术，如组织多普勒、二维或三维斑点追踪技术来判定。

实验表明心肌缺血时首先出现局部灌注异常，然后出现舒张功能异常、局部收缩功能异常、心电图异常、胸痛。局部收缩功能异常（即局部室壁运动异常）是检测心肌缺血敏感性高的指标，局部室壁运动异常的节段范围与相应供血冠脉的供血范围存在相关性，常使用左室 16 段或 17 节段分段法来进行左室壁节段性运动分析。二维节段性室壁运动异常检出急性心肌缺血的敏感性可达 71%～96%，特异性在 93%～98%。

定量室壁运动分析常需借助计算机软件，较烦琐，未在临床上广泛应用。

3. 多普勒心脏超声　多普勒测定左心室每搏量和心排量与管腔截面积及其内的血流速度相关。可通过升主动脉、主动脉瓣环、二尖瓣的血流进行计算，临床上最常用是测定主动脉瓣环血流。

可采用心尖五腔心切面或心尖三腔心切面记录主动脉瓣瓣环水平的血流频谱，描绘频谱轮廓，超声仪自动给出血流速度积分（VTI），在胸骨旁长轴切面测定收缩期主动脉瓣瓣环内径 D，每搏量 $SV = VTI \times \pi \times (D/2)^2$。注意声束和血流速度夹角尽可能小，应小于 20°。

通过频谱多普勒亦可获得一些与左室整体收缩功能相关的其他指标，包括加速度（从血流频谱起点至峰值流速的时间）、峰值加速度、平均加速度和血流速度积分等。

Tei 指数：已知心肌纤维收缩和舒张与钙离子相关，钙离子的内流和外流分别发生在等容收缩期（$IVCT$）和等容舒张期（$IVRT$），心脏超声测定的 Tei 指数可以反映左右心室整体功能。Tei 指数为 $IVCT$ 和 $IVRT$ 之和与左心室射血时间 ET 之比。测定方法：测定二尖瓣关闭至主动脉瓣开放时间为 $IVCT$，主动脉瓣关闭至二尖瓣开放时间为 $IVRT$，主动脉瓣血流频谱开始至结束时间为左心室射血时间 ET。可用脉冲组织多普勒或组织多普勒定量组织速度图或频谱多普勒（将频谱取样点放置于二尖瓣与左室流出道之间）来测定 Tei 指数。示意图见图 3 - 1。

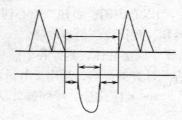

图 3 - 1　频谱多普勒测定 Tei 指数的示意图

【左心室舒张功能的评价】

左心室舒张功能是指心室收缩后，左心室回复原来压力和容量的能力，包括主动舒张和被动舒张两个过程。主动舒张又称松弛或迟缓（relaxation），发生于等容舒张期内，虽然心室容积无变化，但心肌主动舒张，肌张力迅速下降，对于快速充盈期心室接受心房的血液起重要作用。被动舒张反映心室的顺应性（compliance）或扩张性（distensibility）。心室顺应性取决于心室的容积和心室的硬度，可用压力 - 容积关系曲线或压力 - 容积环来表示。此外左右室间偶联作用和心包的限制是影响左室舒张期顺应性的因素。舒张性心力衰竭（现又称左室射血分数保留的心力衰竭）指由于一侧或两侧心室的充盈阻力增加，舒张压力 - 容积曲线异常上移引起瘀血症状的一种病理状态。在临床工作中很难确定压力 - 容积曲线，因此更实用的定义为有充血性心力衰竭典型的表现（肺循环和体循环瘀血），静息时伴异常的舒张性功能不全而收缩功能正常或仅有轻微减低的一种病理状态，此时的主要功能异常是心室松弛性和顺应性降低（僵硬性增加）。舒张性心力衰竭占心力衰竭患者的 30% ～50%。

一、诊断条件

根据《中国心力衰竭诊断和治疗指南 2014》，舒张性心力衰竭的诊断需包括以下几方面：①有典型心力衰竭的症状和体征。②左室收缩功能正常或仅有轻度异常（通常 $LVEF \geqslant 45\%$），且左室不大。③有相关结构性心脏病存在的证据（如左室肥厚、左房增大）和（或）舒张功能不全。④除外心包疾病、瓣膜病等。其他需考虑的因素包括本病的流行病学特征，多为老年患者、女性、糖尿病、高血压、冠心病、房颤、肥胖等。B 型利钠肽（BNP）或氨基末端 B 型利钠肽前体（NT - pro BNP）有参考价值。

二、左室舒张功能的超声评价

心脏超声是评价左室舒张功能的重要工具。常用多普勒心脏超声来评价，对二尖瓣和肺静脉的血流频谱以及二尖瓣环运动速度进行测定，可评价舒张功能异常的存在与程度。

（一）正常二尖瓣血流频谱

正常人二尖瓣脉冲式多普勒频谱有舒张期2个峰——E峰和A峰，E峰代表舒张早期即快速充盈期最大血流速度，A峰代表舒张晚期即心房收缩期最大血流速度。从二尖瓣血流频谱可把左室舒张期充盈分为快速充盈期（RFP）、缓慢充盈期和充盈晚期（即心房收缩期）。

1. 二尖瓣血流频谱形成的机制　左房与左室压差决定充盈速度的变化。在快速充盈期心房持续舒张，加上左心室舒张的抽吸作用，使左房压大于左室压，引起血流加速。继之左室压渐上升，左房左室压差减少，直至两者相等时，血流加速停止而达峰形成E峰。此后，因血流惯性，左心室充盈持续，左心室压力不断上升，当左室压超过左房压时，血流充盈减速直至停止，此时因肺静脉回流持续，左房压上升，达到等于左室压时，进入缓慢充盈期，此时无血流或极少血流进入左室。最后因心房收缩，左房压再次大于左室压，左室再次充盈形成A峰。

2. 二尖瓣血流频谱指标　常用的有E/A（舒张早期与舒张晚期最大血流速度之比）、E峰减速时间（EDT）、等容舒张时间（IVRT）。左室充盈正常的二尖瓣血流频谱，E峰大于A峰，E峰减速时间（EDT）150～240ms，等容舒张时间（IVRT），60～100ms。

（二）左室舒张功能不全的表现形式

左室舒张功能不全表现的三种形式为最早出现的左室充盈减低（松弛功能减低）、中期左室充盈假性正常及晚期的限制性充盈异常，几乎所有心脏病患者的舒张功能异常均可表现为这三种形式，随左心室舒张功能不全程度的加重，二尖瓣血流频谱示E峰逐渐增高，A峰逐渐降低，等容舒张时间逐渐缩短（图3-2）。

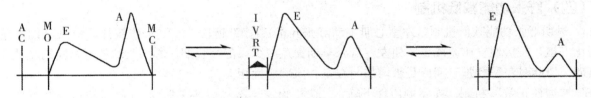

图3-2　不同程度左心室舒张功能不全时相应二尖瓣血流频谱的变化

AC：主动脉瓣关闭；MO：二尖瓣开放；MC：二尖瓣关闭；IVRT：等容舒张期。左：早期左室舒张功能异常；中：左室充盈假性正常化；右：限制性左室充盈异常

1. 早期左室舒张功能异常　即松弛功能减低，患者静息时常无症状，心功能轻微异常，左房大小正常，左房收缩功能可以正常或增强，左室充盈压正常，以等容舒张期延长、E峰减速时间延长和A峰速度增高及E峰速率降低（E/A < 0.8）为特征性表现，肝静脉和肺静脉收缩期以前向血流为主。

2. 左室充盈假性正常化　患者常表现为劳力性呼吸困难，心功能中度异常，左房增大，左房收缩功能可以正常或增强，左室充盈压增加。E/A = 0.8～2.0。

3. 限制性左室充盈异常　患者临床症状明显，常有轻微活动后气喘，心功能明显异常，左房增大及收缩增强，左室充盈压明显增加以等容舒张期缩短、高E峰低A峰速度（E/A > 2）为特征性表现；肺毛细血管嵌压升高，出现肺瘀血，查体可闻及肺部啰音、颈静脉怒张等表现。

以上三者的心脏超声鉴别如表3-1。舒张功能不全中期E/A > 1呈伪正常化，可以观察肺静脉血流频谱来明确，舒张功能不全时舒张期的逆向A峰（Ar）时间大于二尖瓣血流频谱的A峰时间，亦可以结合其他指标进行鉴别，如通过M型彩色多普勒测定舒张早期左室内血流传播速度，组织多普勒成像测定二尖瓣环运动速度和心肌舒张早期峰速度。

表3-1　左室舒张功能异常各阶段指标

	松弛功能减低	充盈假性正常	限制性充盈异常
	（轻度）	（中度）	（重度）
EDT（ms）	>240	150～240	<150
IVRT（ms）	>100	60～100	<60

	松弛功能减低 （轻度）	充盈假性正常 （中度）	限制性充盈异常 （重度）
E/A	<0.8	0.8~2.0	>2
S/D	>1	<1	<1
AR（cm/s）	<35	>35	>35
E′/A′	<1	<1	>1
E′（cm/s）	<8	<8	<8
Vp（cm/s）	<45	<45	<45

注：E：尖瓣口舒张早期血流速度；A：尖瓣口左房收缩期血流速度；EDT：E 峰减速时间（EDT）；IVRT：等容舒张时间；S：左室收缩期肺静脉血流速度；D：左室舒张期肺静脉血流速度；AR：心房收缩期肺静脉逆向血流速度；E′：二尖瓣环侧心肌舒张早期速度；A′：二尖瓣环侧心肌舒张晚期速度；Vp：舒张早期左室内血流传播速度。

（三）二尖瓣血流频谱影响因素

二尖瓣血流频谱随年龄而改变，随年龄增加左室舒张功能减低，表现为等容舒张时间延长，E 峰减低，A 峰增高，E/A 比值变小。此外二尖瓣血流频谱还受左室充盈压高低、心率、呼吸、取样容积位置的影响。冠心病、高血压、肥厚型心肌病和糖尿病患者，E 峰减低 A 峰增高，E/A 比值变小，等容舒张时间延长，E 峰减速时间延长。

（四）舒张功能减低机制

1. 早期舒张功能减低机制　左室心肌主动舒张异常，IVRT 延长，左室舒张缓慢，舒张早期左室压力变化平坦，左房左室压差减少，使左室舒张早期充盈减少。舒张晚期，心房收缩使舒张晚期充盈代偿性增加，但此时左室舒张末期压是否增加与左室心肌顺应性相关。

2. "假性正常"机制　左室顺应性下降，二尖瓣血流频谱"假性正常"。在心肌缺血和肥厚型心肌病出现左室充盈压（舒张末压）增高时，左室顺应性减低，出现左心室被动充盈受阻，IVRT 缩短，E 峰增高而 A 峰降低，E/A 比值增加，频谱呈现"假性正常"。其机制为：心肌顺应性下降（僵硬度增加），左房收缩增强，左房压增加，左房左室压差增加，E 峰增加而使频谱"假性正常"。肺静脉血流频谱有助于和正常患者鉴别，此型患者肺静脉收缩期前向血流降低，舒张期前向血流增加，且心房逆向峰速度增加，持续时间延长。

3. 限制性舒张功能异常机制　限制性舒张功能异常时左室心肌顺应性进一步下降，充盈早期左室压力快速升高导致减速时间缩短。左室舒张末压升高导致心房收缩性充盈减少。肺静脉前向血流主要出现在舒张期。心房收缩时肺静脉逆向峰速度和持续时间均增加。肝静脉收缩期血流降低。此型见于左心房压力增高且左室舒张期压力快速升高，如见于心力衰竭失代偿及限制型心肌病。

（五）肺静脉血流频谱

取样容积置于肺静脉内（左房入口处1~2cm），肺静脉频谱由 S 波、D 波和 AR 波组成，S 波为收缩期肺静脉血流速度，为左心室收缩时肺静脉充盈时产生；D 波为舒张早期肺静脉血流峰速度，由于与 E 峰同时相，影响 E 峰的因素同样影响 D 波；AR 波为舒张晚期心房收缩时最大肺静脉逆向血流速度，系心房收缩时血液逆流入肺静脉产生的波，正常小于 30cm/s。肺静脉血流频谱可用来鉴别正常频谱和假性正常化。

（六）左室内血流传播速度

取心尖四腔心或二腔心切面，用彩色多普勒显示左室内舒张期血流的 M 型彩色多普勒图像，冻结图像测量舒张早期血流束线性节段的斜率，即为左室内舒张早期血流传播速度（left ventricular flow velocity propagation）。正常人测值为（61±8）cm/s。左室舒张功能减低者数值明显下降。

（七）心肌组织多普勒显像

组织多普勒显像（Doppler tissue imaging，DTI）：取心尖四腔心切面，取样容积大小为 2～3mm，取样位置为心室基底段室壁心肌，于二尖瓣环 1cm 范围内，常将取样容积置于室间隔基底段评价左室舒张功能。分别记录舒张早期（E′）和舒张晚期（A′）心肌组织运动速度，并计算 E′/A′ 比值。E′ 和 A′ 频谱时相与二尖瓣血流频谱 E 和 A 一致，亦与肺静脉血流 D 波和 AR 波一致，E′ 正常值为 0.10～0.14cm/s，正常情况下 E′/A′ > 1，E′/A′ 可鉴别左室充盈的"假性正常"。DTI 优点是图像重复性好，不受心脏负荷影响。E/E′ 可反映左室充盈压，其与左心室舒张末压、肺动脉嵌压（PCWP）呈正相关。E/E′ ≤8 为正常，而 E/E′ ≥15 时提示 PCWP > 20mmHg（2.66kPa）。

【左房功能评价】

一、左心房功能

许多疾病如高血压、急性心肌梗死、二尖瓣关闭不全和心房纤颤等均可影响左心房功能。左心房功能主要包括两方面即充盈和排空功能，其作用包括 3 个方面：左心室舒张早期至中期左心房充当"管道"作用，肺静脉血流通过左心房进入左心室；左心室舒张晚期左心房主动收缩，充当"泵"的功能；在左心室收缩期左心房充当"存储器"的作用。

二、左心房及功能测定

（一）左房容积、排空率和充盈率

假设左心房为椭圆形，在胸骨旁短轴主动脉根部切面、心尖四腔心切面及胸骨旁长轴切面分别测量左心房前后径（D1）、横径（D2）及上下径（D3）。可用轨迹球描记左心房收缩期和舒张期面积。左房容积 = π/6 ×（D1 × D2 × D3）。左心房排空率 =［（收缩末面积 - 舒张末面积）/收缩末期面积］× 100%，正常值为 44.0% ±0.9%。左心房充盈率 =［（收缩末面积 - 舒张末面积）/舒张末期面积］× 100%，正常值为 81.00% ±0.32%。二尖瓣反流和心房纤颤时左心房排空率下降。肺毛细血管嵌压及左室舒张末压增高时，左心房收缩及舒张末内径增大，左心房排空率下降。

（二）左心耳功能

左心耳功能可反映左心房功能，左心耳显示通常需行经食管心脏超声（TEE）检查，TEE 可测定左心耳大小，观察左心耳血栓。多普勒心脏超声可测定左心耳最大充盈速度、最大排空速度及两者比值，测定左心耳收缩末期最大面积（LAAa）、左心耳射血分数、左心耳早期被动缩短分数、主动缩短分数、左心耳储备指数和左心耳剪切率。

左心耳表现出比左心房主腔更有效的收缩性，研究认为其可以全面代表左心房功能。扩张型心肌病患者左心耳内径增加，收缩功能减低，肺动脉嵌压升高时 LAAa 和左心耳射血分数下降，这是因为心肌广泛受损，导致左心房内在功能障碍，左房压明显时，左心房不能再发生有效收缩。

【右心室功能评价】

右心室功能越来越受重视，右心室功能可以影响血流动力学的稳定。因右心室形态复杂，目前尚无可靠的计算方法测量右心室容积，三维心脏超声可能较准确。目前认为有临床应用价值的右室收缩功能指标包括：右室面积变化分数（FAC）、心肌做功指数（IMP）、三尖瓣瓣环平面位移（TAPSE）、组织多普勒三尖瓣侧壁瓣环收缩期速度（S′）。正常值：FAC > 35%，TAPSE > 16cm，S′ > 10cm/s，组织多普勒测定的 IMP > 0.55。右室舒张功能评估可通过记录三尖瓣血流脉冲多普勒频谱、三尖瓣瓣环组织多普勒频谱、肝静脉脉冲多普勒频谱、下腔静脉宽度及随呼吸变化幅度来评价。舒张功能指标包括三尖瓣血流 E/A（舒张早期与舒张晚期最大血流速度之比）、E 峰减速时间（EDT）、E/E′（E′ 为组织多普勒三尖瓣侧壁瓣环舒张早期速度）。E/A < 0.8 提示右室松弛功能减低；E/A = 0.8～2.1，E/E′ > 6 或肝静脉血流频谱见明显的舒张期血流，提示右室舒张功能中度减低（假性正常化）；E/A > 2.1，EDT < 120ms 提示右室限制性充盈异常。

右心室正常厚度为左心室的 $1/3 \sim 1/2$，右室前壁厚度为 $3 \sim 5cm$，收缩期增厚率为 $50\% \sim 70\%$。Tei 指数亦可用于右心室功能的评价。局部室壁运动观察：心肌病、肺动脉高压、肺栓塞和右室心肌梗死的患者出现局部室壁运动异常。正常人室间隔与右心室前壁运动同向，与左心室后壁运动相反。右心室容量负荷增加时，室间隔与右心室前壁呈反向运动。

【相关压力参数测定】

许多血流动力学参数可用心脏超声技术来测量，两者具有很好的相关性，心脏超声虽不能连续监测血流动力学，但具有无创的优点。

多普勒测量的压力阶差与有创技术测量的压力阶差比较时，应注意多普勒测量的最大瞬间压力阶差与心导管测量的峰-峰压力阶差并不相等，前者总是高于后者。多普勒与心导管获得的平均压力阶差相似。

一、右房压

右房压可通过测量中心静脉压及心脏超声观测右心房、下腔静脉大小和吸气对下腔静脉的影响等方法进行估测。如下腔静脉内径正常（小于等于 21mm），内径随吸气变化率大于 50%，右房压为 $0 \sim 5mmHg$（$0 \sim 0.66kPa$），平均 3mmHg（0.40kPa）；如下腔静脉内径大于 21mm，内径随吸气变化率大于 50%，或下腔静脉内径小于等于 21mm，内径随吸气变化率小于 50%，右房压为 $5 \sim 10mmHg$（$0.66 \sim 1.33kPa$），平均 8mmHg（1.06kPa）；如下腔静脉内径大于 21mm，内径随吸气变化率小于 50%，右房压为 15mmHg（2.00kPa）以上。如测定二尖瓣血流频谱 E 和二尖瓣瓣环 E'，则右房压 $= 1.76$（E/E'）$- 3.7$。其他提示右房压增加情况有：E/E' >6 或肝静脉血流频谱见明显的舒张期血流，右室限制性充盈异常。

二、左房压

左房压是左心房充盈中的一个重要参数，是充血性心力衰竭的重要影响因素。临床上评价左房压的方法是通过右心导管有创地测定肺动脉嵌压（PCWP），但为创伤性检查。因多数左心室功能减低的患者有不同程度的二尖瓣关闭不全，可应用二尖瓣反流的连续波多普勒频谱计算左房压。左房压 $= SBP - \triangle P$，SBP 为肱动脉收缩压，$\triangle P$ 为左室与左心房间压力阶差，$\triangle P = 4Vmax^2$，根据二尖瓣反流频谱测定最大反流速度 $Vmax$ 即得到 $\triangle P$。

三、肺动脉压

（一）根据肺动脉瓣反流连续波多普勒频谱

根据肺动脉瓣反流连续波多普勒频谱测量，肺动脉舒张压（PADP）$= 4 \times$ 舒张晚期反流速度$^2 +$ RAP，RAP 为右房压。肺动脉平均压（mPAP）$= 4 \times$ 舒张早期反流最大速度$^2 + RAP$。

（二）根据肺动脉瓣前向血流连续波多普勒频谱和心电图计算

$PADP = 25.7 \times$（$PEP/AT - 6.3$），肺动脉收缩压（PASP）$= 59.5$（PEP/AT）$- 17.3$，$mPAP = 42.1$（PEP/AT）$- 15.7$，PEP 为 QRS 波起点至肺动脉瓣频谱起点时间，AT 为快速射血时间。

（三）根据右室流出道血流频谱

根据右室流出道血流频谱测定加速时间 AT（从频谱起始至波峰所需时间）计算 $mPAP$，$mPAP = 79 - 0.45 \times AT$。

（四）根据三尖瓣反流连续波多普勒频谱

记录三尖瓣反流连续波多普勒频谱，测定最大反流速度 $Vmax$，则峰值三尖瓣反流压差 $\triangle P = 4Vmax^2$，肺动脉收缩压（PASP）$= \triangle P + RAP$，RAP 为右房压。

（五）二尖瓣血流舒张早期速度 E 峰和二尖瓣瓣环侧心肌舒张早期速度 E'比值

因为 E'在松弛功能受损的患者中降低且很少像二尖瓣血流频谱 E 峰一样受前负荷的影响，所以二尖瓣血流舒张早期速度 E 峰和二尖瓣瓣环舒张早期速度比值（E/E'）随 PCWP 增加而增加。研究表明

当 $E/E' > 10$（用侧壁二尖瓣瓣环）或 15（用间隔二尖瓣瓣环）时，$PCWP > 20mmHg$（2.66kPa）。

（六）先天性心脏病患者的肺动脉收缩压

如室间隔缺损患者的 $PASP$ = 肱动脉收缩压 $- \triangle P$，$\triangle P$ 为左右心室间分流最大压差，通过连续波多普勒记录分流最大速度 $Vmax$，可获得 $\triangle P = 4Vmax^2$。

四、左室舒张末期压

左室舒张末期压（$LVEDP$）= 肱动脉舒张压 $- \triangle P$，$\triangle P$ 为主动脉瓣反流连续波多普勒频谱测得的主动脉和左室间的压差。主动脉瓣反流连续波多普勒可在心尖五腔心和心尖左室长轴切面获得。

五、右室收缩压

右室收缩压（$RVSP$）= $\triangle P + RAP$，$\triangle P$ 为三尖瓣反流压差，根据三尖瓣反流连续波多普勒频谱测定最大反流速度 $Vmax$，$\triangle P = 4Vmax^2$。RAP 为右房压，如前所述 RAP 为估测得到。在右室流出道和肺动脉瓣无梗阻或狭窄时，$RVSP$ 近似肺动脉收缩压。

【常见心脏疾病的超声表现】

一、主动脉瓣置换术后的评价

老年患者主动脉瓣置换术后应进行评估。这些患者左室明显肥厚，收缩功能增强，左室射血分数多大于 70%，心腔容积小，多普勒常提示左室流出道梗阻。如发现此种改变，有助于改变术后处理方案，如终止正性肌力药物的使用、进行液体输注复苏，而一些患者需使用 β 受体阻滞剂、钙拮抗剂或两者同时应用，通常这些措施可使左室充盈改善，使血压恢复。正确的处理需基于正确的诊断，而常规临床判断、胸片和 Swan - Ganz 导管可能误诊，因此心脏超声在主动脉瓣术后的评价中非常重要。

二、充血性心力衰竭

二维心脏超声显示左心室室壁厚度及心腔大小、左室室壁运动和射血分数，当射血分数小于 45% 时，表明充血性心力衰竭为收缩功能不全引起，需要进行强心、利尿、扩血管治疗以缓解症状。

有时在急诊室，当呼吸困难患者胸片存在心影增大而不易确定是收缩性心力衰竭还是大量心包积液时，床旁心脏超声是很好鉴别检查手段。

约 45% 充血性心力衰竭患者左室射血分数大于等于 45%。左室射血分数正常的充血性心力衰竭的病因包括严重二尖瓣或主动脉瓣关闭不全或因心肌缺血引起的左室充盈受损（舒张功能不全）。许多充血性心力衰竭和左室射血分数正常的患者有高血压史。伴或不伴心肌缺血的长期高血压患者，左室在正常舒张压力时丧失完全充盈的能力。左室充盈不充分和左室舒张压力升高相关，导致肺充血。多普勒二尖瓣血流频谱可用于鉴别舒张功能异常。

长期高血压患者通常存在左室松弛异常图形。然而，限制性充盈异常图形表明左室充盈压升高和左室顺应性降低。这些舒张充盈图形可变，在硝酸甘油或利尿剂治疗后，限制性充盈异常图形可向松弛异常图形转变。在左室射血分数正常的患者，异常松弛或限制性充盈图形表明充血性心力衰竭的病因可能是舒张功能不全。因而，二维超声和多普勒二尖瓣血流频谱结合，可提示左室射血分数正常和左室充盈频谱异常，支持左室舒张功能不全是充血性心力衰竭的原因。多普勒二尖瓣血流频谱与急性心肌梗死患者临床心力衰竭存在相关，因为限制性二尖瓣血流频谱提示异常升高的左室舒张压。

慢性心力衰竭患者，右室扩张可能是死亡率的独立预测因素。

三、急性心肌梗死

心脏超声是明确可疑急性心肌梗死机械并发症的主要方法，可以评估左室射血分数，明确心肌梗死后低血压系泵功能下降、右室心肌梗死、低血容量或机械并发症如室间隔破裂所致。

（一）急性心肌梗死后室壁运动异常

心脏超声是探测急性心肌梗死后室壁运动异常的首选方法。左心室室壁分段法很多，目前推荐16或17节段分段法。冠状动脉闭塞几秒可出现左室局部室壁运动异常。一般血流降低大于等于20%可以出现室壁运动异常，主要表现为心肌收缩期变薄和心内膜明显向外运动。在首次心肌梗死的患者，可以准确诊断急性心肌梗死部位，局部室壁运动异常与冠脉解剖相关性好。研究表明，对无心肌梗死或冠心病病史的胸痛急诊患者，观察到节段性室壁运动异常诊断冠心病的敏感性为88%，特异性为78%。一研究对260例可能心肌缺血的急诊患者行心脏超声，23例急性心肌梗死中22例检出室壁运动异常，而无室壁运动异常的166例患者只1例为心肌梗死，3例行血管重建，因此节段性室壁运动探查或预期血管重建的敏感性为91%，而心电图的敏感性只有40%。

（二）急性心肌梗死并发症

室间隔穿孔、腱索或乳头肌断裂、乳头肌功能不全均可产生明显的全收缩期杂音，二维超声和彩色血流显像是明确心肌梗死后患者产生全收缩期杂音病因的重要辅助方法。经胸心脏超声不能明确严重二尖瓣关闭不全或室间隔缺损时可用经食管心脏超声。乳头肌断裂常是灾难性的，发生率为1%，24h死亡率达50%，迅速诊断并外科干预可挽救生命。心脏超声示瓣膜呈连枷状改变。有时急性二尖瓣关闭不全时，杂音可能不明显，彩色多普勒可能因声窗差或心率快而出现假阴性，此时二尖瓣血流速度升高或左心室壁高动力可能是唯一的征象。因50%患者心肌梗死范围小或为非透壁性心肌梗死，梗死范围大小不能预测乳头肌断裂。缺血性二尖瓣反流是预后不良的标志，通常是左室功能不全、瓣环扩张的结果，而不单纯是乳头肌缺血引起。

左心室附壁血栓、室壁瘤形成、游离壁破裂心包积血或假性室壁瘤形成均可通过心脏超声来明确。左心室附壁血栓形态可预测系统性栓塞的可能性，突入左室内活动的血栓引起系统性栓塞的风险大。左室游离壁破裂发生率为1.5%，死亡率为8%~24%，常有低血压、颈静脉怒张、电机械分离、心脏压塞等。心脏超声亦可估测急性心肌梗死心肌损伤的数量，但常高估，因正常收缩的心肌受邻近梗死心肌的影响。

（三）右心室梗死

下壁急性心肌梗死患者低血压的重要原因是右心室梗死，15%~20%的下壁急性心肌梗死患者伴有右心室梗死，其中3%~8%患者有明显血流动力学障碍。急性心肌梗死伴有低血压患者中明确右心室梗死很关键，治疗时需扩容，右室梗死需与心脏压塞、心包缩窄和肺栓塞鉴别，这些疾病均可表现颈静脉怒张、右心衰竭、肺部清晰和心排量降低，心脏超声可快速鉴别这三种临床情况。

右室梗死的心脏超声表现包括右室扩大、左室下壁运动异常、右室游离壁运动减低。右室无运动常是右室梗死的敏感征象，心脏超声示右室受累范围越大，血流动力学异常越常见。右室功能不全的其他心脏超声征象包括三尖瓣瓣环朝心尖部运动位移小于1.5cm、室间隔反常运动和三尖瓣血流频谱示E峰<A峰。需注意的是右室心肌梗死的心脏超声征象不具特异性，许多引起后负荷增加的疾病可引起这些征象。右室室壁运动观察的最佳切面为心尖四腔心切面和剑突下切面。右室明显扩大时标准心尖四腔心切面不易观察到右室游离壁，可将探头朝内侧移动观察右室心尖和游离壁。如右室心肌梗死和心脏压塞均存在，右室可扩张，但较少出现舒张期塌陷，此时右室和右房塌陷需更高的心包压和更大量心包积液，可发生在舒张晚期。除了左室下壁心肌梗死，前间壁心肌梗死也可引起右室功能不全，因左右室通过室间隔耦联。

心脏超声提供重要的预后信息。一急性心肌梗死入院12h的心脏超声前瞻性研究表明，室壁运动分数大于等于10的患者1年死亡率为61%，较Killip分级更有预测价值。收缩功能不全是独立的预后参数，可预测短期和长期不良事件，此外中度或重度二尖瓣反流亦是死亡率的独立预测因素。

经胸心脏超声在95%的心肌梗死患者可获得较好的图像质量，但少数患者声窗差。经胸心脏超声有一定局限性，小范围或非透壁心肌梗死心脏超声可能显示正常室壁运动。而右室负荷增加、左束支传导阻滞室间隔运动亦可异常，出现假阳性，坏死性心肌炎患者亦可出现节段性或整体性室壁运动异常。

四、心瓣膜病

心瓣膜病主要引起瓣膜狭窄和关闭不全，可行多普勒和二维心脏超声来评价瓣膜的结构和功能。二维超声可以明确解剖缺损，如连枷样二尖瓣，彩色血流显像可以半定量血流异常的位置和空间范围。在血流动力学受损的患者，明显的瓣膜异常可能影响强心和血流动力学处理。如在老年心力衰竭和低血压的患者，主动脉瓣狭窄存在明显影响血流动力学处理疗效以及利尿剂和血管扩张剂的选择。这些病例中，患者可能从多巴酚丁胺和多巴胺正性肌力治疗中获益。

（一）瓣膜狭窄

心脏超声可评价瓣膜先天性异常、瓣膜钙化、赘生物形成和肿物。频谱多普勒和彩色血流显像可显示瓣膜形态异常的结果。瓣膜狭窄引起的血流速度增快可通过连续波多普勒测量。主动脉瓣或二尖瓣狭窄时，多普勒测量的最大跨瓣压差和平均跨瓣压差与心导管测值相似。峰值即刻压力梯度与平均压力梯度呈线性关系，2/3 峰值即刻压力梯度等于平均压力梯度。主动脉瓣瓣口面积可用连续方程计算获得，与心导管的测值误差在 10% 以内，对主动脉瓣的狭窄评估见表 3-2。

表 3-2　主动脉瓣狭窄程度判断（正常 2.6~3.5cm²）

	轻度狭窄	中度狭窄	重度狭窄
主动脉瓣口面积（cm²）	>1.0	0.75~1.00	≤0.75
平均跨瓣压差（mmHg）	<25（3.33kPa）	25~50（3.33~6.65kPa）	≥50（6.65kPa）
最大跨瓣压差（mmHg）	<50（6.65kPa）	50~80（6.65~10.64kPa）	>80（10.64kPa）
峰值流速（m/s）	<3.5	3.5~4.4	≥4.5
TVI_{LVOT}/TVI_{AO} 比值			≤0.25

二尖瓣狭窄时，可从胸骨旁左室短轴二尖瓣水平测量二尖瓣瓣口面积。因通过狭窄二尖瓣时血流为湍流，彩色血流显像显示窄的蜡烛样射流束。应用连续波多普勒，通过测量二尖瓣压力减半时间，应用经验公式，即二尖瓣面积等于 220/压力减半时间，来测定二尖瓣面积，此法测定的二尖瓣面积与用 Gorlin 公式心导管测值误差在 0.2cm² 内。二尖瓣狭窄程度的评价见表 3-3。

表 3-3　二尖瓣狭窄程度判断（正常 4~6cm²）

	轻度狭窄	中度狭窄	重度狭窄
二尖瓣口面积（cm²）	>1.5	1.0~1.5	<1.0
平均跨瓣压差（mmHg）	<5（0.66kPa）	5~10（0.66~1.33kPa）	>10（1.33kPa）
压力减半时间（ms）	90~150	150~220	>220

（二）瓣膜反流

主动脉瓣反流时，彩色多普勒显示反流束舒张期入左室流出道。测定主动脉瓣反流束最窄处宽度（缩流宽度，VCW）、反流束长度和面积、连续波频谱斜率（测量压力减半时间）和观察降主动脉逆向血流程度可用于评价主动脉瓣反流程度（表 3-4）。

表 3-4　主动脉瓣反流程度判定

反流程度	1（轻度）	2（中度）	3（中度）	4（重度）
反流速抵达距离	<MV 前叶瓣尖	<乳头肌	左室 2/3	左室心尖
VCW	<3mm			>6mm
VCW/LVOT 高度	<25%	25~46%	47%~64%	≥65%
RJA/LVOT 面积	<4%	4%~24%	25%~59%	≥60%
压力减半时间（ms）	>500	300~500		<300
降主动脉舒张期反向血流	无或持续时间短	中度		全舒张期

反流程度	1（轻度）	2（中度）	3（中度）	4（重度）
连续波多普勒频谱	不完整或弱	浓染		浓染
LV 大小	正常	轻度增大		中或重度增大
LA 大小	正常	正常或扩大		通常增大

注：VCW：反流束位于主动脉瓣起源处的宽度，即缩流宽度（胸骨旁左室长轴）。

LVOT 高度：主动脉瓣瓣环内径（胸骨旁左室长轴）。

RJA：反流束面积（胸骨旁大动脉短轴）。

LVOT 面积：主动脉瓣瓣环处（LVOT）面积（胸骨旁大动脉短轴）。

当出现明显降主动脉逆向血流、反流孔宽度大于左室流出道宽度60%或缩流宽度大于6mm时，表明存在严重主动脉瓣反流。同样彩色血流显像可显示左房内二尖瓣反流，严重二尖瓣反流时血流逆流入肺静脉，反流束面积与左房面积之比大于40%。但偏心反流沿左房壁，彩色血流显像可能低估反流严重程度，偏心反流选择性入右肺静脉时可引起无症状性肺水肿。二尖瓣反流程度的判断见表3－5。

表3－5　二尖瓣反流程度判断

反流程度	轻度	中度	重度
二尖瓣			连枷状或乳头肌断裂
二尖瓣间最窄反流束宽度（mm）	<3	3～7	≥7
反流束面积（cm²）	<4	4～8	>8
反流束面积/左房面积	<20%	20%～40%	>40%
二尖瓣 E 峰（m/s）			>1.2
反流频谱灰度	弱	介于轻、重度之间	浓染，三角形
二尖瓣反流汇聚区	无或轻度	介于轻、重度之间	明显
肺静脉血流频谱	逆向波存在	介于轻、重度之间	收缩期逆向血流
LV 和 LA 大小	正常	介于轻、重度之间	增大

少量三尖瓣反流可见于90%以上的患者，一般无血流动力学意义。在某些疾病状态下如肺源性心脏病、肺动脉高压、肺栓塞、风湿性心脏病三尖瓣病变、心内膜炎三尖瓣受累、三尖瓣畸形等三尖瓣反流可明显增加，长期明显的三尖瓣反流可引起体循环瘀血，最终导致右心功能不全。三尖瓣反流程度的评价见表3－6。

表3－6　三尖瓣反流程度标准

反流程度	轻度	中度	重度
三尖瓣形态	通常正常	正常或异常	异常，连枷样或明显对合不佳
反流束到达距离	<1/3 右房	>1/2 右房	房顶或腔静脉
反流（中央型）面积（cm²）	<5	5～10	>10
反流束面积/右房面积	<20%	20%～40%	>40%
通过瓣膜处最窄反流宽度（mm）			>7
肝静脉频谱	S 峰明显	S 峰下降	S 波消失或正向，负向 D 波增大
三尖瓣频谱形态、灰度	淡，抛物线样	浓染，不同形态	浓染，三角形，峰值提前
右房、右室、下腔静脉	正常	正常或扩张	扩张

五、感染性心内膜炎

（一）心脏超声对感染性心内膜炎的诊断价值

感染性心内膜炎的诊断需结合病史、体征、血培养和血清学检查，心脏超声检出赘生物很重要，经胸心脏超声检出赘生物的敏感性为44%～80%，有优异的特异性和阴性预测值，可以显示脓肿，可以发现小至2mm的赘生物。然而，瓣膜非特异性增厚、风湿性或退行性瓣膜硬化、腱索断裂或严重黏液样变性可以引起假阳性。脉冲式多普勒和彩色血流显像可以评估相关反流部位和严重性，如感染性心内膜炎引起的反流轻，住院死亡率低，不易进展至瓣膜置换。在临床高度可疑的心内膜炎患者，初次TEE阴性，5～7d后可重复TEE，可能有助于识别其余5%的心内膜炎患者，如心内膜炎的临床可能性小，则TTE足以除外自身瓣膜性心内膜炎的诊断。

（二）经食管心脏超声的优势

经食管心脏超声检出瓣膜赘生物的特异性和敏感性均可至94%，可清晰显示赘生物的形态。当TTE不能确定赘生物时，如声窗差或机械瓣时，TEE尤其有用。对治疗反应差的患者，亦可考虑行TEE，以除外可能的并发症。受机械瓣声影的影响，TTE难以发现赘生物，对人工生物瓣的赘生物观察亦差于自体瓣膜；不管是自体瓣膜还是机械瓣，TEE和TTE对脓肿的发现敏感性分别为87%和28%。对右侧心内膜炎的诊断，TTE和TEE的敏感性相似。主动脉瓣的脓肿通常是金黄色葡萄球菌感染。感染性心内膜炎诊断的Duke标准表明了心脏超声的重要性，感染性心内膜炎特异性心脏超声表现如飘动的心内团块、脓肿、人工瓣部分开裂、瓣周漏和新的瓣膜反流，是诊断心内膜炎的主要标准。当机械瓣存在异常运动、主动脉根部增厚、Valsalva窦动脉瘤时提示瓣环脓肿，当可疑瓣环脓肿时，应选择TEE检查。瓣环脓肿更常见于主动脉瓣和金黄色葡萄球菌心内膜炎患者。

（三）感染性心内膜炎患者发生并发症风险识别

TTE可以判断感染性心内膜炎患者发生并发症的风险。赘生物的活动度和范围可预测并发症。当赘生物大于10mm时，栓塞风险增加，可达47%，充血性心力衰竭发生亦增加，需外科干预增加，死亡率亦增加，抗生素治疗的失败率增加。存在大于15mm的明显活动赘生物，患者外周栓塞率极高，可达83%。而心脏超声无心内膜炎征象时并发症发生率低。年龄、性别、瓣膜类型（自体瓣膜还是机械瓣）与栓塞风险增加无关。二尖瓣和主动脉瓣赘生物栓塞风险相似。赘生物长度大于10mm、主动脉瓣受累与瓣膜置换及预后差相关。如治疗4～8周后重复心脏超声，赘生物大小减少和预后改善相关。

六、主动脉和大血管疾病

如患者的声窗好，经胸心脏超声可以经胸骨旁、胸骨上窝和剑突下等切面观察从主动脉根部至降主动脉的病变，经胸心脏超声可以用来诊断主动脉窦瘤、主动脉瘤、主动脉夹层等病变。

主动脉夹层是高危险的事件，早期死亡率每小时高达1%，快速正确诊断可以挽救生命，Standard A或DeBakey Ⅰ和Ⅱ型患者接受外科手术可受益，而Standard B或DeBakey Ⅲ型可药物治疗。以往用主动脉造影或增强CT诊断主动脉夹层，TEE拓展了心脏超声在主动脉夹层和肺栓塞中的应用以及急性胸痛和呼吸困难患者的鉴别诊断。

（一）经胸心脏超声的价值

经胸心脏超声（TTE）可以用于可疑主动脉夹层的诊断，但不够敏感，尤其于对降主动脉夹层。超声征象为主动脉腔内线样的剥脱的内膜片回声，可波动或固定，可显示真腔和假腔，如假腔有血栓、内膜向血管腔中央移位有助于主动脉夹层诊断。同时可测定左室功能、主动脉瓣及反流程度，明确心包积液量及心脏压塞。在少数患者，TTE可检出主动脉夹层破口。TTE的局限性在于在重症患者难以获得足够的声窗，不能显示整个胸主动脉，尤其降主动脉，TTE诊断主动脉夹层的敏感性和特异性分别在59%～100%和63%～96%。

（二）经食管心脏超声的价值

经食管心脏超声（TEE）是诊断主动脉夹层最准确的方法之一，其诊断主动脉夹层的敏感性和特异性为99%和98%。食管离主动脉近，TEE可以获得整个胸主动脉影像，但在升主动脉可能会存在假阳性，假阳性主要因主动脉根部钙化或动脉粥样化病变极像内膜片，而在远端升主动脉和主动脉弓存在小盲区，因食管和主动脉间受气管的影响，此外难以确定降主动脉受累患者夹层的远端延伸范围。

与其他影像比较，TEE 简便价廉，可在床旁进行，可快速对患者血流动力学进行监测，创伤小，对病情不稳定的患者应选择 TEE。TEE 检查不需应用静脉对比造影剂或不受放射线的影响，同时可评价主动脉夹层破口、冠状动脉有无受累、左室功能、主动脉瓣及反流程度、心包积液量及心脏压塞。除 MRI 外，其他影像学很少具有这些优点，MRI 费时，在重症患者中应用受限。此外 TEE 可用于评价修补的 A 型夹层，如假腔内无血流时生存率达 90%。

对于无夹层的患者，TEE 有助于阐明血流动力学不稳定类似主动脉夹层的其他病因，如主动脉壁内出血或局部血肿形成。主动脉壁内出血的诊断特点是主动脉壁多层分离，壁厚度增加，主动脉腔距食管距离增加，继发于液体外渗的主动脉旁无回声区。识别这些病变具有重要意义，因这些疾病常进展至夹层或破裂或心脏压塞。

七、急性肺栓塞

当患者出现呼吸困难、低氧血症而胸片无明显异常提示时需鉴别是否存在急性肺栓塞。TTE 可有肺栓塞的提示性表现，如右室增大、异常右室和室间隔运动、肺动脉扩张或肺动脉高压。慢性和急性肺栓塞均可引起右室扩大和运动减低。右室游离壁中部无运动，心尖部运动正常是肺栓塞引起右心衰竭较特异性表现。室间隔反常运动是右室压力和容量负荷增加的表现。少见情况下可探及肺动脉主干或左右肺动脉血栓。此外还可能发现右心房或右心室血栓或其他栓子如黏液瘤。肺动脉脉冲式或连续波多普勒示肺动脉瓣血流频谱呈双峰，似"指趾拳状"。

虽然 TEE 不是诊断肺栓塞的主要影像工具，但 TEE 可以更好地探查肺动脉主干或左右肺动脉血栓。对胸痛综合征、不能解释的呼吸困难或低容量，行 TEE 时应仔细扫查肺动脉。

如经胸心脏超声提示右室衰竭表现表明并发症和死亡风险增加。因心脏超声简便、可在床旁使用，在对血流动力学不稳定患者的诊断中越来越重要。

八、应激性心肌病

应激性心肌病（stress cardiomyopathy）指严重精神或躯体应激下出现一过性左室功能障碍的疾病，亦称为 Takotsubo 心肌病，其主要特征为一过性心尖部室壁运动异常，呈气球样变，故也称心尖气球样变综合征。应激距发病时间数分钟到数小时不等。本病多见于绝经后妇女，酷似急性心肌梗死，可出现胸痛、ST 抬高和肌钙蛋白轻度升高。应激性心肌病在提示心肌梗死症状的患者中发生率为 0.7% ~ 2.5%。尽管患者存在严重左室功能障碍，但冠脉无严重病变。左室功能障碍可逆，在几天或几周内恢复，预后好。

本病发病突然，患者发病前均伴有明显的精神或躯体疾患。在非冠状动脉阻塞的急性内科或外科疾病患者中，38% 发生过一过性室壁运动异常，进入重症监护室的 28% 患者并发应激性心肌病。约 50% 严重脓毒血症者可并发累及左右心室的应激性心肌病。

急性期多数患者左室中部和心尖部运动减低或消失，基底部运动增强，也有部分患者表现为中部运动减低和基底部运动减低或只中部运动减低。右室亦可同时受累。少数患者可出现左室流出道梗阻和二尖瓣收缩期前向运动（SAM）。多数患者室壁运动异常短期内恢复。神经源性应激性心肌病以心室中部和基部或整个左室壁运动减低多见。某些严重的内科疾病如脓毒血症，亦可出现整个左心室运动异常。左室壁系列心脏超声检查可评估室壁运动恢复情况，以指导治疗。

九、创伤

心脏创伤病因多种。心外伤最常见原因是摩托车车祸、坠落和非穿透物撞击。胸壁受伤后挤压心脏或损伤冠脉引起缺血性损伤。突然减速引起主动脉、肺动脉或腔静脉撕裂伤。胸膜腔内压突然升高可引起瓣膜损伤。

穿透性创伤最常引起右心室损伤，其次按损伤发生频率为左心室、右心房和左心房。除非能很快得到识别，心包积血导致心脏压塞可导致死亡。心脏超声可快速诊断心包积液，心脏压塞时可迅速进行引流。多数心脏损伤是因为钝伤累及心肌引起心肌挫伤，如果创伤很严重，可以发生心脏破裂。心脏超声可以发现心肌水肿所致的舒张末室壁增厚，因心肌损伤和出血引起的心肌回声增强。心肌挫伤的征象是局部室壁运动异常。少见情况下，可出现房间隔缺损和室间隔缺损。许多研究表明心脏超声探查心肌损伤较心电图或心肌损伤标记物敏感，但不提倡对所有胸外伤患者进行常规心脏超声检查。心脏超声异常不能预测死亡率，在血流动力学稳定患者心肌损伤并发症很少发生。当存在血流动力学不稳定、严重心律失常、进行性呼吸困难或心电图提示缺血时应行心脏超声检查，除外重要的心包和瓣膜损伤。二尖瓣和三尖瓣关闭不全的损伤机制为乳头肌、腱索断裂或瓣膜直接破裂。主动脉瓣损伤为舒张期胸膜腔内压突然升高引起。二维超声和彩色血流显像通常可观察主动脉瓣破裂和主动脉瓣反流。

60% 胸壁损伤患者 TTE 显像不理想，需进行 TEE、TEE 亦有助于创伤后主动脉的观察。血管造影有有创、耗时、不能除外心脏损伤的缺点。TEE 是诊断外伤性主动脉破裂或撕裂或主动脉周围血肿的准确影像技术。虽然 TEE 难以显示主动脉弓，但主动脉撕裂发生于左锁骨下动脉起源远端的主动脉峡部。颈部或明显口面部损伤的患者不能行 TEE。

十、心包疾病

测定中等量或大量心包积液时，心电图和胸片的敏感性和特异性有限，心脏超声为理想方法。正常心包腔内可存在小于 50ml 的浆液，心脏超声可探及小于 12ml 的心包积液。心包积液在损伤时可增加，对心做功的影响取决于心包积液的量和速度。

心脏压塞常威胁生命。心脏压塞时心包内压增加，舒张充盈进一步受限，导致每搏量和系统性血压下降，经典时表现为奇脉、左右室舒张压的平衡、心排量降低。心脏压塞可以为隐匿性，尤其在无血压下降、中心静脉压升高和小而安静心脏的三联征时。心脏压塞更常见非特异性症状和体征如呼吸困难、心动过速和奇脉。但心脏压塞是一连续过程而非单纯的"全或无"现象，其特征为心包内压进行性升高。心脏超声是重症医学科诊断心脏压塞的首选影像方法，二维超声能可靠地探查局限性心包积液和其他液性暗区如血肿。心脏超声亦可用于引导心包穿刺，帮助医师决定局限性心包积液时的穿刺入路。大量心包积液的心脏超声征象包括心包内压增高引起右室游离壁舒张期早期塌陷、右房游离壁舒张期塌陷、二尖瓣血流和肝静脉血流频谱随呼吸变异的增大。

十一、心内和心外团块

心内团块可为血栓或肿瘤，引起梗阻或系统性栓塞。心脏超声检查亦可发现和心脏紧密粘连的纵隔肿物。如 TTE 检查不具结论性时可行 TEE 检查，包括图像质量不佳、可疑小的肿瘤和血栓、层状血栓、局限于左心耳或右心耳血栓。人工机械瓣时，TTE 常难以探查团块，可行 TEE，避免了机械瓣声影的影响。二尖瓣狭窄或房颤患者，TEE 有助于发现血栓。偶尔，血栓可位于中央静脉附近。在经皮二尖瓣球囊成形术患者，TEE 有助于引导球囊通过二尖瓣狭窄口和评价残余二尖瓣反流和心内分流。TEE 可以鉴别导管尖端的右房血栓。

十二、心内分流

重症患者常有心内获得性或先天性分流。TEE 可准确探查卵圆孔开放、缺损。TEE 测定分流量和肺/体循环血流比的结果与心导管相关性好。尸检卵圆孔未闭发生率为 25%～35%，在体研究，其开放率为 5%～10%，在 Valsava 动作、咳嗽或胸内正压突然释放时，其开放率可增至 18%～22%。TEE 结合声学造影发现卵圆孔开放优于 TTE，Valsalva 动作提高检查价值，尤其在病因不清的卒中患者的评价中尤其有用。亦可行 TTE 声学造影，如存在卵圆孔开放，在右心房造影剂显影时左心房亦随之显影，造影剂可用振荡的生理盐水。40 岁以上，病因不清的缺血性卒中患者 50% 存在卵圆孔开放。卵圆孔开放可能引起矛盾性栓塞事件，致神经系统损伤或死亡，亦因引起右向左分流导致顽固性低氧血症。

十三、心房纤颤

（一）预测血栓栓塞事件

左心房自发显影及血栓好发于左心耳，是全身性栓塞的危险因素，TEE 测得的有关参数反映的左心耳功能，对栓塞事件发生具有重要预测作用，有助于筛选栓塞事件高危患者，进行抗凝治疗，减少栓塞事件。

（二）评价心房纤颤功能

左心房血栓、自发显影与左心房、左心耳扩大及左心耳射血速度下降和充盈速度下降相关。心房纤颤时间长的患者（大于 2 周），存在明显左心房扩大、左心耳扩大及左心耳收缩功能下降，易发生左心耳血栓。

【经食管心脏超声在重症患者中应用】

虽然经食管心脏超声（TEE）熟练操作需要时间，但它的优势显而易见。与经胸心脏超声相比，TEE 可以使心脏结构，尤其是左房、二尖瓣、降主动脉等心脏后部结构更清晰地显示。因为重症患者由于机械通气、局部伤口或引流等导致图像不理想的情况很常见，所以 TEE 检查对重症患者的血流动力学评估非常有价值。TEE 很少引起严重的并发症，操作过程中由于并发症而被迫停止检查的比例小于 1%，致命并发症发生率更是低于万分之一。检查前必须除外食管及胃部疾病。TEE 禁忌证包括食管狭窄、憩室、肿瘤、近期食管或胃部手术病史以及食管 - 胃底静脉曲张、上消化道大出血等。

一、操作的注意事项

TEE 操作前应首先确认探头外层防水外膜无磨损、破裂。另外，需检查患者口腔除外牙齿松动或其他疾病。检查前需禁食数小时，检查时采用左侧卧位均有助于减少误吸风险。适当地镇静和局部麻醉后，通过开口器将探头轻轻置入。对于经口气管插管处于麻醉中的患者，上抬下颌骨，将探头经口置入，置入时动作要轻柔，需要警惕气管插管脱出。如果探头置入困难，应用喉镜显露声门，然后直视状态下将探头置入食管。一旦探头置入食管，继续往里放置过程中，如遇到阻力必须停止。在切面调整时，需要前送或回抽探头时，必须先使探头处于中立位，探头在食管内位置调整时避免过度用力，而且在探头处于弯曲状态时不要进行前进或后退的调整。每次应用后应对探头进行彻底的清洗和消毒处理。

检查时，不应该直接就对病变部位进行检查，而是按照一定的检查流程系统地进行。每一步都应专注一个结构，分析病变特点以及与其他结构的关系。检查时通过不同的二维切面构建出所检查部位的三维结构非常重要。检查的关键原则需注意拟评价的结构需放置在屏幕中央，尤其是准备通过调整角度变换切面时，调整前应把拟评价结构放置在切面的中心位置，以保证角度旋转后仍能观察到该结构。

TEE 操作过程中，图像优化的步骤有其特殊性，超声机器参数的设置及调整对于图像质量和正确诊断非常重要。多数 TEE 探头频率可以调整，增加频率可以改善分辨率，但是会降低穿透深度。对于靠近探头的结构，如主动脉瓣，适合在较高频率下进行检查，而对于如左室的心尖部等距离探头较远的结构，需要相对低的探测频率。通过深度的调整把要检查的结构置于屏幕的中央位置，然后再调整焦点的位置，使其置于临床医师最想观察的部位。通过调整总体增益及动态范围，可以使得组织分界较清晰。通过时间增益的调整保证屏幕亮度及对比度的一致性。通过彩色多普勒增益的调整减少取样窗内混杂的噪声影响。

二、简化的 TEE 方案

简化的 TEE 检查方案，心脏检查可以从以下三个位置进行：①食管中段主动脉瓣水平。②食管中段切面以远数厘米二尖瓣水平。③胃内切面左室水平。心脏检查完成后，再进行主动脉的检查。

（一）食管中段主动脉瓣水平

（1）食管中段主动脉瓣短轴切面：探头进入食管后，继续缓慢前行至主动脉瓣出现，然后调整扫描角度30°~45°即可出现主动脉瓣短轴切面。本切面可以观察主动脉瓣的活动度及是否存在钙化，明确主动脉瓣的形态及是否存在主动脉瓣狭窄，也可以比较主动脉瓣直径与左房大小。另外，在此切面也可同时检查房间隔的情况，如存在房间隔缺损或卵圆孔未闭都可以观察到。轻轻调整深度及切面角度也可看到左冠脉起始部。

（2）食管中段主动脉瓣长轴切面：食管中段主动脉瓣长轴切面是在主动脉瓣短轴切面的基础上，通过进一步调整扫描角度至110°~130°而获得，向患者右侧轻微旋转探头可以使图像更清晰。该切面主要用于评价主动脉瓣的功能。标准图像应该是左室流出道、主动脉瓣及近端升主动脉共同显露，另外除了应该能看见左室流出道本身外，还应包括主动脉窦、窦管连接处。近端升主动脉也可在此切面进行检查，除外钙化、扩张和动脉瘤。二维检查完成后，应利用彩色多普勒评价主动脉瓣的功能。

（3）食管中段右室流入-流出道切面：同样是在食管中段主动脉瓣短轴切面的基础上，保持探头位置不变，将扫描切面角度调整至60°~90°即可。理想的切面应该能显示三尖瓣、右室流出道、肺动脉瓣和近端肺动脉。在此切面评估三尖瓣要优于食管中段四腔心切面。本切面也用于测量右室和肺动脉的大小，评估肺动脉瓣。

（4）食管中段双腔静脉切面：上述检查完毕后，将探头向患者的右侧旋转，朝向右心房的方向扫描角度100°左右。观察到的主要结构包括左房、右房、上腔静脉、房间隔和右心耳。该切面的目的是检查心房的大小和开放的卵圆孔或房间隔缺损。如果怀疑房间隔的完整性，应通过彩色多普勒或气泡造影剂进一步明确。

（二）食管中段二尖瓣水平

（1）食管中段四腔心切面：主动脉瓣水平切面检查完毕后，将扫描角度调至0°，然后继续缓慢前进探头至二尖瓣水平，即可获得食管中段四腔心切面。探头可以稍微后屈，适当增加扫描角度0°~10°。该切面可以观察到左房、左室、右房、右室、二尖瓣、三尖瓣、室间隔和心室侧壁。实际上，即使探头位置及角度调整合适，TEE四腔心切面与左室的实际长轴相比也略短，其心尖位置实际上是左室前壁近心尖的部分，因此心尖的运动情况可能观察不到。本切面非常重要，诊断价值很高，可以评价心腔的大小及功能、瓣膜功能、心室相互作用及室间隔和心室侧壁的节段运动。在通过二维切面观察后，应再利用彩色多普勒观察二、三尖瓣有无瓣膜关闭不全或狭窄。本切面也可观察右室、右房及房间隔的情况。

（2）食管中段两腔心切面：在食管中段四腔心切面基础上，将左室心尖部置于屏幕中央，扫描切面旋转60°~90°即可获得两腔心切面。本切面可以看到左心耳及左室前壁和下壁，无法显示右侧心房及心室的结构。轻微旋转探头，使得扫描角度与心室轴向更加一致，显露左室的心尖部。心尖的血栓或运动减低可以在该切面看到。本切面主要用于左室功能和左室前壁、下壁运动情况的评价。

（3）食管中段三腔心切面：在两腔心切面的基础上，调整角度至120°，就得到左室心尖长轴即三腔心切面，可以显露左室和升主动脉。

（三）经胃水平

经胃乳头肌中段短轴切面：完成主动脉瓣和二尖瓣水平检查后，扫描角度调回0°，继续前送探头至胃部，探头需要前屈并适当回撤使之紧贴胃壁，即可得到经胃短轴切面。在此切面可观察到左室室壁和后内及前侧乳头肌。标准的左室短轴横切面上两个乳头肌大小应该是相等的。本切面可用于评估左室收缩功能、左室容积和节段性室壁运动情况。在短轴切面的基础上，调整角度可以得到长轴切面。继续前送探头至心尖处可以得到经胃四腔心及五腔心切面，在此不再赘述。

（四）主动脉检查

（1）降主动脉短轴：完成心脏检查后，调整扫描角度至0°。向患者左侧旋转探头，使探头朝向患者的脊柱旁的位置，轻度回撤探头直至显露主动脉的横截面，即为降主动脉短轴。因为主动脉内径较小，而且非常接近食管内的探头，主动脉影像的优化就显得非常重要。首先就是深度的调整，使主动脉的影像略放大，然后调整探头频率提高分辨率。检查时应沿着主动脉走行回撤探头逐步检查。

（2）降主动脉长轴：在降主动脉短轴的基础上，将扫描角度调整 90°，就可获得降主动脉长轴切面。另外，前送探头时，将探头向左、向右轻微旋转有利于更好地观察主动脉壁。

（3）上食管主动脉弓短轴：在降主动脉短轴的基础上，轻轻回撤探头即可达到主动脉弓水平，从主动脉弓水平调整扫描角度至 90°，获得上食管主动脉弓短轴切面。向左、向右轻旋探头可以检查主动脉有无钙化、扩张及异物等。

需要指出的是，无论如何 TEE 比经胸心脏超声的风险要大，而且也不能完全替代经胸心脏超声，特别是在检查心脏前部结构的情况下，经胸心脏超声图像优势更大。在利用多普勒进行流速测量时，经胸超声能提供更多的检查切面且角度调整更容易。因此，应严格掌握 TEE 的适应证和禁忌证，且要求具有熟练操作技能的医师进行此检查，避免并发症的发生。

（尹　刚）

第三节　肺部超声

迄今为止，胸片和 CT 仍然是绝大多数肺部疾病的主要评估方法。然而，胸片对于肺部阴影的定位和定性有时会存在疑问；而对放射损害的担心和昂贵的检查费用使得人们不断寻找更好的诊断方法。很多年以来，由于富含空气以及骨性胸腔的阻挡，肺脏被认为是超声检查的禁区。但近年来随着超声设备技术的进步以及肺部超声影像的研究进展，胸部超声检查已经成为无损、便携、快速的疾病诊断辅助检查方法。由于其动态、实时及可重复的特点，使其不仅仅可以用于疾病诊断，还可以进行动态监测，为治疗调整提供及时、准确的指导。肺部超声目前已经被常规应用于多个临床领域。随着超声对临床疾病如胸腔积液、气胸、肺实变和间质改变诊断的循证医学证据的增加，目前超声技术已经被广泛用于呼吸困难患者的早期病因学判断、监测临床情况的变化及反馈滴定治疗调整。还有些专家将肺部超声与心血管超声相结合，用于评估循环动力学状态，指导液体治疗和循环调整。

本章简要叙述超声应用的技术需求以及当前胸部超声的临床应用进展，希望能为 ICU 同道的临床应用和研究起到些许推动作用。

一、超声成像基本原理

现代超声诊断仪利用回声原理，由仪器的探头向人体发射超声波进入体内，并进行线形、扇形或其他形式的扫描，遇到不同声阻抗的两种组织的交界面，即形成声波反射，经探头接收、信号放大和处理，形成人体的断层图像并在监视器上显示，称为声像图或超声图，可以提供临床诊断需要的重要信息。连续多幅声像图在屏幕上实时显示，即可得到动态的器官活动资料。回声反射的强弱由声波经过界面两侧介质的声阻抗差异决定。通常情况下，界面两侧介质的声阻抗相差 0.1%，即可形成声反射现象，因此，超声检查是一种极为灵敏的诊断方法。声阻抗相差越大的组织构成的界面反射率就越大。如空气－软组织界面和骨骼－软组织界面，几乎可把超声的能量全部反射回来，不再向深部透射。反之，声阻抗相差较小的两种介质相邻构成的界面，反射率较小，超声在界面上一小部分被反射，大部分透射到人体的深层。由于体内器官组织界面的深浅不同，使其回声被接收到的时间有先有后，借此可测知该界面的深度，测得脏器表面的深度和背面的深度，也就测得了脏器的厚度。

二、肺部超声表现的病理生理基础

正常肺表面积很大，大约为 1500cm²，是人体内最大的含气空腔器官。由于空气对声波的衰减作用，超声波束不能穿透含气的解剖结构。因此，一般认为超声设备难以对胸膜下含气的肺实质进行检查。由于肺脏的气－血交换功能的需求，肺内气管和血管伴随支气管树走行逐级分布，并在终末端——脏胸膜下的肺表面形成了终末肺泡和间质（血液）均匀交叉排列的独特解剖结构。肺泡内空气与间质组织相互交叉，形成微小但广泛的气－液界面。通常 B 超的纵向分辨率为 1mm，横向分辨率为 2mm，而正常肺泡小叶间隔厚度约 300μm，所以超声无法分辨，故仅有胸膜与肺内气体间的界面形成声反射，表现为随呼吸滑动的、水平的胸膜线。在胸膜线以下常可以观察到一系列等间距、与胸膜线平行的水平线状回声，随着与胸膜间距离的增加，其回声强度逐渐减弱。这些明亮且等距的回声线被认为是胸膜到探头之间反复的声反射伪影，即"A"线。垂直的"彗尾征"伪影也发源于胸膜肺界面，目前认为主要是由于胸膜下小叶间隔液体充盈。肺脏是气与水的紧密结合体，几乎所有病变都伴随气与水的相互消长，胸膜下肺组织内空气和水不同比例的混合导致声波相互作用是产生不同伪影的基础。因此，肺部超声伪影均起源于胸膜线，而且肺部超声检测很大程度上是基于对伪影的分析。

有文献报告超过97%的急性肺部病变紧邻肺表面，也就是说大多数急性肺部病变都靠近外周并累及胸膜，而肺部超声伪影征象都起自胸膜线，所以肺部超声检查存在广泛的应用基础。由于空气和水具有相反的重力分布特点（空气上升，水下降），这也有助于指导临床上对于相关疾病的判断。如胸腔积液、肺泡实变的气/液比值为零或接近零，提示此类病变大量含水，也容易出现在胸腔或肺组织的低垂部位。而肺泡间质综合征的气/液比约为0.95，在全肺都可出现。正常肺、哮喘和COPD的气/液约为0.98。气胸则为1，故常先进行前胸部或肺尖部检查。另外，肺脏一直不停地随呼吸运动，肺超声影像多需实时动态评价，静态影像回顾分析难以满足临床诊断需求。

三、胸部超声的设备要求

ICU应用的超声设备应该具备轻便、紧凑、易于搬动和耐用的特点，便于反复进行床边检查。为方便显示、记录、传输影像信息以及动态观察，此类设备还应具备高性能的显示屏和存储设备。具备实时B型和罗马时间-运动关系的M型两种超声模式的超声设备均可用于肺和胸膜的检查。B型由超声探头扫描一个解剖平面并显示二维图像，M型记录扫描线下各个点随时间运动的轨迹图像。胸部超声检查探头的类型和最佳频率随被检查者的年龄、病变的位置以及检查的进路变化而变化。新生儿和婴儿的最佳选择为5~10MHz的高分辨率线阵探头，儿童则可能需要2~4或4~7MHz的扇形或线阵探头。5~15MHz的高分辨率的线阵探头适用于胸壁、胸膜或肺组织表层检查；扇形凸阵探头则较为适合经肋间途经进行较深结构的检查。世界肺部超声之父，法国的Lichtenstein教授建议采用与患者接触面较小的凸阵探头，这样比较容易做到与肋间皮肤紧密接触；同时扇形的检查范围有助于减少肋骨导致的盲区。但临床实践中成人肺部超声检查最常采用凸阵探头（临床上常称之为腹部探头）。其扫描频率通常在3~5MHz，可以满足绝大多数的肺部超声检查需求。彩色多普勒（colour-Doppler sonography，CDS）超声也可以用于肺部超声检查。通过显示损伤区域的血管情况和血流形态，彩色多普勒超声可以帮助鉴别脓肿、占位性损伤、血管异常和肺隔离症，辅助临床诊断。M型超声则可以用于评价和记录肺以及膈肌的运动。

ICU应用的超声设备还应具备另一个特点：探头和设备都应该可以耐受反复消毒，以减少患者间交叉感染的风险。对于那些用于常规患者检查，接触完整皮肤的超声设备，仅需氯化物消毒剂或70%~90%的酒精消毒即可。而重症患者不同，他们的皮肤和消化道被认为是院内获得性感染的储存库。如果不能有效地消毒，探头就可能成为患者间ICU耐药菌株传递的媒介，进而造成耐药菌感染的播散。因此，在常规应用超声检查之前，首先应该建立一套快速的消毒程序并且严格执行。目前市场上已经出现了少数小型化并且具备防水键盘的超声设备。

除了上述设备技术要求之外，胸部疾病和相关疾病的鉴别诊断知识是超声应用的基础。目前，超声仍然被认为是胸片的补充，然而，在很多情况下联合应用超声和胸片将可以快速明确诊断并且更加及时、准确地评价治疗反应，更好地指导治疗。

四、肺部超声检查的基本要求

经胸肺部超声检查的体位可在仰卧、半卧、侧卧、俯卧位及坐位时进行。仰卧位可以完成前胸和侧肺区域的检查，侧卧或坐位时则可以更好地检查背侧胸肺情况。经胸骨、胸骨旁和肋骨间隙途径适用于前纵隔、胸膜腔和肺部的检查；胸骨上和锁骨上途径则有助于上纵隔和肺尖部的检查。由于肋骨以及双侧肩胛骨遮挡，约30%的肺表面无法检查。因此在临床实施肺部超声检查时，应尽量将患者上肢举高，以便拉宽肋骨间隙，尽可能扩大可探查的肺表面比例。

肺部超声检查应根据患者的情况、检查的目标以及病变位置的深度来选择探头，甚至相同的患者也可以选择不同的探头。高频线性探头（7.5~10MHz）适合检查表浅的胸膜及胸膜下病变，低频凸性探头（3~5MHz）能提供很好的穿透力，适合较深部的病变和体型肥胖者。

肺部超声检查手法可以分为两种，分别为沿身体长轴，垂直于肋骨走行方向的长轴检查法和平行肋骨间隙的平行肋间法。无论采用哪种方法，都应注意可以多角度倾斜探头，以获得更多的诊断信息。2012年，世界重症超声联盟（WINFOCUS）发布的肺部超声专家共识建议首选长轴检查法扫描。

探头应始终垂直于胸膜，但需要特别注意，检查时超声探头垂直于胸壁不一定意味着垂直于胸膜。因为胸廓和肺脏解剖的原因，胸膜和胸壁不一定平行。对于初学者，尤其需要仔细观察和比较屏幕中胸膜线的形态，正常状态下，胸膜线应表现为明亮、锐利的一条高回声线，可以轻轻摆动探头，找到胸膜线最细的位置，就是与胸膜垂直的位置。应用超声探头经胸壁扫描，垂直肋骨长轴扫描时，可以显示相邻的上下肋骨和胸膜线共同构成了一个著名的特征性的超声表现——蝙蝠征。

五、肺部超声检查步骤

为了更好地保证检查的系统性、全面性以及便于结合临床，人们可以利用体表标志将胸壁检查区域进行分区。由于超声检查的目的性不同，分区和检查方法也有所差异。就像听诊一样，如果要进行详尽的检查，超声检查也需要完全覆盖双肺。肺组织在胸壁的投影面积约占体表面积的17%，进行完全的双肺评估需要建立一个系统的检查流程。

肺部超声不像胸片或胸部计算机断层扫描（CT）一样是一个静态图像，肺部超声检查是个动态图像的采集，而且可以在重症患者床边进行监护。相比于门诊或者普通病房的患者，对ICU的患者进行肺超声检查通常更难，因为患者常常是仰卧，不能配合变动体位。

通常在非紧急情况下，将探头延纵轴方向垂直置于皮肤表面进行。沿着一系列的纵轴线慢慢移动探头，如锁骨中线、腋前线、腋后线、肩胛下线等，从肺底到肺尖，逐个肋间扫描。检查时，探头的角度分为纵行扫描和斜行扫描两种方法。也可以在一个特定的区域进行切片式的扫查，有助于了解局部的细节情况。胸部是分为前胸壁区、侧胸壁区、后胸壁区。胸骨和腋前线间为前胸壁区，腋前线与腋后线之间为侧胸壁区，腋后线与脊柱旁线间为后胸壁区。通常情况下，先检查前胸部，其次是侧胸部，后胸壁区。

首先，检查者应该用低频线性或凸性探头以肝、脾做透声窗定位膈肌并观察肺底部，进行纵向扫描平面检查，至关重要的是首先确定膈肌。膈肌是一个曲线高回声结构。一旦确定膈肌和肺的位置，常见于肺部重力依赖区或背侧的肺实变或胸腔积液就很容易与肝脏或脾脏以及腹腔积液相鉴别。膈肌常表现为吸气期收缩的1~2mm厚的线状回声，通过低位肋骨间隙、肝脏或脾脏通常都可以较好地显示。

Rouby等人较为关注感染疗效评价和超声指导下ARDS机械通气调整，他们利用腋前和腋后线作为解剖性体表标志，将单侧胸壁分成六个区域：前上/前下、侧上/侧下、后上/后下，并使用小型凸阵探头进行检查。Lichtenstein更强调系统性，检查流程也更具可操作性。依据腋前线和腋后线将胸壁分成前区、侧区和后区三部分，推荐应用5MHz的微凸阵探头完成检查。第一阶段主要完成前胸部的检查，患者主要取仰卧或半卧位。第二阶段完成侧肺区范围检查，之后将探头尽可能向后背延伸，并指向天空，同时将身体微微转向对侧即可完成第三阶段检查。探头可能被压进患者的床垫和朝向身体的中心。为了彻底检查仰卧位患者的肺后部，患者可采用侧卧位。机械通气或外伤性重症患者往往是仰卧位，若用微型凸阵探头检查其背部，可在患者做最小搬动时得到最多的超声信息。轻症患者侧身或坐位以系统地检查后胸壁，系统超声检查可获得类似胸部CT检查的效果。最后，在坐位或侧卧位条件下完成背侧区域检查。为了便于观察对比，患者的体位、探头的位置和指向都应该被仔细记录。在上述工作的基础上，北京协和医院的王小亭教授等提出了改良BLUE方案，在后背肩胛骨内下方增加了后蓝点，显著提高了ICU重症卧床患者肺部重力依赖区病变的发现率，对于急性呼吸困难患者的快速病因学确定提供了很好的补充。

六、肺部超声的正常表现

1. 蝙蝠征　蝙蝠征是肺部超声术最重要的征象之一。应用超声探头垂直胸膜扫描，首先可以看到由肌肉和筋膜组成的多层软组织回声。当沿肋骨长轴扫描时，可以显示其前方皮质的连续强线状回声。将探头扫描方向横断肋骨，进行纵行的肋间扫描时，肋骨表现为平滑的曲线状回声且在其后方伴有明显的声影。而在肋骨下方约 0.5cm 深处即可以发现高回声的，随呼吸往复运动的胸膜线。胸膜线上 0.5 ~ 1.0cm 处分别为皮下组织和肋间肌肉。如果应用 7.5 ~ 10.0MHz 的线阵探头扫描，可以清楚分辨随呼吸相对移动的壁胸膜和脏胸膜。得到的图像描绘了上下相邻肋骨、肋骨声影、胸膜线，共同构成了一个特征性的超声表现——蝙蝠征。蝙蝠征只有在纵行扫描时才可以看到，是定位肺表面的基本标志。

肋间的纵向扫描可见典型的蝙蝠征。在肋骨（垂直箭头）下方约 0.5cm 深处，近端水平线为胸膜线，远端的水平线为"A"线。

2. A 线征　B 超下，胸膜 - 肺界面存在明显的声阻抗导致在胸膜线以下形成一系列与胸膜线等间距、平行的高回声水平人工伪影，这些明亮的线即"A"线，其深度是皮肤和胸膜线间距离的数倍。正常胸膜下充满气体的肺组织或气胸时胸膜腔内空气阻止了超声波穿透，胸壁软组织和充气肺表面的强反射形成 A 线。A 线被认为是胸膜到探头之间的声反射伪影，随着与胸膜间距离的增加，这些线状伪影的强度逐渐减弱。在临床工作中，发现 A 线并伴随肺滑动征即可确定相应区域的肺组织正常。但是如果 A 线并不伴有肺滑动征，就要考虑是否存在气胸、呼吸暂停、气管插管进入侧支气管等情况的发生。

3. 肺滑动征　壁胸膜和脏胸膜的相对运动形成了肺滑动征，是一种在胸膜线处可见的，与呼吸同步的闪烁移动声影。这种运动与呼吸过程中肺组织沿头尾向的运动相一致，此征表明肺随呼吸运动相对于胸壁在滑动。肺滑行的幅度在肺野下部区域达到最大，这时肺正朝着腹部下降。肺滑动征在肺过度膨胀和肺气肿等症候变得不明显，而对气胸、完全肺不张、胸膜纤维化及呼吸暂停等症候则完全消失不见。在实时超声模式下发现肺"滑动征"是一个很强的除外气胸的证据。

Lichtenstein 等认为心脏超声探头分辨率较低，可能难以准确识别肺滑动征。而近来出现的超声设备多配备了动态噪声滤器和余辉滤器，然而这些设计用来改善影像显示的滤器可能会导致难以发现肺滑动征。因此，在临床使用中应注意关闭相关功能。

4. 海岸征　正常肺在 M 型超声模式下形成海岸征，可以使肺滑动征表现更加具体化。在 M 型超声模式下，正常超声表现为在胸膜线以上的静止胸壁组织没有任何运动，形成平行线；而在胸膜线下方则是均匀的颗粒样表现，与沙滩相类似，故称之为"沙滩征"。上面是平行线相当于大海，下面是沙滩相当于海岸，形成海岸征，为肺正常动态征象。这种动态伪影的出现可以排除临床上气胸的存在。

5. 窗帘征　窗帘征描述了含气组织动态阻挡其后方结构的超声现象。含气的肺组织随着呼吸运动上下移动位置，遮挡了腹部的脏器。在正常受试者中通过肋膈角可以看到窗帘征——呼气期可以很容易看到上腹部器官如肝脏、脾脏，但在吸气期由于正常肺充气后向下方移动，阻挡在探头前方，导致临时看不到后方器官。肺基底部肺滑动征表现最为突出，"窗帘征"就是其最突出的例子。

6. 肺搏动征　M 型超声下胸膜线随心脏的搏动称为肺搏动征。心脏跳动引起的胸膜线震动可被 M 型超声记录到，并与心电监护同步。在正常人，肺的呼吸产生滑动，肺滑动会掩盖心脏活动。当屏气或者其他情况削弱或者停止肺滑动时，心脏的活动立刻变得可见，从而形成这种心脏的跳动引起胸膜线的振动，可在 M 型超声下观察更明显。

七、肺部异常超声征象

1. B 线征　B 线征，亦称之为彗尾征，是一类边界清晰，与肺滑动同步移动的垂直伪影。B 线的特征包括：起源于胸膜线，垂直于胸膜线发出的高回声、界限清晰、类似激光样波束，可以消除 A 线（与 A 线不同时出现），延伸至屏幕远端且无衰减，与肺滑动同步移动。当胸膜无运动时，B 线也处于静止状态。B 线的数量取决于肺脏的气血比例，也就是肺通气损失程度，B 线之间的平均距离可由线性和凸性探头测量，这一距离蕴含重要的临床信息。无 B 线表现、孤立的 B 线或 B 线局限在膈肌上最后一个肋间被认为是正常表现，有27%的健康受试者在第 11 ~ 12 肋间隙（膈肌上方）可检测到局限性 B 线。在一个视野观察到数根 B 线也被称之为"火箭征"或 B 线征。B 线间距在 7mm 左右提示肺小叶间隔增厚（也称 B7 线），而 B 线间距在 3mm 左右时可能与 CT 显示的肺组织毛玻璃样改变相关（也称 B3 线）。大量的布满整个肺的视野的 B 线，往往表示肺血管外肺水的增多。前胸及侧胸壁发现弥漫的 B 线征被定义为弥漫性间质综合征。肺局部炎症、间质瘢痕及乳腺癌放疗后也可以在局部胸壁扫查到 B 线。侧胸壁扫查到 B 线而前胸壁未见 B 线的情况在临床上可能存在肺炎。后胸壁扫查到 B 线提示量力依赖性肺水的积累。

B 线应与另外两种伪影相鉴别：E 线和 Z 线。E 线在皮下气肿的情况出现，较 B 线长，且不发源于胸膜线，无滑动征表现。而 Z 线与 B 线一样起源于胸膜线，但与 B 线存在明显差异：回声强度低于胸膜线，界限不清晰，迅速衰减并消失（通常 2 ~ 4cm），与肺滑动征无关且与 A 线并存。临床上 80% 的患者可以检测到 Z 线，然而 Z 线可能仅是一些寄生性伪影，不具有临床意义。

还可能见到另外一种超声表现：在胸膜线以下不存在任何水平或垂直回声现象。此时轻微移动探头常可以发现 A 线。此形式的超声表现被认为具有与 A 线相同的意义。

B 线征是一种垂直于胸膜线，伴随一系列特征性表现的人工伪影。关于 B 线征产生的机制，目前还存在争议。Gino Soldati 等认为由于肺泡内空气与周围的液体或组织之间存在非常高的声阻抗差异，因此超声波可以到达肺泡表面，但不能进入肺泡。由于肺泡空气气泡的半径较小，声波在离开气泡表面后向所有方向反射。当存在一层相互紧密连接的气泡时，超声波被气泡层阻隔，且在它们表面相互反射，最终形成与探头之间的镜面反射效应。与空气相反，肺间质具备良好的声波传导特性。在病理状态下，出现间质水肿或部分肺泡水肿时，肺泡间气泡间距增大。在特定的肺泡数量和间距条件下，这些气泡可以相互捕获大量的超声能量，同时伴随在气泡之间的能量渗漏以及返回探头产生 B 线伪影。当间质间隙容量性扩张或胸膜下的充气组织因空气丢失而收缩时，在肺超声显示为超声肺彗尾征。而 Lichtenstein 等通过 CT 检查证实 B 线和小叶间隔的增厚相对应，认为 B 线源于胸膜下小叶间隔增厚。胸膜下的小叶间隔正常厚度为 0.10 ~ 0.15mm，大部分小于超声分辨率（约 1mm），故正常情况下多为肺泡内气体强回声所包绕而不能显示。当小叶间隔增厚时，与周围肺泡内气体的声阻抗差异增大，从而形成 B 线。

紧急情况下识别弥漫性间质综合征就等同于诊断急性肺水肿（心源性或渗出性肺水肿）。发现 B 线即可除外气胸。当面对一个呼吸困难的患者，超声发现弥漫性 B 线可以快速鉴别是由于心源性肺水肿还是 COPD 急性加重。超声发现肺水肿的敏感性和特异性分别是 100% 和 92%。其他应用还包括鉴别 ARDS 或心源性肺水肿，通过超声形态学分析指导 ARDS 机械通气。有临床专家研究发现肺部超声的 B 线与肺毛细血管楔压有非常好的相关性。

2. 肺实变和肺不张　正常肺富含大量空气，超声波束难以穿透并显示肺组织的内部结构。一旦肺内的空气被液体替代或出现肺实变、肺不张，且这些损伤区域达到胸壁或膈肌，就可以被超声检测。当肺实变或不张时，肺组织内几乎不含空气，超声波束可以穿透肺组织，并且可以显示肺组织的内部结构。以 CT 作为金标准，超声诊断肺实变的敏感性为 90%，特异性为 98%。

肺实变的主要超声表现包括：影像局限于胸腔内，膈肌以上，胸膜线或胸腔积液以远，超声影像表现与肝脏或脾脏相近似。肺实变的浅表边界通常为胸膜线或胸腔积液的深部边界。由于与有通气的肺组织相连，实变的深部边界表现为不规则的强回声线，与胸膜线的征象有明显区别。只有在全肺叶被累及时，深部边界才会呈规则的回声线表现。

压迫或气道阻塞都可以导致肺不张，其超声表现主要包括：肺实质类组织样表现，边界常较清晰且无明显含气征象。

3. 空气支气管征　在不均匀的组织样实变超声图像区域（类似肝脏回声）内常可以发现多个内点状或支气管样的线状高回声征象，表明在实变或不张肺组织支气管或肺泡内存在残留空气。与标准胸片可见的空气支气管征相类似，此类超声表现被称之为超声空气支气管征。这些空气支气管征可以是静止的，称之为静态空气支气管征；在组织动态运动时支气管内呈现充气影，具有吸气相离心运动，称动态支气管征。静态支气管征以肺不张区域内静止的支气管内充气影为特征。动态的支气管内充气影像是区别肺炎和肺不张重要的诊断性肺伪影。在实变时，肺容积被液体或组织所填充，支气管则保持正常形态，多见空气动态支气管征。而在肺不张时，整体肺容积下降，并致使相应区域内分支支气管被聚拢到一个狭小的空间内平行排列，多见静态支气管征。

多种疾病如肺炎、肺水肿、肺不张以及肿瘤等都可以发现胸部 X 线阴影，实际临床工作中常需要进一步检查来进行鉴别诊断。超声可以通过显示更多结构性或功能性信息，如液性或实体性病变、肺组织解剖结构是否改变以及伴或不伴随灌注改变等。根据这些信息来更好地鉴别放射影像所难以确定的疾病信息，进而避免进行更多的放射检查。

肺炎常表现为肺实质的类组织样改变且常伴随空气充盈的中央支气管声影（空气支气管征）。在一项包含 68 例患者的观察性研究中，超声证实肺泡实变伴有动态空气支气管征的患者当中诊断肺炎的特异性为 94%，阳性预计值为 97%。另两项研究也证实动态空气支气管征可以鉴别肺炎或肺不张。

4. 胸腔积液　超声用于胸腔积液检查始于 1967 年，是一种非常敏感的检测方法，其诊断精确性与 CT 检查相似，明显优于胸片检查。典型的超声胸腔积液表现为壁胸膜和脏胸膜间的无回声或低回声区域，其形状可能随着呼吸动作发生改变。仰卧位条件下，在胸壁后外侧，探头指向前上方较容易发现胸腔积液；而在直立或坐位患者，通过膈肌上的胸壁外侧或后侧扫描都很容易发现胸腔积液。

胸腔积液的超声表现依赖于它自身的特性、产生原因和速度。依据积液的回声特点，可以分为四类：无回声积液、非均质但非分隔回声积液、非均质分隔积液和均一性回声积液，与积液的性质有关。漏出液通常无回声、非分隔并且可以自由流动；相反非均一的、分隔的或回声性积液通常是渗出液。渗出性积液常可见丝条样回声和分隔，这些结构常随呼吸和心脏搏动而浮动。"暴风雪样"弥漫性回声通常提示包含大量蛋白成分或组织碎片的脓胸。在炎性渗出病例中，胸膜粘连可以导致肺与胸壁的相对运动消失。

在大量胸腔积液时，常可见到类似舌状的膨胀不全的肺叶漂浮其中。对于少量胸腔积液，除了在膈肌上方发现液性暗区之外，还有两个征象可以使胸腔积液诊断更为准确。其一为静态征象，表现为少量积液被规则边界包围，形成比较锐利的四边形低回声形状，其边界由胸膜线为上、下肋骨的声影和脏胸膜 - 肺界面所形成的肺线所组成，即四边形征。应当注意，如果在深部边界可以见到清晰的空气伪影，则证明该区域没有肺实变。另一个是动态征象，指呼吸过程中脏胸膜与壁胸膜间距在吸气期下降，呼气期增加的循环变化现象，即正弦波征（sinusoid sign）。其实质是肺组织在吸气过程中朝向胸壁的离心运动，由于肺在"核心 - 表面轴"上往复运动，在 M 模式超声上表现为正弦曲线图形。以胸穿引流为金标准，以上两种征象诊断胸腔积液的特异性为 97%。而如果应用彩色超声检查，液体流动征是最敏感、最特异的小量胸腔积液的存在证据，其敏感性和特异性分别是 89.2% 和 100%。

超声可以提供有价值的信息来帮助医师决定采用正确的治疗干预。超声检查很容易鉴别分隔或非分隔积液，有时甚至比 CT 更敏感。这些特点与临床信息结合可能会影响相应的疾病治疗，如对于小量的反应性胸腔积液的追踪观察，对非分隔胸腔积液实施简单引流，而对分隔性胸腔积液或脓胸则选择置管引流。

超声可以比胸片更准确、安全地指导胸腔穿刺。由于担心出血及其他医源性损伤，医师们通常不会轻易对机械通气或存在出血倾向患者实施诊断性或治疗性胸腔穿刺。事实上，如果经过严格训练，在超声引导下可以常规开展上述工作。首先，必须进行胸腔穿刺前的胸部超声检查，确保预定穿刺肋间的吸气期胸膜腔间距大于 15mm。其次，确认在穿刺路径上没有心、肺、肝、脾等生命器官的阻挡。窦状隙征提示胸腔积液流动性好，也就意味着黏滞度低，即可以选择细针穿刺引流以减少穿刺损伤的风险。由于可以在直视下进行操作，可以提高手术成功率，同时降低并发症率。

5. 肺滑动征消失　肺滑动征代表呼吸过程中肺与胸壁的相对运动，是一种在胸膜线处可见的，与呼吸同步的闪烁移动声影。在某些疾病情况下，B 模式超声上可以先看到胸膜线没有滑动。如气胸，由于空气会阻止声波对后方肺运动的检测，因此，只要两层胸膜之间存在空气，就可以导致肺滑动征消失。肺滑动征消失，在 M 模式的图像上表现为"平流层征"，也叫"条码征"，这种征象表现为 M 型的图像从近场到远场都表现为平行线。平流层征对气胸诊断的敏感度和特异度分别为100%和78%，但肺滑动征消失诊断气胸的特异性较差。有文献报告，在危重患者群，尤其在ARDS人群中肺滑动征消失诊断气胸的特异性会下降到60%～78%。肺不张、单肺通气、ARDS、肺炎、胸膜粘连、肺纤维化、心搏骤停、高频通气都可能造成肺滑动征消失。因此，肺滑动征消失并不意味着气胸诊断，但是气胸的时候，肺滑动征一定会消失。

6. 肺点　肺点是诊断局灶性气胸的特殊超声征象，B型和M型都能检测到肺点。呼气阶段呈平流层征（B超下A线伴肺滑动征的消失，M超下呈平行线状）而吸气阶段呈正常模式（B型超声下肺滑动征或病态的彗尾征，M型超声下的沙粒模式），两者的临界点称为肺点。为确定局灶性气胸的诊断，超声检查应扩展到外侧胸壁来定位肺点。在正常肺组织与发生气胸的病理性肺组织之间的过渡区会产生肺点征象。肺点征在M型超声中表现得非常明显，表现为随呼吸运动海岸征和条码征交替出现。肺点征意味着呼气时病理性肺改变转换为吸气时的正常图像。

肺点是一种周期性的全或无征象。其生理基础在于检查区域下方塌陷的肺组织在吸气期容积轻度增加，并可延伸至胸壁，形成肺组织与胸壁的周期性接触。在吸气期表现为肺滑动或B线征，而呼气期则表现为肺滑动征消失加A线征。实际工作中首先应在前胸壁发现肺滑动征消失加A线征，之后将探头向侧后方移动，常可发现此肺点征象。有人对47例胸片漏诊的气胸患者进行检查，肺点征的特异性为100%。对于完全性肺压缩的患者，其总体敏感性为66%，而对于胸片漏诊的气胸，敏感性则升高至79%。肺点的位置可以提示胸腔的气体量。肺点在前侧提示存在易被胸片漏诊的小量气胸，其中只有8%的病例需要引流。侧胸壁肺点提示存在明显的气胸，需要引流的病例约占90%。后胸壁的肺点或找不到肺点提示大量气胸或张力性气胸，需要紧急处理。肺点征检测的阳性率与操作者的经验和技能相关。

八、肺部超声鉴别呼吸困难病因

呼吸困难是重症患者呼吸循环受累的共同表现，是影响重症患者预后的独立危险因素。急性呼吸困难的快速诊断和处理具有很大的挑战性，常伴随误诊和漏诊的可能。其中困扰临床医师的主要问题就是快速准确鉴别肺源性或心源性呼吸困难。由于常合并其他器官功能紊乱以及不典型的临床表现，急诊病例和高龄患者尤其难以处理。鉴别限制性、阻塞性或者是心源性肺疾病主要依赖于多种检查及不同诊断信息的整合，包括体征、病史以及各种传统诊断试验（胸片、心电图和实验室检查）的结果。然而，体检和病史无足够的诊断特异性。放射学征象如血流向肺尖再分布、肺血管影像模糊及心脏扩大具有较好的预计价值，然而其结果的准确性依赖于胸片的质量以及临床医师的能力和经验。尿钠肽（BNP或者NT-pro BNP）近期被提出可以用于诊断心力衰竭，但其在高龄和急诊领域的诊断精确性还需要更多的验证。经胸心脏超声可以提供左心室功能障碍、右心过负荷及舒张功能的诊断信息。

床旁肺部超声检查草案（BLUE）在国际上首先提出了超声可以用于急性呼吸困难的病因学诊断，并在气胸、心源性肺水肿、COPD和哮喘、肺栓塞、肺炎等疾病鉴别方面显示了极好的结果。更多的文献则证实了以肺部超声表现为监测手段来监测治疗效果。肺部超声可以很容易被普通影像科医师以及临床医师，如心脏科、重症医学科和急诊科医师实施。与传统方法相比，肺部超声在鉴别急性呼吸衰竭的病因学方面已经显示了更好的诊断精确性。与放射技术相比，超声技术没有放射线损害，可以快速完成检查并且不受患者屏气或躁动的影响。另外，超声技术还可以鉴别肺组织实变或胸腔积液，提供可以实时监测的组织结构运动状态的动态信息。2012年发表的《世界急重症超声联盟（WINFOCUS）国际共识》为肺部超声用于呼吸疾病的诊断和监测提供了重要的理论依据。目前，肺部超声已经从肺部疾病诊断工具发展成可视化的床旁呼吸监测工具。

床旁肺部超声检查草案的急性呼吸困难超声诊断流程树中有一些定义，A表现意味着双侧有肺滑动征的A线；A'表现意味着存在肺滑动征消失的A线；B表现意味着双侧胸部前壁存在有肺滑动征的B线；B'表现意味着双侧胸部存在着肺滑动征消失的B线；A/B表现意味着一侧为B线，另一侧为A线；C表现意味着存在前壁肺泡实变；还有一点需要注意的是在后背部是否存在肺泡和（或）胸膜的实变综合征（PLAPS）。临床和超声影像结合诊断疾病是这样的思路：B 表现考虑为肺水肿引起的呼吸困难；B′表现考虑为肺炎引起的呼吸困难；A/B 表现考虑为肺炎引起的呼吸困难；C 表现考虑为肺炎引起的呼吸困难；A 表现但是有后背部肺泡实变综合征是肺炎引起的呼吸困难；A 表现联合静脉血栓的考虑肺栓塞引起的呼吸困难；A 表现无后背部肺泡实变综合征者的考虑慢性阻塞性肺病或哮喘引起的呼吸困难；A′联合肺点可以明确是气胸引起的呼吸困难。

在一篇按照草案流程进行的超声对于呼吸困难病因分析的文章中，收入 260 例明确诊断的呼吸困难患者，主要原因是肺炎（31%）、肺水肿（24%）、失代偿期慢性阻塞性肺疾病（18%）、重度哮喘（12%）、肺栓塞（8%）、气胸（3%）。只用紧急情况下床边肺部超声检查草案来诊断病因，正确率为90.5%。草案中提到急性血流动力性肺水肿的患者都会产生双侧肺前壁弥漫性 B 线，同时伴有肺滑动。肺动脉栓塞的患者两肺前胸壁几乎都是 A 表现的肺部征象。肺栓塞患者前胸壁区很少会出现 B 线，也就是不会出现 B、A/B 或 B′表现。但是会有一半的患者具有后背部肺泡实变综合征。肺栓塞的患者中81% 的患者存在明显的深静脉血栓形成。慢性阻塞性肺疾病急性发作，严重的哮喘患者通常都有一个 A 表现的肺部超声模式。气胸患者都会存在前胸壁肺滑动征消失的 A′表现。9 位患者中 8 位患者存在肺点。83 例肺炎，74 位会存在 C、A/B、B′或 PLAPS 这四个特征之一的征象。35 例有 A 表现加上后背部肺泡实变综合征，12 例是 A/B 表现，18 例是 C 表现，9 例是 B′表现。这四种征象加起来诊断肺炎的敏感性为 89%，特异性为 94%。

1. 静水压升高性肺水肿　在静水压升高性肺水肿的情况下会产生的压力性渗出液体，侵入所有小叶间隔，对抗重力引力一直延伸到两肺前壁的小叶间隔。已知肺水肿的特征是小叶间隔水肿，所以在肺部超声上，B 线会始终存在，而且通常是弥散存在。如果一个急性呼吸困难的患者，我们将探头放在患者的前侧胸壁，发现双肺的广泛弥漫存在的 B 线就可以立即做出诊断。静水压升高性的肺水肿引起的漏出液一般不会减弱肺部的运动，也就不会影响肺滑动征，所以会产生出存在肺滑动征的 B 线，也就是所谓的 B 表现。这里有两点需要解释，首先，肺表面会产生或保持 A 线或者 B 线，从 A 到 B 线转换发生是突然的，全或无的发生。在病理生理上，当增厚的小叶间隔内的液体量到达临界值后就会出现 B 线。由 CT 证实，胸膜线下的小叶间隔和更深的小叶间隔的增厚是一致的，CT 没有发现不完整的阶段。另一点是相邻的小叶间隔的比较，观察表明，一般在一个区域内，胸膜下小叶间隔是同时增厚，所以 B 线通常广泛弥漫的在两肺出现。超声提示的前壁、侧壁和后壁肺泡间质综合征的意义也不尽相同。前胸壁的 B 线对应着 X 线上前壁 Kerley 线，这与临床很相关，但是在胸片上经常看不到。后胸壁的 B 线通常因为重力依赖的原因发生间质改变。这里我们不考虑患者后侧胸壁是否存在后背部肺泡实变综合征（PLAPS），因为是否存在 PLAPS 并不影响我们的诊断，88% 的肺水肿患者都会存在后背部肺泡实变综合征。在血液动力性肺水肿的患者中没有观察到前胸壁存在实变的情况。肺泡从后壁向前壁逐渐充盈液体，在有生命迹象的人身上前胸壁的肺泡都充盈液体的情况是不可能存在的。

静水压和渗透压导致的肺水肿也有其差别。渗透压导致的肺水肿如 ARDS 会有以下几点和静水压引起的肺水肿如心源性肺水肿相区别：①前胸壁会出现胸膜下的小实变。②胸膜滑动征会减弱或者消失。③会有"豁免区"，也就是会出现正常的肺部超声图像的区域。④胸膜异常，会发现胸膜出现不规则的增厚。⑤B 线不均匀的分布。这些都是和病理生理相关，ARDS 的肺水肿在病理上通常是不均一分布的，所以反映到超声上也是存在着很多的不均一性。

2. 肺栓塞　肺血管的闭塞是不可能用体表的超声来检测出来的。中心性的肺栓塞也是不可能在肺部表面形成改变的。所以，在肺栓塞患者超声影像呈现的是前胸壁正常超声图像 A 表现，当然，既往有其他疾患病史的除外。在前面所提及的研究中，260 例病患中 120 例没有 A 线的患者中，只有一例是肺栓塞。92 例前胸壁间质性的患者（B、B′、A/B 表现）没有一例最后诊断为肺栓塞，所以 A 线对于诊断肺栓塞还是有一些敏感性的。单独用深静脉血栓形成对于肺栓塞诊断的阳性预测是 89%，但如果联合上 A 表现，对于肺栓塞诊断的阳性预测值就升到了 94%。所以，当肺部显示出 A 表现后需要做深静脉的筛查。C 表现也可以见于肺栓塞，有可能是周围型肺栓塞，也有可能是感染引起的。

3. COPD 和哮喘　这些疾病是累及支气管的疾病。支气管（周围空气）目前是无法用无创的方法去进行超声检查的。所以这类疾患的超声征象主要是间接的：在呼吸困难的患者胸壁检查没发现有 B 线，呈现正常肺表面超声影像 A 表现。

4. 气胸　对于重症患者，尤其是机械通气的重症患者来说，识别气胸极为重要。气胸是要求立即诊断的。高危患者需要更有经验的诊断和治疗，因为如果漏诊气胸会带来很多的负面后果。高达 30% 的情况，在初始的床边胸片中不能发现气胸。这些患者也许会进展为张力性气胸，但是在床边胸片上还是有可能不能明确诊断。这样的患者也许会选择 CT 进一步检查，但是患者的情况未必允许。搬动患者、过多的放射线接触、结果延迟以及花费较多等弊端都让我们对放射检查不是非常满意。如何快速明确一个潜在气胸患者的诊断呢？超声可以帮助我们。超声检查可以在床边进行，快速诊断或除外气胸。在有医源性气胸风险的侵入性操作如胸穿、锁骨下或颈内静脉置管以及经支气管活检前后进行胸部超声检查可以快速证实或除外是否存在手术相关的气胸。超声可以在院前、灾害现场以及抢救现场使用，可以减少辐射，尤其是对妇女和儿童有益。可以节约花费，越来越多的医院和医师已经开始用超声来诊断气胸。

早期发现气胸对于创伤患者来说也是非常关键的。初期体检和胸片检查有时可能会漏诊小量气胸，这也有可能会发展成张力性气胸，引起血流动力学不稳定的后果。Blaivas 等人以 CT 扫描为金标准，在 176 例创伤患者中进行了仰卧位床边胸片和超声两种方法对于气胸诊断的比较研究，发现超声的敏感性为 98.1%，而胸片仅为 75.5%。

1）气胸的诊断：确定是否存在气胸依赖于对空气伪影的正确解释。通过对仰卧位患者前侧胸壁以及四个主要征象的检查，可以完成绝大部分气胸的诊断。这四个主要征象包括：肺滑动征消失、B 线征消失、A 线征和肺点。

（1）肺滑动征消失：肺滑动征代表呼吸过程中肺与胸壁的相对运动，是一种在胸膜线处可见的，与呼吸同步的闪烁移动声影，它是一种动态的影像特征。肺滑动征检查可以非常快速地完成。在正常呼吸时，肺和胸壁的相对运动是正常存在的，任何年龄，只要有生命存在的正常肺就应该存在肺滑动征。肺大疱的患者也可以看到肺滑动征，即使是巨大的肺大疱也不会出现肺滑动征的消失。由于空气会阻止声波对后方肺运动的检测，所以，只要两层胸膜之间存在空气，就可以导致肺滑动征消失，这就意味着只要发现肺滑动征即可除外气胸。有学者对 43 例患者进行观察，发现存在肺滑动征的患者气胸诊断的阴性预计值为 100%。存在肺滑动征即可以除外气胸，但是反过来肺滑动征消失对诊断气胸的特异性较差。但有一些疾患会使得肺滑动征减弱，如肺不张、重度哮喘、COPD 等。还有一些情况让我们不能很好地观察肺滑动征，由于皮下气肿、较大的肺挫伤或肺大疱都可能导致肺滑动征消失，在创伤患者诊断过程中应注意鉴别。有文献报告，肺顺应性下降或丧失会有可能导致约 21% 的重症患者肺滑动征受损。在这些患者肺部多可发现 B 线征。对于普通人群而言，肺滑动征阴性诊断气胸的特异性也只有 91.1%，在重症患者，尤其是 ARDS 人群中则下降到 60% ~ 78%。在急性呼吸衰竭的患者中，肺滑动征消失诊断气胸的阳性预计值仅有 27%。肺不张、单肺通气、ARDS、肺炎、胸膜粘连、肺纤维化、心搏骤停、高频通气、不适宜的超声滤波器设置以及不适宜的超声探头都可能造成肺滑动征消失。因此，肺滑动征消失并不能进行气胸的诊断。

下列情况会出现肺滑动征消失或者很难扫查到肺滑动征：①脏壁层间没有空气进入但是不运动，如既往有胸膜炎病史、胸膜粘连、大片肺炎或者 ARDS。或者大片的肺不张、严重的哮喘发作、心脏呼吸骤停、气管插管插入食管、单肺插管、高频通气等。②不存在脏胸膜或观察受限的情况，如气胸、全肺切除术后。③技术不足：操作者的手不稳定，如横向扫描的时候通过肋，在 M 型超声模式下找不到沙滩征。④探头选择不当，用低频 2.5MHz 的相阵探头，或者是心脏的探头通常是不能够用来观察肺滑动征。⑤滤波器的设计不当，滤波器会产生平滑的图像，减少伪影。它会创造出更漂亮的图像，但是在肺部超声我们需要的是真实不加修饰的影像。

气胸是一种非重力依赖的疾患，如果在仰卧位，气胸内的游离气体会聚集在非依赖区，如前胸壁。气胸应该在前壁或者上壁去寻找，探头方向向下扫描。仰卧位至少要扫描到前胸壁，所有威胁生命的气胸都会包括这一区域。

（2）B线征：亦称之为彗尾征，是一类边界清晰，与肺滑动同步移动的垂直伪影。B线存在即消除胸膜线下出现的平行的水平A线。B线源于脏胸膜下的间质增厚，并且只要在壁胸膜和脏胸膜间存在空气，就会导致B线消失。我们的数据表明，胸膜本身是不会产生任何伪影的。分析那些肺部超声提示有B线的患者，用CT证实100%都不存在气胸。因此，只要出现B线即可除外气胸，当肺滑动征消失时，这是一种很有价值的超声征象。

肺的B线、A线、滑动征需要结合起来看，这样就能够在诊断上获益。如ARDS的患者B线消失，出现A线的时候，要高度怀疑是否存在气胸。肺滑动征或B线存在就可以排除气胸。

（3）A线征：A线常见于胸膜线以下，与胸膜线平行。它们源于胸膜表面与探头之间的声波反射，因此，A线之间的间距与胸膜线到皮肤表面的距离相等。如果肺滑动征存在，A线代表正常肺通气状态。因为A线征也可以来源于生理状态的肺表面，所以它对应气胸的诊断特异性为60%。联合肺滑动征消失和A线征对41例患者进行分析，对气胸的诊断敏感性为100%。

对于A线这个伪影的分析很重要，尤其滑动征消失的时候。发生气胸后首先出现的是肺滑动征消失，也就是肺脏这个重要脏器异常的停止运动，所以这个征象是最吸引应用者的。因为肺部超声检查的时候，影像背景很嘈杂，肺滑动征还是动态的，所以操作者需要安静平稳地将探头放在患者胸前，用M型超声模式。非常敏感，在二维超声上观察不清楚的时候，M模式可以观察到，这样背景就不那么嘈杂，可以完全观察肺部的相对运动，M模式上可以用一张图片来简单地证实肺滑动征是否存在。因为胸膜线下的组织有没有相对运动形成可以直接看到，产生海岸征就表明胸壁与肺存在相对运动，相反如果是平流层征就表明没有相对运动。M型超声模式可以用于诊断气胸。海岸征等同于B超模式下的肺滑动征，而平流层征则等同于肺滑动征消失和存在气胸时的B超伪影。M型超声模式下出现在颗粒层上方的直线样的无运动层代表静止的胸壁，即所谓的波浪，而颗粒层则代表海岸的沙滩，两者结合形成海岸征。此征象提示存在肺的呼吸运动时脏壁胸膜在相互运动。由于胸膜腔内存在的空气阻止了声波对后方肺运动的检测，气胸时海岸征消失。

（4）肺点：肺点是一种全或无征象。其生理基础在于检查区域下方塌陷的肺组织在吸气期容积轻度增加，并可延伸至胸壁，形成肺组织与胸壁的周期性接触。可以想象一下无论是在自主呼吸还是在机械呼吸通气情况下，吸气的时候肺充气，在呼气的时候塌陷。在发生气胸时，塌陷的肺和胸壁接触点在吸气和呼气的时候会有改变，该位置就是肺内肺泡中的气体和气胸内的气体的交界点。这会产生一个特征性的影像——肺点。在吸气期表现为肺滑动征或B线征，而呼气期则表现为肺滑动征消失加A线征。实际工作中首先应在前胸壁发现肺滑动征消失加A线征，怀疑气胸存在时，将探头向外侧慢慢移动，注意观察屏幕直到发现肺点。这时一定要保持探头静止不动，肺点的图像是突然在某个具体的位置出现的，伴随着呼吸周期性出现，一侧存在胸膜滑动征，一侧消失。而这一点的位置也可以告诉我们气胸范围的大小。有人对47例胸片漏诊的气胸患者进行检查，肺点征的特异性为100%。对于完全性肺压缩的患者，其总体敏感性为66%，而对于胸片漏诊的气胸，敏感性则升高至79%。

肺点征检测的阳性率与操作者的经验和技能相关。发现肺点还可以证明肺滑动征消失并非由于技术问题引起。还有一些情况需要操作者注意，这些经常是初学者进行肺部超声的陷阱。正常呼吸的时候也会存在吸气末和呼气末的暂停，暂停时出会产生静止不动的肺。在二维超声上显示就是肺停止不动了，没有胸膜滑动征。在M模式下沙滩征消失，平流层征出现，这会让有些医师产生与肺点的混淆。实际上这种呼吸暂停和正常呼吸的更替是个普遍存在的过程，在全肺都能够观察到，而肺点是个突然出现的影像，只有在个别的位置上可以看到。在那些前壁没有胸膜滑动征，没有B线的患者发现肺点的时候应该考虑患者存在气胸。而呼吸暂停的相互交替是在侧胸壁、后胸壁都能发现。所以如果临床上遇到这样的疑惑，要把探头慢慢移向后侧，观察是否真正出现肺点。大多数的呼吸困难要求有经验的医师来诊断是否存在肺滑动征，因为肺滑动征需要和肌肉的滑动相区别，尤其是在用力呼吸的时候，呼吸肌努力运动形成滑动。有些气胸的情况下，因为呼吸困难，肌肉的收缩带动着肌肉下组织的运动，产生一种混淆的图像，让操作者误以为存在胸膜滑动征。在这种情况下一定要结合二维和M模型超声来检查，如胸膜线的位置，如果沙滩征是起自胸膜线上那才是真正的海岸征，如果是起自肌肉线上，那就不是真正的海岸线，需要继续观察胸膜线的情况。

2）分隔型和复杂的气胸：这是一种发生率很低的情况，没有运动的 A 线与没有运动的 B 线或者 A 线相互交替出现。这种诊断很复杂，显然是不会产生一个规律的肺点。但是肺点又是平时诊断气胸的时候的一个关键点。所以对于这种情况的诊断需要进行 CT 检查。胸片检查也会出现相互干扰的情况不能明确诊断。当然如果每天检查肺部超声，突然出现的改变就较易解释。如在 ARDS 患者前胸壁惯有的 B 线消失，出现没有胸膜滑动征的 A 线，就高度怀疑气胸存在。

3）气胸的诊断重点

（1）这四个主要征象包括：肺滑动征消失、B 线征消失、A 线征和肺点。

（2）非分隔的气胸患者在仰卧位，气体集中于前壁，几秒钟之内可以完成肺部检查。第一步是仔细观察蝙蝠征，看伪影是否是起源于胸膜线上，需要和皮下气肿、肌肉线移动等征象鉴别。如果出现肺脏的胸膜滑动征就可以排除气胸。出现 B 线，也可以排除气胸。胸膜滑动征消失不能诊断气胸。因为肺不张、急性胸膜粘连等多种情况下都可以减弱肺扩张，引起胸膜滑动征的消失和减弱。肺点是一个气胸的特异性诊断影像，肺点的位置和气胸的多少相关。

5. 肺炎　肺炎可以被分开考虑。肺栓塞、肺水肿、哮喘、气胸都是一种征象，但是肺炎有很多种，因为各种不同的微生物，产生出多个不同的病理形态的改变，也就生成不同的超声影像，在这一点就需要更多的注意和分析判断。B′表现是没有肺滑动征的 B 线。由于炎症渗出物的渗出，产生急性胸膜粘连，这在肺炎的病理生理中被大家熟知，多见于大片的肺炎和急性呼吸窘迫综合征。漏出液一般是一种润滑剂，不产生胸膜粘连，不损害肺滑动，而渗出液是一种生物胶，会产生胸膜粘连。每个 B 线就如胸膜线上的一颗钉子，B 线是若干根的，所以没有胸膜滑动征是可以很好分辨的，很快就可以发现存在胸膜粘连。急性的胸膜粘连会减少肺的扩张，并且产生一些急性限制性障碍。值得注意的是，肺滑动的消失对于气胸的诊断特异性很低（27% 的阳性预测值）。文献报道 83 例肺炎患者中，23 例发现滑动征消失。肺炎可以以各种各样的影像呈现出来，主要特征是不对称性，两侧不对称（A/B 表现），前后不对称（A/PLAPS）。

A 线表示探头下面是空气，可以是生理性的，如在慢性阻塞性肺疾病、哮喘、肺栓塞和基底部或后背部的肺炎患者前壁的正常肺表面可见 A 线，也可以是病理性的，如气胸。肺间质综合征是 B 线。前胸壁的 B 线预示着间质综合征。血流动力性肺水肿和一些类型的肺炎会显示前胸壁两侧对称的 B 线。肺泡和胸膜通常会在后侧面发生改变（通常定义为后背部肺泡实变综合征），肺水肿、肺炎、肺栓塞都会普遍存在，因此不是主要鉴别的手段。前胸壁的实变是典型的肺炎表现。对于 A 表现并且没有静脉血栓形成的患者就要观察是否存在 PLAPS，如果存在 PLAPS 可以诊断为肺炎。在血流动力性肺水肿、肺栓塞和慢性阻塞性肺病中可以观察到肺滑动征。哮喘患者也可以看到肺滑动征。在肺炎、有胸膜疾病史、气胸的患者通常存在肺滑动征消失。

6. 诊断流程　对于呼吸困难的患者在几分钟内就可以完成床边急性呼吸困难超声检查的流程，能够获得 90.5% 精度的诊断正确率。我们首先检查前胸壁的胸膜滑动征，如果存在胸膜滑动征就可以排除气胸。前胸壁如果是 B 线就继续检查，B 表现考虑肺水肿。B′表现、A/B 表现、C 表现要考虑肺炎。A 表现时要扫查是否存在下肢静脉血栓形成，如果存在静脉血栓形成要考虑肺栓塞。如果没有静脉血栓形成，要去看看是否存在后背部肺泡实变综合征（PLAPS），如果存在后背部肺泡实变综合征考虑为肺炎，如果不存在考虑 COPD 或者哮喘。

为了可以让草案保持简单而且容易操作，床边肺部超声检查草案考虑了大多数的疾患，但是没有考虑到那些患病频率发生小于 2% 的疾患。269 个病患可以从快速准确的诊断中获益，97% 的原因包括肺炎、肺水肿、慢性阻塞性肺疾病、哮喘、肺栓塞、气胸。1.4% 的原因为慢性间质性疾病急性加重期，1% 的原因为大量胸腔积液引起的呼吸困难，0.3% 的原因为气管狭窄引起的呼吸困难，0.3% 的原因是脂肪栓塞引起的呼吸困难，还有极少数的原因是心包积液。一般罕见的原因都有其既往病史，而且这些罕见的病因大多数在诊断上都不是很困难，如大量胸腔积液就很好诊断，气管狭窄也会有临床症状。气管前壁位置通常是肉芽肿经常发生的地方，可以通过气道的超声被检查到。巨大的肺不张也会产生很多超声影像。急性呼吸困难的原因除了急性呼吸衰竭、急性心力衰竭还会有其他原因，如代谢性呼吸困难、急性血容量不足、急性胃扩张等。这些病因的肺超声检查通常是一个正常的 A 表现。我们可以想象那些引起呼吸困难更复杂的原因，如病毒性心肌炎造成的心源性肺水肿合并细菌性肺炎。这些患者可会也会存在 B 表现。

7. 床旁肺部超声检查草案（BLUE）的实际应用　在传统的呼吸困难患者的临床诊断治疗中，我们通常是考虑三个步骤：第一步：如果时间允许，医师接诊患者后尽可能了解患者病史并进行体检。这一步是关键，因为一个发热的呼吸困难的年轻患者与没有发热的老年心肺疾病患者的检查方向肯定是不一样的。第二步：进行一些简单的必要检查，如心电图、静脉血生化以及 D - 二聚体、胸片等。第三步：获得以上这些检查结果，医师决定是否进行更复杂的检查，如是否去做 CT 扫描、超声心动图、胸片等。现在，床边肺部超声检查草案应添加在第一、二步骤中间。在传统的诊断的正确率上就有了90.5% 的正确率增加。而且有时候，这样检查就会使得第三步变得不那么必要了。在第一步后进行床边肺部超声检查草案的流程检查，可以在几秒钟里排除气胸或者心源性肺水肿。如果确定是 B 表现、A/B 表现、C 表现或者 B′表现，这个诊断流程就结束了。剩余肺部的检查当然也可以根据情况进行进一步检查和分析，但是这是床边肺部超声检查草案之外的检查了。下肢静脉超声检查是一样的道理，一个从家里来诊的呼吸困难的患者，肺部超声是 A 表现，那么就应该进行双下肢的静脉扫查，如果没有静脉血栓，肺栓塞的诊断也不能轻易排除，但是如果检查肺部超声发现后背部肺泡实变综合征，就可以在几秒钟内就诊断肺炎了。面对 A′表现的患者，还需要全面扫描肺部来找肺点征象。一旦床边肺部超声检查草案操作结束，医师就可以获得一些信息，如果这些信息和第一和第二步骤结果一致，就可以立即开始相应的治疗，或者继续进行第三步骤获取更详细的资料。对于有血栓病史，此次检查没有 A 表现的患者我们也会常规进行全面的静脉扫查，但是这也是诊断流程之外的检查。

因为床边肺部超声检查草案在临床上的应用，改变了我们一些在临床上固有的做法，如肺脏可以进行超声检查。下肢静脉检查可以让我们既快速又有效地诊断肺栓塞。对于一些高度可疑的患者我们还需要联合心脏检查和静脉检查，一起对患者进行肺部超声扫查最后得出正确的诊断和治疗方法。

在临床上，大多数患者都需要进行病史、体格检查，床边肺部超声检查草案、紧急的心脏超声检查和一些基础的血液检验的检查。草案中的超声检查，静脉检查是最费时间的，2～3min。我们主要是让急性呼吸困难的患者得到尽可能合理并且可以立即缓解病痛的治疗。这样可以减少因为第一诊断错误造成的死亡率，还能减少第三步中的特殊检查，这些检查都是有一定危险或者损害的，如危重患者外出做 CT 等检查是有危险的，包括进一步检查经常要进行血气分析，会要抽动脉血，患者会很疼。因为这些患者存在呼吸困难，我们需要进行血气分析来明确患者的氧分压和二氧化碳分压水平，循环衰竭的患者也需要监测这些指标。作为一个掌握超声技术的临床医师，目前我们没有发现床边肺部超声检查草案的缺点，只要科室配备了超声机器，人员进行了训练，国家允许进行这项操作，患者接受这样的检查就可以进行。顺便提及，床边肺部超声检查草案应该用一个便携的简单机器就可以，花费并不多。

当然，有时候需要在草案后进行心脏超声的检查，作为 BLUE 草案的补充。肺部超声扫描是直接检查呼吸功能减弱的患者，如果不存在 B 表现，就可以知道左心的功能正常或者不存在急性的问题。虽然床边肺部超声检查草案不涉及心脏的检查，但是也可以回答心脏的临床问题，检查到 B 线可以高度精确地诊断静水压增高性肺水肿。如果没有发现 B 线，就可以排除肺水肿了。注意要将床边肺部超声检查草案和步骤一的内容结合，如患者的病史、体温等，还要和步骤二的内容如白细胞、CRP 等结合考虑。再加入紧急的心脏超声检查，可以再次增加诊断的正确率。有 B 表现的年轻发热患者，没有心脏病史，左心室收缩良好，这样的患者可以从抗生素中获益，而不是应用利尿剂治疗。这样的病例会被认为是床边肺部超声检查草案的失败个例，大家一定要记住这个草案的准确率是 90.5%，而不是 100%。

因此我们建议开始先分析患者的肺部超声，然后再做心脏的快速检查。这样可以节省更多时间，因为肺部超声耗时较少，不需要太多的训练，操作者依赖小，简单易操作。同时，临床医师如果觉得需要可以随时开始心脏超声的检查，这样可以获得更多的信息，更好地理解病情并且快速治疗患者，如需要紧急心脏瓣膜修复的患者。但这些都不是床边肺部超声检查草案的必须内容。事实上，通常是做完床边肺部超声检查草案的检查后，治疗会有一些调整。所以在开始治疗的时候可以进行心脏超声的检查。临床上超声检查的顺序通常是：肺部超声→静脉超声扫查→给患者进行相应的治疗→心脏超声的检查。

床旁肺部超声检查草案可以在3min内完成检查，当然，新手医师会需要更多的时间，3min检查时间是平均时间。这里还有一些小技巧，让草案在不干扰传统的诊治过程中迅速完成。如要用智能便携机器、开关机迅速或者不关机、通用探头、同样的设置、不需要多普勒模式、替代的凝胶设备等，都是节约时间的小窍门。肺脏是表浅的脏器，所以不用像心脏一样去花时间寻找切面和声窗。判断A线还是B也是全或无的，应该是立即就可以判断。而且并不是每次的床边肺部超声检查草案都是需要进行静脉和后背部的检查的，如出现了B表现、B′表现、A/B表现、C表现都不需要进一步检查，可以在不到1min的时间完成检查。这些病患占46%的比例。我们使用相同的方法来进行深静脉血栓的扫查，使用相同的探头、相同的设置、横断面扫描等，使得在两个检查区域交替的时间减少小于5s。当我们把探头按压在扫描区，就可以开始检查静脉系统了。同时也考虑到没有必要将时间浪费在挤压传统的凝胶瓶上，可以把凝胶挤在一个地方，检查的时候沾一下。

另外还应该想到那些被床边肺部超声检查草案错过有患者，260例中的25例患者（9.5%的病例）。我们应该考虑现实的局限性，如没有静脉血栓的肺栓塞，如有B表现的肺炎与心源性肺水肿的区别。这些局限存在的时候，需要我们重复进行床边肺部超声检查草案的检查，并且要结合临床特征和基本的检验结果，要尽量减少错误诊断的发生。如B表现中心源性肺水肿和肺炎的区别，除了临床的特征，如发热等，还有基本的检验结果、白细胞等，如果做了心脏超声，这种情况的区分还是很明显的。

九、小结

近年来随着超声设备技术的进步以及对于肺部超声影像的研究进展，胸部超声检查已经成为无损、便携、快速的疾病诊断辅助检查方法。由于其动态、实时及可重复的特点，使其不仅仅可以用于疾病诊断，还可以进行动态监测，为治疗调整提供及时、准确的指导。作为监测工具，肺部超声目前已经被常规应用于多个临床领域。由于便携及可重复监测的特点，超声常被用于追踪监测某种特定临床情况的变化。随着超声对临床疾病如胸腔积液、气胸、肺实变和间质改变的诊断确定性的增加，目前超声技术已经开始被用于部分呼吸困难患者肺部状态的初始评价，有些专家还将肺部超声用于指导液体治疗和循环调整。

虽然有很多很有希望的发现，但要常规用于重症临床实践，肺部超声还存在一些问题，如观察者间和观察者内差异、对于肥胖患者高质量影像获取困难以及无法检测肺组织的过度膨胀等。对于超声是否可以常规用于ALI/ARDS患者肺部情况的评价还需要更多的研究证实。

（乔元元）

第四节　重症肾脏超声

随着对急性肾损伤（acute kidney injury，AKI）认识的不断深入，AKI对临床预后的影响也越来越被重视。最近，Hoste等发表了一项基于KDIGO（Kidney Disease：Improving Global Outcomes，KDIGO）标准的国际多中心AKI流行病学研究，结果显示：57.3%的ICU患者罹患AKI，并且AKI严重程度越高住院死亡率越高；发生过AKI的患者在出院时肾功能不全［估测肾小球滤过率小于60ml/（min·1.73m^2）］的比例也远高于没有发生过AKI者（47.7% vs14.8%）。此外，AKI会增加住院期间甚至出院后的医疗费用，对社会和家庭都会造成沉重的经济负担。每年在13.3万AKI患者中又有11.3万来自低收入国家。今年初国际肾脏病协会（ISN）发起了"0 by 25"的倡议，旨在2025年前将低收入国家中可以预防的AKI死亡降至最低。降低AKI的发病率和病死率需要全社会的支持，包括相关数据的收集、提高认识和健康宣教，更需要医务人员的行动。在重症医学所及范围之内，包括 ICU 内的临床工作和在相关科室的会诊以及该领域的学术交流，则至少包括重视 AKI 的早期诊断、病因诊断、预后评估和精确地调控治疗，但目前的常规诊疗措施仍不够充分。

重症超声技术的成熟与逐步推广，在血流动力学监测和调控、ARDS 的治疗、深静脉血栓和肺栓塞的诊断等多个重症领域发挥了重要作用，但在 AKI 的诊断与治疗方面起步相对较晚。传统的急性肾功能衰竭病理生理学分类包括：肾前性、肾性和肾后性，肾脏超声在这个层面尤其对肾后性肾功能衰竭有很高的敏感性；而从 AKI 预后不同的角度分类，AKI 又有暂时性与持续性之分，有学者应用超声做了大量的研究工作。在使用重症肾脏超声指导 AKI 治疗方面的工作还相对较少。

本章重点就重症肾脏超声操作的基本技术和临床应用，结合最新的研究进展做一介绍。

一、重症肾脏超声技术

（一）可以采用的技术

重症肾脏超声单纯从技术本身来讲与普通超声无异，但重症医学工作者利用超声技术将重症患者的监测与治疗结合在一起，并实现了从诊断到监测、从静态向动态的转变，使同一台超声机、用相同的检查方法在新的领域发挥了不同的重要作用，有了新的技术发展与进步。

1. 二维超声 主要测量肾脏的大小、形态，观察血肿或积液的变化以及膀胱内的液体等。

2. 与肾脏灌注相关的技术 彩色多普勒、能量多普勒（power Doppler ultrasound，PDU）、脉冲多普勒、超声造影（contrast - enhanced ultrasound，CEUS）和超声动态评估组织灌注（dynamic sonographic tissue perfusion measurement，DTPM）等。

通过彩色多普勒或能量多普勒可显示肾脏内血管，一般选取叶间动脉后再采用脉冲多普勒技术得到其血流频谱，经过手工或自动描记可获得该血管的收缩期最高速率、舒张期最低速率和加速时间等，通过公式即可计算出肾脏阻力指数（renal resistive index，RRI），RRI =（收缩期最高速率 - 舒张期最低速率）/收缩期最高速率。在血管顺应性正常的情况下，血管阻力与 RRI 呈线性关系。

RRI 反映的是单根血管的灌注，为反映整个肾脏的情况，有学者使用彩色多普勒或 PDU 获得肾脏的整体灌注图像，再采用半定量评分评价肾脏的循环。尤其是 PDU 采用斑点跟踪技术利用血流中红细胞的密度、散射强度或能量分布，也即利用单位面积下红细胞通过的数量级信号振幅大小进行成像，可理解为以红细胞作为"造影剂"的超声技术；相对彩色多普勒（CDFI）对探头扫描的角度要求较小，对血流的敏感性高，不会发生混杂，能显示极低速度的血流，因此能更好地显示肾脏的血流；较 RRI 对测量技术的要求相对低一些；而相对于 CEUS 省却了注射造影剂的一系列问题，如不需要造影剂和特殊的软件、避免造影剂过敏等。应用较多的半定量评分标准为 0 ~ 3 分四级法，即：0 分为检查不到肾脏血管；1 分为肾门可见少许血管；2 分为大部分肾实质内可见叶间血管；3 分为整个肾脏可见肾血管显像至弓状动脉水平。该评分方法可对肾脏的灌注并判断其预后具有一定的帮助。

CEUS 是经静脉注射微气泡超声对比剂，然后再实现不同病理状况下肾脏整体和局部血流的实时定量监测。CEUS 对判断疾病的严重程度、时程、肾脏灌注随时间的改变以及灌注异常的肾脏内血流再分布有一定的帮助；还有可能利用 CEUS 建立 AKI 治疗的目标或对肾脏灌注是否充足进行评价；CEUS 或许也能用于 ICU 患者血流动力学调控的效果评估。

DTPM 技术即通过 PixelFlux 软件实现超声研究血流灌注从半定量到定量的转变，具有原始数据的实时采集、重复性好、操作简便、无创性评价及可脱机分析等优点，其依托灌注参数及灌注分布曲线为载体，充分展示了心动周期中血流动力学特征，使盼望已久的用常规超声设备定量组织灌注成为可能，而且研究者还可根据需要任意选定 ROI 及 sub - ROI，为以后制订个体化治疗方案提供可行的依据。与超声造影相比，DTPM 技术观察时间不受限制、不需要特殊设备、能精确定量且没有超声造影剂相关的安全性问题。

（二）重症肾脏超声检查的基本平面

重症肾脏超声的基本平面取决于超声检查的目的。从"问题导向"这一重症超声的特点来讲，我们希望第一时间在床边，通过超声，看到肾脏的大小、形态、内部结构以及肾脏内外的血流灌注及膀胱充盈的真实情况。

1. 膀胱超声检查切面　一般选用 3~5MHz 电子凸阵探头，将超声探头置于耻骨联合上正中线的位置，行膀胱长轴和短轴两个切面的超声检查，基本上可以满足膀胱的超声监测要求；滑动探头，详细扫查，很容易发现膀胱内是否有尿、膀胱内导尿管的水囊或气囊。必要时通过扫查膀胱的毗邻结构，获得进一步的信息。

与重症医学关系较为密切的膀胱测算参数包括膀胱壁厚度、膀胱容积和残余尿量；后两者主要适用于未放置尿管的患者，正确放置尿管并保持通畅的患者膀胱内多为空虚的。膀胱壁的正常解剖厚度约 1mm，但在声像图上，测量值可达 2~3mm。如前所述，使用超声仪很容易获得膀胱上下径（$d1$）、最大横断面可测量膀胱前后径（$d2$）和横径（$d3$），可通过膀胱容量的估算公式，即（$d1 \times d2 \times d3$）× 0.5，算出膀胱的容量，目前多数超声仪有内置软件，可直接算得。正常膀胱容量为 350~500ml，最大可达 800ml，尿潴留时可达 1000~2000ml；尿少时膀胱容量的计算公式为：（$d1 \times d2 \times d3$）×0.7，主要用于计算残余尿量，膀胱残余尿量大于 50ml 临床认为异常。

2. 最常用的肾脏超声检查切面　肾脏超声检查主要的目的是发现急性肾损伤发生的可能病因和观察肾脏的灌注，从而指导 AKI 的治疗。急性肾损伤肾脏的体积可能没有变化或轻度增大，而慢性肾脏疾病肾脏可能缩小，如高血压性肾脏病。因此测量肾脏大小有助于判断肾脏功能不全发生的时间。临床上对移植肾及其并发症的动态观察，因其具有床旁、即时、无创的特点，尤其是可以采用多普勒技术对血流灌注情况的动态观察独具优势，有极大应用价值。经过肾门的短轴切面和肾脏的长轴切面即可满足肾脏大小的测量。但如果要相对全面地观察肾脏内的结构尤其是不同部位灌注情况，需肾脏长轴切面结合短轴上自上而下地扫查。

（1）肾脏的长轴切面：第一步，是将探头放置在腋前线肋缘下，与身体轴平行，探头指示点朝向头端。以肝脏或脾脏为透声窗，转动探头寻找肾脏，发现肾脏。左肾相对右肾靠上、靠后。在长轴切面上，一般将肾脏上极置于屏幕左侧，下极置于屏幕右侧。相对于躯体的长轴，肾脏下极向脊柱侧倾斜，沿着身体长轴轻微旋转探头可获得更为满意的肾脏长轴切面图像。第二步，根据屏幕上的图像进行探头的微细调整而不是继续参照体表标志，获得理想的目标切面。

（2）肾脏的短轴切面：沿肾脏长轴位将探头逆时针方向旋转 90°，可获得短轴图像（横）切面。为获得全面的肾脏内结构，需从头端向尾端沿长轴逐步扫描肾脏的横切面。为全面评估肾脏动静脉和输尿管，需要获得经肾门的横断面。

切面的解读：肾脏的超声切面应对照其标准解剖切面进行分析。经肾门的长轴切面可测得肾脏的长和宽，而经肾门的短轴可测得肾脏的宽和厚。每侧肾脏都由纤维囊包裹。肾脏轮廓线是由肾周筋膜及其内、外脂肪形成。肾实质回声为肾轮廓包围，位于肾窦回声与肾轮廓之间，呈低回声带。肾实质回声分两部分：①肾皮质：肾皮质回声略高于肾髓质回声，但略低于肝和脾的内部回声。②肾髓质：肾髓质回声又称肾锥体回声，其回声低于肾皮质回声。肾窦：又称肾集合系统，指位于肾脏中央的不规则稍强回声区，包括肾盂、肾盏、肾内血管及脂肪等结构。如前所述，肾动脉从主动脉发出，经肾门发出分支，延续为垂直于肾表面的叶间动脉，叶间动脉在髓质椎体的基底部形成弓形小动脉，最后再发出进入皮质的小叶间动脉。彩色多普勒和能量多普勒超声图像上可观察到与肾脏组织结构相对应的血管图像。

二、重症肾脏超声的临床应用

（一）重症肾脏超声与 AKI 病因诊断

1. 肾后性 AKI　Gamss 等最近的一项回顾性研究显示 10% 的 AKI 患者存在肾积水，并且与盆腔占位、肾脏或盆腔手术史、神经源性膀胱等危险因素相关。泌尿系梗阻导致肾积水乃至肾后性 AKI 约占所有 AKI 的 5%，如果存在肾结石等基础疾病，发生泌尿系梗阻的概率则更高。泌尿系梗阻极易发生肾后性 AKI，并且及时解除梗阻 AKI 也很容易恢复；虽然无这些危险因素的普通 AKI 患者出现肾积水的可能性较小，但是重症患者因导尿管位置不正确、打折或是血块、絮状物堵塞等原因的假性少尿甚至这种情况下误用利尿剂而导致患者膀胱内大量尿潴留并不罕见，也是一类特殊的肾后性梗阻，且可导致或加重 AKI。因此为避免肾后性 AKI 的发生或加重，及时诊断泌尿系梗阻十分重要，而超声可及时简便地诊断泌尿系梗阻，敏感性接近 95%。超声因其优势，成为多家英美医院诊疗 AKI 流程中必经一步，成为排除泌尿系梗阻第一影像学选择，并被写进了英、美的 AKI 和放射学指南。可通过膀胱与输尿管的超声监测排查泌尿系梗阻导致的肾后性 AKI。

肾脏集合系统分离是泌尿系梗阻最重要的特征，表现为肾盂、肾盏扩张。根据肾皮质变薄的程度，肾盂积水可分成轻、中、重三级。轻度（一级）肾积水指的是集合系统轻微扩张；中度肾积水（二级）指肾盏圆钝，肾乳头消失，皮质轻微变薄；重度肾积水指肾盂、肾盏显著扩张伴随皮质变薄。但是，重症患者中常见集合系统的扩张程度与梗阻的严重程度不相关。急性严重的梗阻可能早期肾脏超声看不到显著的肾积水；持续使用利尿剂、感染、反流等也可见肾积水，但没有泌尿系梗阻。RI 对除外梗阻有一定的帮助，存在梗阻时 RI 往往大于 0.70。采用超声多普勒检测输尿管喷尿情况是判断梗阻的另一个办法。如果单侧输尿管喷尿消失常常意味着泌尿系梗阻。但双侧输尿管喷尿消失有可能是无尿，而不能确定是梗阻。联合使用 RI 和输尿管喷尿可提高超声诊断泌尿系梗阻的准确性。超声可明确大部分梗阻的原因，如结石、腹膜后占位、妊娠期子宫等。泌尿系结石是泌尿系梗阻最常见的原因，但是输尿管结石有时不易被超声发现。老年患者，尿内多沉渣和絮状物，常致尿管堵塞、尿潴留，二维超声即可排除假性无尿。对于血尿的患者，尿管常出现被血块阻塞的情况，此时定量测量并结合血色素变化对出血和尿量的评估有很大帮助。

2. 肾性 AKI 肾性 AKI 包括缺血或内、外源性毒性物质导致的急性肾小管坏死、肝肾综合征、急性肾小球肾炎或间质性肾炎、恶性高血压等。大小正常的肾脏常常是新出现的 AKI，而缩小的肾脏可能存在慢性肾脏病变。通过二维超声就可以较容易地看到肾脏缩小、皮质变薄等慢性肾功能衰竭的表现，容易被超声识别，而肾脏体积增加、皮质增厚等表现并不常见，并且超声对于上述弥漫性的肾性 AKI 的判断缺乏特异性。但是慢性肾衰竭和多囊肾等超声表现提示肾脏储备功能的下降，可提高我们对慢性肾功能不全基础上的 AKI 的警惕，有助于发现肾脏占位、多囊肾、慢性肾脏疾病导致的肾萎缩等基础肾脏病变和肝硬化等相关病变。二维超声还可以容易地识别肾脏内或包膜下巨大血肿、肾脓肿、肾盂肾炎。肾脏各级血管的动、静脉血栓则可通过彩色多普勒发现。

3. 肾前性 AKI 全身和肾脏血流动力学状态紊乱导致的 AKI 属于肾前性 AKI。重症超声不仅能判断是否存在全身或肾脏血流动力学紊乱，还能对紊乱的程度做出定量或半定量的诊断以及动态监测血流动力学的变化并指导血流动力学的调控，因此对诊断甚至是指导治疗肾前性 AKI 有很高的临床价值。全身或肾脏血流动力学不稳定是肾前性 AKI 的重要原因。

（二）重症超声与肾脏血流动力学监测

重症超声在全身和局部两个层面发挥肾脏血流动力学监测作用：通过心肺超声指导包括肾脏在内的全身血流动力学调控；通过肾脏超声监测指导肾脏灌注的维护。

1. 心肺超声与全身血流动力学 肾脏是全身血流动力学的一个重要"用户"，全身血流动力学的稳定是维持肾脏充足的灌注的基础。充分的肾脏灌注既需要足够的血流量，又需要充足的灌注压。在正常机体，肾血流量是具有自身调节功能的，即在一定范围内 [血压在 80~180mmHg（10.64~23.94kPa）]，无论血压如何波动，肾脏都能通过自我调节功能使肾血流量维持相对稳定，使到达肾小管的溶质量相对不变，以控制其再吸收和排泄。而当血压超出这个范围时，如在小于 80mmHg（10.64kPa）或大于 180mmHg（23.94kPa）时，肾血流量的自身调节便不能维持，肾血流量将随血压的变化而变化。在肝硬化、感染、全身炎症反应综合征和心力衰竭等病理情况下，上述机制可以发生改变，肾血流量也将随之发生变化，肾脏对心输出量和灌注压的需求也可能发生改变。

心肺超声（包括下腔静脉的超声）可全面地评价心功能、容量状态和容量反应性，从而指导血流动力学的调控，避免容量过多或过少。目前一些成熟的超声流程能更加方便、快速地解决临床问题。心肺超声可以在全身血流动力学调控的层面上对 AKI 的诊疗提供有力的帮助。

2. 肾脏血流动力学评估 虽然全身的血流动力学稳定是肾脏血流动力学稳定的基础，但是全身的血流动力学状态还不能代表肾脏的局部血流动力学状态。感染性休克时，心输出量可能高于"正常值"，但有可能仍然不能满足肾脏的需要；另外即使在正常血压下，如果存在引起入球小动脉和出球小动脉对上述调节机制反应变差的因素，也可导致肾小球滤过率下降，引起急性肾损伤。

随着血流动力学理念的不断更新，血流动力学支持的目标也在不断变化，与肾脏相关参数逐渐成为血流动力学连续与动态监测的项目之一。从组织器官灌注导向的血流动力学支持的层面上讲，肾脏灌注状况的监测不仅仅是诊治 AKI 的需要，更是血流动力学监测中重要的一部分。为实现对休克时微循环的监测，诸多学者专注于"正交偏振广谱成像（OPS）"和"旁流暗场成像（SDF）"等观察舌下微循环的变化以评估休克的程度和对治疗的反应。事实上，针对肾脏微循环的监测技术也在不断进步，在这方面，重症超声的作用不断被开发和利用，并且相关研究显示，对没有超声经验的医师进行为期半天的培训，就能获得相对满意的 RI 和半定量评估的超声结果。

（1）RRI 的价值：近来的一些研究开始关注 RRI 如何指导肾脏灌注的调控。Dewitter 等对 96 例脓毒症患者进行研究，发现未合并 AKI 的患者的 RRI 中位数（0.72）较暂时性 AKI（0.75）和持续性 AKI（0.77）患者低。只是在未合并 AKI 的患者中 RRI 与平均动脉压（mean arterial pressure，MAP）有弱相关，在使用去甲肾上腺素的患者中 RRI 没有显著差异，且与去甲肾上腺素的剂量无关。该研究提示不能只根据 RRI 确定理想的 MAP。

Schnell 等为了判断 RRI 对容量负荷实验的反应，观察了 3 个 ICU 的 35 名做容量负荷实验的患者，其中 17 个患者有容量反应性。RRI 不论是在容量有反应组还是无反应组，扩容前后均未观察到显著的变化。在无 AKI、暂时 AKI 和持续性 AKI 三个亚组，也没有发现扩容后的每搏量变化与 RRI 有相关性。RI 对容量反应的价值由此得到了怀疑。而最近，De Backer 的团队不是采用全身血流动力学对容量复苏的反应性分组，而是使用以 RI 代表肾脏血流动力学的分组方式，研究了 49 例急性循环衰竭的成人患者肾脏叶间动脉 RI 在容量复苏中对尿量的预测价值。同时，作者们还对同一患者 RI 的变异性和不同操作者所得数据的一致性进行了评估。该研究得出结论：在尿量增加之前就可以通过多普勒超声发现肾脏血流动力学的改变，RI 对尿量增加的预测价值优于平均动脉压和脉压。对比两个结果似乎相悖的研究，RI 对容量反应性的评估价值或许体现在了更细致的层面上。相信会有更多的研究使这个问题越来越明朗。

容量过负荷或其他原因导致的高中心静脉压可引起肾脏血液回流障碍，参与 AKI 的病理生理过程，通过二维超声监测下腔静脉宽度和变异度，调控肾脏的后负荷有助于 AKI 的诊断与治疗。

（2）超声造影与肾脏灌注：超声造影在肾脏肿瘤和移植方面的研究已经在十几年前屡见报道，但是与 ICU 重症患者或 AKI 相关的研究仍相对较少。

Schneider 等对 10 例健康受试者进行超声造影并测量基线时、注射低剂量 [1ng/（kg·min）] 和高剂量血管紧张素 II [3ng/（kg·min）] 时以及口服卡托普利 1h 后的灌注指数，同步采用对氨基马尿酸清除法测量有效的肾血浆流量，发现对应四个时间点的"灌注指数"中位数分别为 188.6、100.4（-47%；P < 0.02）、66.1（-65%；P < 0.01）和 254.7（+35%；P > 0.2），而对应的有效肾血浆流量分别为 672.1ml/min、572.3（-15%，P < 0.05）ml/min、427.2（-36%，P < 0.001）ml/min 和 697.1（+14%，P < 0.02）ml/min，"灌注指数"与有效肾血浆流量的变化相互平行，从而认为 CEUS 可检测血管紧张素 II 和卡托普利导致的肾皮质微循环的变化。Imamura 等为观察非甾体类抗炎药对健康人肾脏血流动力学的影响，给 10 名健康受试者服用不同的非甾体类抗炎药，服药前后每天做两次 CEUS，实时记录图像，计算感兴趣区的信号密度并通过软件描记时间–密度曲线，发现服用双氯芬酸钠后平均峰密度显著下降（分别为 26.0×10^{-4} AU + 17.4×10^{-4} AU 与 19.2×10^{-4} AU + 12.0×10^{-4} AU；P = 0.022），但服用依托度酸前后没有显著变化。Dong 等采用丙三醇注射法制作新西兰兔急性肾功能衰竭模型，然后在不同时段采用 CEUS 对肾皮质进行实时定量评估，并与血肌酐和尿素及彩色多普勒图像进行比较，发现达峰时间和曲线下面积（AUC）在丙三醇注射前为（5.86 ± 2.57）s 与（124.4 ± 46.7）dB/s，注射后 6h 为（7.66 ± 2.05）s 与（288.1 ± 64.9）dB/s，前后有显著差异，P < 0.05；曲线升支斜率和降支斜率由（3.00 ± 1.22）dB/s 和（0.19 ± 0.15）L/s 降至（2.80 ± 1.45）dB/s 和（0.09 ± 0.02）L/s

（P<0.05）；24h后只有AUC显著升高。可见在该肾功能衰竭模型中早期6h，CEUS定量指标可预测肾皮质血流动力学改变。

最近的报道采用CEUS监测特利加压素对肝肾综合征这一特殊类型的AKI肾功能的改善作用，是CEUS在临床上监测肾脏血流动力学的又一研究，该研究发现，CEUS可以探测到肾皮质微循环对特利加压素的反应但存在个体差异。

（3）肾血流半定量评分：半定量评分较RI容易操作，且能获得与RI近似的肾脏功能相关的信息。Bude等首次报道了PDU对肾皮质血流灌注的显像能力，此后，有众多学者使用PDU探讨各种肾脏疾病对肾脏血流的影响。目前用于AKI的临床研究仍然较少。半定量评分虽然没有CEUS的定量方法精确，但是检测简单迅速，有一定的应用前景。

（4）超声动态评估肾脏灌注技术：2004年，德国学者Scholbach首次提出DIPM技术，并应用于肾脏功能的评估，近年来其应用已扩展至其他领域，但是有关ICU重症患者相关的研究鲜见报道。DTPM技术初期临床应用证实其可敏感、真实地反映血流动力学变化，有望成为揭示器官组织血流灌注与其功能及疾病发生、发展相互影响的重要手段，为临床决策提供新的血流动力学指标。但其也存在一定的局限性：对血流显像的图像质量要求较高，因此彩色超声仪器及功能需达到一定要求；标准化图像采集，即彩色多普勒频率及彩色增益需保持在一定合理的范围内，其为进行比较的先决条件；需离线分析，ROI的大小和形状应根据需要选取。这些不足可能会一定程度上限制其在不便改变体位和需实时、动态监测的ICU重症患者中的应用。

（三）重症超声与AKI预后

1. 肾脏阻力指数 重症超声在AKI预后中研究最早、最多的就是RRI。较早的研究多集中在RRI对AKI的诊断和预测方面，其中部分研究证实其在肾移植、脓毒症等患者的AKI方面具有一定的预测价值。Darmon在一家24张床的内科ICU观察了51名患者，35人发生了AKI，其中22人AKI>3d（定义为持续性AKI），非AKI组、短暂AKI和持续AKI组的RRI中位数分别为0.71（0.66~0.77）、0.71（0.62~0.77）、0.82（0.80~0.89），P=0.0001，并发现RRI能比尿量更好地诊断AKI，从而得出RRI可预测、可逆性AKI的结论。Bossard等则针对另外一类AKI的常见人群——心脏外科术后患者RRI进行了研究，探讨是否可以像脓毒症患者一样使用RRI早期预警AKI的发生。该研究共纳入了65名60岁以上的老年患者，全部经历了心肺转流术且没有心律失常，血流动力学稳定，但都有动脉炎、糖尿病或肌酐清除率下降等一项以上的AKI危险因素，在术后立即测量RRI。结果显示：发生AKI的患者RRI显著高于没发生AKI的患者（0.79 vs0.68），不需要透析的AKI患者与需要透析的患者之间也存在差异，RRI分别为0.77和0.84，术后即刻RRI>0.74可预测延时的AKI，具有高度敏感性和特异性（0.85和0.94）。Schnell等还将RRI结合胱抑素C等AKI生物标记物预测AKI的发生，发现RRI的预测价值优于胱抑素C。

2. 能量多普勒 陈秀凯等应用能量多普勒超声监测40例AKI患者的肾脏血流，并采用4级半定量法进行评分，按照PDU评分结果对患者进行分组，发现3分组的ICU病死率和28d病死率均低于2分组和1分组；3分组中AKI分期3期人数少于2分组和1分组（分别为1、4、9例）[$X^2=16.103$，自由度（df）=4，P=0.003]，且持久性AKI人数少于2分组和1分组（分别为3、9、10例），差异有统计学意义（P<0.05）；肾脏能量多普勒超声评分（<3分）与死亡和行长期持续肾脏替代治疗（>3d）结局密切相关（P<0.05）。该研究认为PDU可用于AKI患者的肾脏血流动力学监测，并可根据PDU评分评估AKI的严重程度和预后。

（四）CRRT中重症超声的应用

CRRT中重症超声的应用主要体现在两个方面：一是血流动力学的监测，实施CRRT的患者对血流动力学尤其是容量的调控有着更高的要求；二是静脉通路的建立，通畅、安全的中心静脉置管是CRRT实施的基本前提，重症患者常常存在肢体肿胀、凝血异常、体位欠佳等各种特殊性，超声导引下的中心静脉置管可大大提高其成功率而降低其并发症尤其是致死性并发症的发生率。

三、重症肾脏超声的局限性

随着重症超声技术的逐步普及，AKI 甚至是休克的治疗都因此得到了推动，但是任何技术和设备都有其长处和短处。像战场上的士兵要熟悉自己的每一件武器一样，我们 ICU 医师作为抢救重症患者的特种兵，更要熟悉我们所使用的各种设备的特性。本节重点讨论重症肾脏超声技术评估 ICU 患者的诸多局限性。其中有些局限性是应用于普通患者时也需要面对的，还有些局限性属于 ICU 重症患者的"专利"。重症患者因移动不便而保持的仰卧位、监测与治疗设备对身体的限制、不合作，检查部位存在水肿，脓肿，切口、敷料及被气体和肋骨遮挡等都是超声的劣势。如何克服超声的局限性，获得满意的肾脏和膀胱图像，并对所获的图像做出合理的解释，既是临床中重要的实际问题，也是相关研究中有前景的课题。

（一）超声技术固有的局限性

1. 床旁超声成像仪的能力　为方便移动，ICU 中一般配置的是相对小巧的便携式超声仪。虽然技术的不断改进让便携式超声仪的性能逐步提高，在开机速度等方面也有一定的优势，但成像能力较大型的固定式超声成像仪还是有一定的差距；在深度、取样窗、血流测量角度和流速范围的精细调节方面也相对有限；部分超声仪由于软件的配置不足不能满足超声造影等技术要求。不同的超声设备在心脏、腹部器官和血管与小器官检查能力方面各有侧重，购置设备的初衷或许不是针对肾脏相关的监测要求，使用过程中就可能不能满足临床和科研的需要。为较好地利用超声技术实施肾脏灌注等 AKI 相关的监测，需要超声仪具有肾脏、膀胱相关的影像和参数的检测能力；能够监测到较低流速的血流（20~30cm/s），以便于监测 AKI 时低流速的叶间动脉的血流动力学参数；有对所需参数进行计算和记录的相关软件，能方便地留存数据，便于动态地调控治疗和进行科研的统计；具有进行超声造影所需的程序，定量监测肾脏的血流动力学改变；具有软件升级的能力，以便把前沿的超声技术不断地补充和"移植"到肾脏的监测中。

2. 探头的局限性　通常情况下我们选择 3~5MHz 的凸阵探头（俗称腹部探头）用于肾脏和膀胱的检查，适合大多数重症患者的肾脏检查。但是由于腹部探头对近场显示能力的局限性，所以不适合检查儿童、过于消瘦的患者的肾脏和移植肾，换用高频（5~7MHz）直线线阵探头（俗称血管探头）更为合适。当然高频探头的清晰程度相对较低，这也是不尽如人意的地方。而经肋间观察时，2~4MHz 相控阵探头（俗称心脏探头）因其探头的工作面积小，可以顺利地通过狭窄的肋间，有较强的穿透力，必要时可考虑选用；但清晰度和图像质量稍差。可见每个探头都有其优势和局限性，因此为了能最大可能的完成肾脏超声监测，无论选择什么品牌的机器，都应该配备至少这三个基本的不同频率的探头。还值得一提的是，肾脏和膀胱检查的预制程序一般在腹部探头的程序内，当选择其他探头时，常常不能方便地测算所需的数据，超声仪的技术支持最好有能力协助我们在更换探头时能按需选择程序。

3. 气体的障碍　气体是超声波的"天敌"。虽然肺脏超声恰恰利用了超声技术的该劣势而变废为宝，但肠道气体对肾脏的超声检测的影响还是难以回避。此时应尽力减少肠道气体，避开积气的肠道和适度肠管加压排除检查部位的气体进行检查。经胸壁、经侧腹部、俯卧位和以肝脾做透声窗都是替代的选择。当患者过于消瘦时，经肋间检查时，探头不能和胸壁全面的贴合，也会因探头和胸壁之间的气体而影响检查。充足的耦合剂或是表面放置水囊可起到一定的作用。气胸和腔镜手术后的皮下气肿在 ICU 中也并不少见，适度对局部加压使气体移动，可促进部分患者得以完成肾脏、膀胱的超声监测。

4. 肋骨的遮挡　超声对骨骼有限穿透力也部分限制了藏在肋弓下那部分肾脏的检查。上文已述及通过更换体积较小的相控阵探头和使用较多量的耦合剂辅助可获得经肋间的肾脏超声图像，但图像的分辨率相对较低。

5. 评估肾脏灌注能力的局限性　肾血管阻力指数（renal resistive index，RRI）、能量多普勒和超声造影在肾脏灌注评估方面起到一定的作用，也存在一定的问题。其中 RRI 的测量对患者的体位、呼吸动度、血管走向及测量者的技术要求较高，测量误差较大；超声造影对设备的要求较高，造影剂频繁注射所需的费用较高；能量多普勒的半定量评分对需要精细调整肾脏血流动力学的患者来讲尚不够精确。超声技术在评估肾脏灌注方面有很广阔的前景，但较多的研究针对这些技术对 AKI 预后的评估，这些技术在指导肾脏灌注的调控方面仍缺乏足够的证据。

（二）重症患者的疾病特点对肾脏超声检查的限制

1. 体位的限制 体位在 ICU 是件很重要的事情。半坐位是 ICU 患者的常规体位，以减少呼吸机相关性肺炎、腹腔术后膈下脓肿的产生，利于胸腔、腹腔的引流等；低坡卧位为颅内高压尤其是颅底骨折的患者所需的体位；俯卧位通气又是急性呼吸窘迫综合征患者的一项重要治疗。肾脏超声检查常常需要一个特定的体位和按需改变体位。重症患者所要求的体位却常常与超声检查所需体位相冲突，改变体位又常常很不方便。行仰卧位肾脏超声要求患者尽量平躺，避免头部和（或）躯干抬高，有利于肋缘下肾脏的显露，行超声检查时就需要先暂停半坐位，改为平卧位。短时间坐位改平卧一般均可行，难度不大。但仰卧位仍不能提供足够的视野时，理想的体位或许是侧卧位或俯卧位，对于正在实施俯卧通气的急性呼吸窘迫综合征的患者可趁机完善检查，但在颈腰椎、骨盆等部位创伤或手术后、肝移植术后、腹腔感染等重症患者超声检查体位和其他治疗所需的体位在时间上可能存在冲突，甚至有时不可能做到。及时有效地对骨折内固定或外固定、协调检查与护理治疗的时间，既有利于原发病的治疗，也有利于完善超声监测并进行后续的超声导向的治疗。还有一些体重超大的患者使用气垫床时，身体常常会陷入气垫内一定深度，也不利于仰卧位在腋前线或腋中线行肾脏超声检查，此时应调整至合适的气垫充气压力，或是暂时放空气垫以获得满意的仰卧体位；当然给他们改变体位检查更不容易，常常需要多人的协助才能完成。

2. 腹胀的影响 腹胀是在重症患者中很常见的症状，也是腹腔高压常见的原因。部分患者的急性肾损伤就与腹胀和腹腔高压有很大关系。超声检测此时的肾脏血流临床意义重大，但是腹胀常常伴随肠道积气，如前所述肠道气体对经腹的肾脏超声检测有很大影响。经胃管胃肠减压排气、肛管肛门排气、肠道气体消减剂等对减少肠道气体有一定的帮助，既是疾病治疗的一部分，又有助于超声检查和监测，但其作用常常很有限，也很难立竿见影。俯卧位经背部检查确实为一有效的办法，前面已经讨论，俯卧位有时又难以实现。将探头在检查部位适当加压一段时间，可驱赶肠道气体离开检查部位，改善图像的质量。也有推荐胃内注入液体做透声窗的，但重症患者的原发病或手术常常并不允许。经肝、脾等透声窗倾斜检查平面进行扫查也是常常采用的方法。

3. 疼痛和躁动 镇静、镇痛、沟通不充分、床位或体位不舒适等导致重症患者出现疼痛和躁动，不能配合屏气等超声要求的动作，甚至不能保持安静固定的体位。肾脏超声检查尤其是测量肾血管阻力指数时，需要患者尽可能减少移动。为获取稳定的图像和所需的参数，需要充分理解患者的诉求，并辅以加强镇静、镇痛。镇静、镇痛的方案可参考相关的指南。

4. 呼吸的影响 生理情况下，肾脏随呼吸可上下移动 2~3cm，呼吸困难、呼吸频率过快或潮气量过大、膈肌活动幅度太大或移动过快，都会导致肾脏受牵拉而移动幅度或频度增加，增加超声检查的困难。一方面肾脏频繁快速地躲入肋缘之下，缩小了肾脏的检查窗口；另外难以在快速移动的血管上放置取样窗并获得稳定连续的血流频谱和测量流速、血流速和阻力指数等。吸气过程检查本可增加不被肋骨遮盖的肾脏体积，但在呼吸过快时吸气时间会明显缩短，影响获得图像的质量，及时和适当的有创和无创机械通气可降低部分患者的超声监测难度。机械通气的患者可以相对安全地使用镇静镇痛治疗，从而有利于超声检查的配合；检查时增加镇静、镇痛剂的剂量和加用肌松剂、调整呼吸机参数、合适的体位、适度的吸痰，都是减少肾脏移动幅度可以考虑的措施。必要时也可开始配合使用呼吸机的呼吸暂停键，从而短时间固定肾脏和肾脏的血管，获得满意的图像和参数。

5. 合并肝脏病变 正常情况下，肾皮质的回声比邻近的肝脏和脾脏稍微弱一些，肝脏和脾脏既是肾脏的透声窗也是其回声强度的参照物。重症患者常常存在多器官功能的障碍或有多种慢性疾病，肝脏亦常常是受累器官之一或是患者原本存在肝脏疾病。此时肝脏的回声可能增强或减弱，如果仍以肝脏回声强度做基线，对比评价肾脏回声将会导致误判。此时应注意对比肾脏皮质和肾窦的回声，如出现肾脏皮质回声接近肾窦回声，提示可能存在严重的肾脏损害。但是也要注意年龄的影响，ICU 中老年患者所占比例不断提高，老年人的皮、髓质回声差异常常不那么显著。

6. 泌尿系梗阻与肾盂扩张的不一致 输尿管、膀胱和尿道内外的梗阻常常出现肾盂扩张。肾盂扩张的程度结合皮质的厚度也常常反映泌尿系梗阻的程度和发生时间。单侧"喷尿征"消失结合肾盂扩张能更好地帮助诊断泌尿系梗阻。但是在重症患者如未见肾盂扩张，或是双侧"喷尿症"消失却并不能排除泌尿系梗阻，因为梗阻之外的原因导致的肾功能不全可能出现少尿甚至无尿，如各种原因导致的休克、容量不足。还有部分非泌尿系梗阻的患者，如感染、持续地使用利尿剂等原因，可出现肾盂肾盏的扩张，但并没有泌尿系的梗阻。超声监测此时要结合其他超声表现、病史以及对治疗的反应综合判断，动态检查尤为重要。此外，肾积水的程度不一定与病情急性度和梗阻程度相一致。近期发生的严重的梗阻可能仅表现为轻度的肾积水。同样严重的肾积水可能是既往疾病所致，而与急性疾病无关。单侧肾盂积水相对容易做出泌尿系梗阻的诊断并找到梗阻的原因，但是双侧肾盂积水也可见于正常妊娠时增大的子宫或泌尿系统之外的肿瘤的压迫。

（三）治疗与监测措施对重症肾脏超声的影响

1. 检查区域伤口　检查局部有烧伤创面、重症患者下胸部和腹部近日手术后的切口、敷料和胸带、腹带的存在虽然不是该区域肾脏超声检测的禁忌，但给超声监测带来了一定的不便。需要在超声检查前后更换敷料，超声检查需注意在无菌保护性下进行。

2. 导尿管　充盈膀胱是膀胱超声检查最常用的准备，但是 ICU 患者大多放置了 Foley 导尿管，膀胱空虚不利于双侧输尿管喷尿状况的床旁评估，但对于多数情况下评估患者是否是真性无尿不受影响。必要时可经尿管注入无菌生理盐水再夹闭尿管后进行检查。

3. ICU 有创监测和有创治疗　重症患者常常需要接受动静脉压力、心输出量等监测和机械通气、血液净化、主动脉内球囊反搏、体外膜氧合（extracorporeal membrane oxygenation，ECMO）等有创治疗，这些监测和治疗手段首先是限制了患者的自由体位，超声监测所需要的理想体位常常不能实现。其次，呼吸机等治疗可能影响肾脏的位置和活动范围。另外，主动脉内球囊反搏、ECMO 等治疗对肾脏乃至血流动力学产生一定的影响，导致超声应用的受限，其中 ECMO 影响最有特点。ECMO 产生的血流与患者自身的搏动性血流不同，属于连续性血流，此时行肾脏的 RI 检查，肾脏各级血管的峰流速和谷流速都会受到影响，RI 也必然受到很大的影响，此时这些参数的正常值尚不得而知，指导血流动力学的调控则更加困难。

（四）图像和参数解读的多因素影响

解读肾脏超声的图像和参数要考虑到可能产生影响的肾脏内外的各个因素。分析能量多普勒图像时，探头或肾脏的移动可产生伪像，解读图像时还要注意首先辨别真伪。以肾脏的阻力指数为例，直接与 RRI 大小有关的是肾脏血管的峰值和谷值流速，相关血管的管径和张力的变化可对两者产生影响，从而影响 RI 的大小。休克、肾血管血栓形成等是 RI 常见的血管因素，因此在近年来多项研究中可以看到 RRI 在评估休克、AKI 的预后时有一定的帮助。而肾积水、肾脏血肿、腹腔高压肾脏内外的非血管等也均可对肾脏血管产生压迫，从而间接影响 RI。早些年的诸多文献介绍 RRI 在泌尿系梗阻中的应用价值。文献中的研究对象常常是某一特定的人群或是某种动物模型，但临床工作中影响 RRI 的因素可能会混杂在一起，如腹腔高压合并低血容量休克，或是泌尿系梗阻导致的感染性休克。RRI 高低和 RRI 的动态改变究竟是来自肾外因素还是肾内因素，常常难以严格区分。

总之，与其他任何一项检测技术一样，重症超声技术亦存在诸多不足，我们应在充分理解其影响因素的基础上，在临床上规避不良影响，充分发挥其优势，从而达到监测肾脏灌注和功能的目的。同时相信，随着重症肾脏超声技术在临床上的广泛应用和更多科学研究的开展，该技术的进步必将日新月异。

（乔元元）

第五节　经颅多普勒超声

经颅多普勒（transcranial Doppler，TCD）超声检查是利用多普勒效应进行颅内血流检测的手段，具有无创、便捷、可重复并且可以连续和动态监测的优点。然而，像其他超声检查一样，其参数获得的准确性对于操作者的技能具有高度的依赖性，常需较长时间培训。而对于重症患者，脑血流状态的评估往往是困难的，TCD无疑提供了一种现实的解决方案。

一、基础和原理

（一）经颅多普勒超声原理

受限于颅骨骨质的影响，超声对于颅内情况的检查是困难的。经颅多普勒超声的临床应用始于1982年，使用穿透力较强的低频探头（小于等于2MHz），从颅腔的天然孔径（如枕大孔）或骨质菲薄处（如颞窗和眼窗）进行超声扫描（图3-3），利用血流的超声多普勒效应对颅底动脉血流（Willis环水平附近）进行检测。但由于技术原因，仍然难以获得清晰的二维图像。

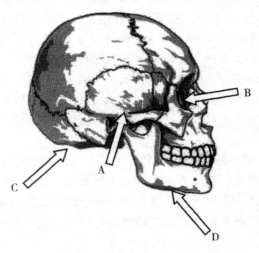

图3-3 声窗
A. 颞窗；B. 眼窗；C. 枕窗；D. 颈部颅外段

多普勒效应的物理原理在于当声源与接收者存在相对运动时产生多普勒频移，当声源靠近则声波信号波长变短（频率上升），声源远离时，则声波信号波长变长（频率下降），通过测量计算频率的变化可以获得声源的相对速度。由于多普勒频移会受到入射角度的影响，角度越小，测量误差就越小，反之测量误差增大（图3-4）。因此，TCD在探测颅底动脉血流时，需注意选择适当的检测声波入射角度，避免造成测量误差，具体方法：①操作者和受试者均需选择稳定的体位避免晃动。②常用监测体位为受试者取平卧位，操作者位于受试者顶部，手肘有支撑物保持稳定。③检测时尽量手持探头顶端减少晃动。④探测前循环时首选颞窗，需反复微调声波入射角度寻找最大血流信号，间接证实获得最佳角度，亦可保证再次检查时的重复性。

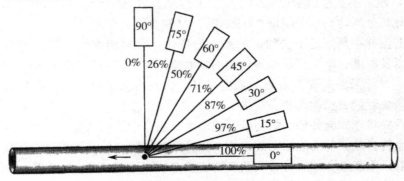

图3-4 多普勒频移与超声观测角度

（二）经颅多普勒超声相关血管解剖

脑动脉血流供应包括以颈内动脉为主的前循环和以椎-基底动脉为主的后循环，前后循环通过双侧后交通动脉连接，加上前交通动脉共同构成了脑侧支循环最重要的代偿结构——Willis 环，又称脑动脉环，位于颅底之上，由前交通动脉、双侧大脑前动脉起始段、双侧颈内动脉终末段、双侧后交通动脉和双侧大脑后动脉起始段吻合而成。

前后循环动脉供应不同的脑区，临床上需将 TCD 检测结果与症状体征和影像学结果结合共同判断脑血流供应状况。

（三）脑血流动力学基础

1. 脑血流与脑代谢　脑的密集的电生理活动需要匹配的脑血流供应。成人脑重量约占体重的 2%，却消耗机体 20% 的氧和接近 60% 的 ATP，而脑并无真正意义上的代谢底物储备，底物供应完全依赖于脑血流供给，脑血流量占心输出量的 15% ~20%，循环终止 5~6s 即会出现意识障碍，5~6min 即可造成神经不可逆损伤。因此，维护脑血流与代谢的平衡匹配在临床上至关重要。此外，脑血流灌注的功能是多样的，并不仅仅是为脑组织供应代谢底物（葡萄糖、氧等），基本的功能还包括散热和清除二氧化碳等。因此，生理上，脑血流量并不是一成不变的，无论在全脑还是局部都需要精密的调节。简而言之，脑电生理、代谢和血流之间存在偶联关系，脑血流的变化更大程度上是为了满足脑组织的代谢需求和维护脑内环境的稳定。

2. 脑血管自动调节功能和血-脑屏障　脑自我维护的核心功能在于脑血管自动调节功能和血-脑屏障。从神经血管单元的角度审视，脑血管自动调节功能和血-脑屏障实际上是密切联合的一体，其本质在于根据脑的代谢需求、灌注压力以及内环境等因素综合作用调节脑血流量和维持脑内环境稳定。如脑血流调节功能示意图所示，生理状态下，通过调节脑血管直径改变脑灌注阻力，脑血流具有一定的综合调节适应能力。

脑血流的压力调节：正常人群，当脑灌注压在 50~150mmHg（6.65~19.95kPa）的生理区间波动时，通过脑血管舒缩使阻力适应压力变化，这是生理上最重要的维持脑血流量稳定的功能。当超出生理区间意即超出脑血管收缩舒张极限时，脑血流与脑灌注压呈线性关系。病理状态下当脑血管自动调节功能完全丧失时，脑血流呈压力依赖性改变。而当颅内高压或脑血管自动调节功能部分受损时，可以观察到脑血管压力调节功能的有效区间的缩小，脑血流综合调控能力变得极其脆弱，血压稍有波动即容易造成脑组织的缺血或充血，进而造成或加重脑组织灌注损伤。

脑血流的二氧化碳反应性：生理状态下，脑血流对二氧化碳的变化极其敏感，当二氧化碳分压在 20~80mmHg（2.66~10.94kPa）区间时，每 1mmHg（0.13kPa）的二氧化碳分压变化约可造成脑血流 3%~5% 的变化。

脑血流的氧分压调节：生理状态下，由于脑血流的充足供应，动脉氧分压的变化 [50~150mmHg（6.65~19.95kPa）] 通常不会造成脑血流的改变，但当动脉氧分压小于 50mmHg（6.65kPa）时，脑血流迅速增加，当动脉氧分压达到 30mmHg（3.99kPa）时脑血流会增加 100%。

综上所述，脑血流并不是恒定不变的，脑血流的变化是多种因素综合作用的结果。尽管脑的灌注压、氧、二氧化碳以及温度、电生理活动等构成的脑血流调节机制是复杂的，但归根结底是通过调节脑血管的直径（即收缩与舒张脑血管）来调节脑血流量。这就给临床通过超声检测脑血流速度变化来反映脑血流量变化和脑血管调节功能的状态提供了可能性。

当患者处于危重症状态如脑外伤、蛛网膜下腔出血、脑卒中、颈动脉病变以及休克时，脑血管自动调节功能受损，脑血管自动调节功能状态的评估变得异常重要。无论是探寻脑部病变还是了解全身状态对脑功能状态的影响，重症患者脑血管自动调节功能状态的评估都具有核心价值，对临床治疗策略的制订、方案的调整以及治疗的反应性评估等具有重要的意义。

（四）颅内压增高

脑水肿和颅内压增高是多种颅内和（或）颅外病变的常见表现，但通常脑水肿和颅内高压并不是单独的疾病，治疗决策时需分析原因标本兼治。颅内高压造成的后果通常可分为两类，一类是物理性压迫和脑组织牵拉移位，严重时出现脑疝；另一类是灌注性损伤，颅内高压导致脑组织灌注阻力上升，有效灌注压或灌注量不足，进而导致缺血性脑损伤。

脑水肿的形成与脑血管自动调节功能受损和血 - 脑屏障破坏密切相关。单独从灌注角度讲，脑血管自动调节功能受损时，脑充血和脑缺血既可以是灌注损伤的不同表现，亦可以是同一病理生理状态的不同阶段。脑充血和缺血同样可以导致脑水肿和颅内高压，治疗上却截然相反。因此，临床上需通过TCD监测，判断颅内高压和脑血流灌注的充血或缺血状态，了解脑灌注压变化对脑血流和颅内压的真实影响，从而相应调整重症脑血流动力学管理策略，真正做到标本兼治。

二、检测和解读

（一）体位和声窗选择

由于需确保操作的稳定性，受试者多采取平卧位，后循环检测时偶可采用坐位，但通常不适用于重症患者。常用的 TCD 检测方法分为常规检测和连续监测。常规检测为操作者在床边直接操作获得图像，适用于多数脑血流评估的状况，而连续监测则需要给患者佩戴专用 TCD 头架，调节固定探头经颞窗检测获得连续图像，适合于评估脑血流的压力和二氧化碳反应性、栓子监测等，可连续获得数个小时的数据，特别适合与全身血流动力学状态结合做动态评估。常规 TCD 检查最常用的前循环动脉检测声窗为颞窗，但有 10%～20% 的患者颞窗无法获得超声信号（中老年妇女多见），需被迫选择眼窗，眼眶骨质菲薄，但获得信号角度欠佳，尤其需要注意的是稍高功率的超声波即有造成晶状体损伤导致白内障的风险，因此，在进行眼窗超声检查时务必将超声功率调至最低。后循环动脉血流的检测通常选择枕窗。

（二）设备与测量

1. 设备　颅内动脉超声血流信号的获得可分别从两种超声设备获得：①专门设计的 TCD 机器，配有专业 TCD 探头，信号获得和数据处理俱佳，尚可安装专用头架进行连续监测，缺点是不能进行二维超声检测。②床旁全身超声设备，又称 TCCS（transcranial color - coded sonography），使用心脏探头进行检测，颞窗信号通过较好的患者可以获得颅底动脉环的二维彩色动态图像，缺点是声窗穿透率较专业 TCD 稍差，软件处理亦有改进空间，且价格较昂贵，不能安装头架进行连续监测。

2. 信号获得

（1）TCD：将涂有超声耦合剂的探头放在探测声窗，设置探测深度，调整增益值和采样区间，轻微调整角度寻找最佳血流信号，正常的 TCD 图像为探测深度的血流速度 - 时间曲线图。获得的结果包括频谱形态，类似于体循环动脉波形；血流速度（Fv）（cm/s）；通过内置公式尚可计算获得搏动指数（PI）和阻力指数（RI）。

（2）TCCS（transcranial color - coded sonography）：选择低频探头如心脏探头通过颞窗扫描，寻找大脑脚所在层面即大脑动脉环所在层面。然后启动彩色多普勒功能即可获得颅底动脉环的图像并调整角度进行测量。获得的频谱分析方法同上。

3. 确定血管　默认状态下，TCD 图像基线上方为指向探头的血流，下方为背离探头方向的血流。目标动脉是通过选择一个适当的声窗、探头角度、取样容积和取样深度获得，以血流方向、阻力（搏动性）和速度等综合判断。必要时尚可通过压迫近端颈动脉辅助判断鉴别。

三、结果判读

1. 流速数据　TCD 通过在不同深度血管的脉冲多普勒信号进行成像，接收的回波产生电脉冲经计算处理得出相关动脉血流的多普勒流速 - 时间曲线并合成频谱波形，进而得出收缩期峰值流速（PSV）和舒张末期流速（EDV）值。通常信号好时，内置程序可以自动描计波形轮廓获得收缩期流速（峰值流速）、舒张末期流速和平均流速（MFV），信号欠佳时需手动测量。

平均流速（MFV）是 TCD 的核心参数，计算公式为：$MFV = [PSV + (EDV \times 2)]/3$。大量研究

表明，平均流速（MFV）与脑血流量（CBF）变化相关性较好。但众多的生理和病理因素会对MFV造成影响。

当MFV增加时，它可能提示动脉狭窄、血管痉挛或高血流动力学状态；当MFV降低时，可能表明低血压、低脑血流量、颅内高压或脑死亡。节段性动脉狭窄和血管痉挛通常表现为局部5～10mm节段内增加的MFV，通常与无症状侧相比，大于30cm/s。

由于脑动脉存在自动调节功能，导致动脉的直径在综合调节时存在复杂的动态变化，仅当脑血管自动调节功能稳定时，动脉血流速度才可以间接反映脑血流量（CBF）。鉴于重症患者病情危重，脑血管自动调节功能受损可能性大，且触发脑血管自动调节功能的影响因素变化多端，故在评估重症患者脑血流量变化时，动态观察和连续监测的意义远远大于静态指标。并且，在评估重症患者脑血流状态时应尽量维持动脉血压、心输出量、二氧化碳分压、氧分压甚至体温、血色素和颅内压等处于稳定状态，并相应记录检测时的患者状态参数。

需要特别注意的是，动脉压力波形是动脉压力－时间曲线，其曲线下面积与心脏每搏输出量（SV）存在对应关系，因此，临床上常用压力指标（如平均动脉压MAP）代表难以计算的血流量指标（如心输出量CO）。同样，临床上计算曲线下面积较困难，因此常用计算公式获取平均动脉压，其公式为 $MAP = DBP + (SBP - DBP)/3$。当生理状态下动脉压力和波形处于正常区间，通过计算公式获得的平均动脉压与心输出量对应关系良好，但当非生理状态下，动脉压力和波形不在正常范围，对应关系即会产生误差，此时通过计算公式获得的压力指标不能直接反映流量指标，需要进行校准或直接测量曲线下面积。而TCD检测获得的频谱数据为动脉流速－时间曲线，只有在动脉直径不变的情况下，流速与流量存在对应关系，才可以用流速的变化反应流量的变化。但是，由于存在脑血管自动调节功能，脑血管的直径处于常态的调节变化中并且难以直接测量，而影响脑血管自动调节功能的因素众多，因此，TCD流速与动脉血流量的对应关系存在不确定性。在重症患者中直接通过计算公式获得的TCD平均流速来反应血流量的准确性尚有待商榷，更合理的方式可能在于计算动脉流速－时间曲线的曲线下面积微积分获得平均流速来反映动脉血流量变化。即便如此，通过TCD定量脑血流仍是困难的，重症患者的TCD监测应着眼于动态监测和趋势评估。

尽管倾向于使用MFV来评估脑血流速度与流量的关系，但仍有大量临床研究和实践中使用收缩期流速或峰值流速（PSV）来判断脑血流状态并取得进展。因此，测量值如PSV和EDV与计算值MFV的临床意义以及生理和病理状态下的MFV测量应是进一步研究的重点。

2. 搏动指数　TCD另一个重要参数是搏动指数（PI：Gosling's pulsatility index），PI提供了下游脑血管阻力的信息。计算公式为：$PI = (PSV - EDV)/MFV$。正常值范围为0.50～1.19。脑血管搏动性受体循环灌注（质、量、压力等）与脑血管自动调节功能（脑血管收缩舒张状态）的双重影响，既是体循环灌注和搏动性某种程度的体现，也是脑血管独立调节的结果。

PI升高，可能直接反映脑血管搏动性增高，间接反映的状态包括脑血管呈收缩状态、下游灌注阻力增高或颅内高压。

PI降低，可能直接反映脑血管搏动性降低，间接反映的状态包括：脑血管呈舒张状态、下游灌注阻力下降、过高的脑灌注压或脑血管调节功能受损。例如，心肺复苏早期，如果血－脑屏障和自动调节功能严重受损，再灌注时可见典型的脑血流高流速和低搏动（PI降低）现象，即便此时的体循环血管搏动性和血压处于正常范围。这一现象实际反映的是再灌注后的充血状态以及脑血管自动调节功能的崩溃，预后往往很差。重型颅脑损伤早期的脑充血状态有类似表现，是造成后期脑水肿颅内高压的原因之一。部分重症蛛网膜下腔出血的患者亦可出现高流速低PI的脑血流动力学异常，需与高流速高PI的脑血管痉挛鉴别，原因不明，可能与脑内兴奋性递质异常增加和神经电生理兴奋性异常相关。

超出脑血管自动调节功能范围的过高或过低的脑灌注压同样会对PI产生影响；而原发的低灌注压（休克）与继发性的低灌注压（颅内高压）时的PI表现并不尽相同也不典型，需综合分析。典型的颅内高压TCD频谱为舒张期下降和PI增高，当颅内压（ICP）超过舒张压则出现舒张期反流。有报道描述PI与ICP呈正相关，PI数值2.4%的变化反映了ICP每1mmHg（0.13kPa）的变化。

近端动脉狭窄或闭塞时，由于下游小动脉血管扩张可能会使 PI 降低到小于 0.5；而远端闭塞或收缩则可能使 PI 增高到大于 1.19。PI 小于 0.5 也可见于脑动静脉畸形。

老年和动脉硬化或任何原因导致的体循环脉压增大均会导致计算时较高的 PI 数值；同理，当体循环脉压缩小时，可能计算出较低的 PI 数值。因此，不能单独依赖脑血管 PI 做出判断，常需结合体循环状态和监测血管前后流域以及颅内外血管 PI 变化和 TCD 频谱形态进行综合分析判断。

特殊患者如接受 ECMO 治疗时，由于体循环无搏动性，无法测量 PI。

近期亦有研究提示，PI 并不能单独准确反映下游脑血流阻力的情况，关于脑血管搏动性的生理和临床意义尚需进一步研究，计算公式尚需改进。

3. 阻力指数　阻力指数（RI：Pourcelot resistivity index）提供了下游血管阻力的状态，计算公式为：$RI = (PSV - EDV)/PSV$。当 $RI > 0.8$ 时提示意义与 PI 增高类似。

4. LR 比值（the Lindegaard ratio）　LR 比值的意义在于通过计算颅内外血流速度比值，对高血流动力学状态（脑充血可能）和脑血管痉挛（脑缺血可能）导致的流速增高进行鉴别，定义为：大脑中动脉平均流速（MCA MFV）/颈内动脉颅外段平均流速（extracranial ICA MFV）。同理还有改良 LR 比值，公式为：（BA MFV/average of left and right extracranial VA MFV）和斯隆半球比值（Sloan's hemispheric ratio），公式为：（ACA MFV/ECICA MFV）。两者用于对基底动脉（BA）和大脑前动脉（ACA）的高流速评估。

四、临床应用

TCD 的应用包括两类，首先是脑血流相关评估如脑血流状态、脑血管自动调节功能以及颅内高压的检测和脑死亡判定；其次是一些特殊疾病如蛛网膜下腔出血、急性脑卒中、创伤性脑损伤、镰刀细胞型贫血病等。一些 TCD 的特殊应用不在本文讨论，如颈动脉内膜剥脱的术中监测、慢性神经血管病的评估和心脏术中监测等。文献中报道的 TCD 临床应用见表 3-7。

表 3-7　TCD 临床应用

缺血性脑血管病	围术期以及术中	神经内外科重症	其他
镰刀细胞性贫血	急性脑卒中	SAH 脑血管痉挛	脑血管舒缩功能药物测试
颅内外动脉狭窄闭塞性疾病	颈动脉成形和支架	脑外伤	肝功能衰竭/肝性脑病
右向左心内分流	冠脉成形和支架	颅内动脉瘤和脑实质内血肿检测	脑血管压力自动调节功能评估
脑动静脉畸形和动静脉瘘	颈动脉内膜剥脱	颅内高压	先兆子痫
	冠脉搭桥手术	心肺脑复苏	
	人工心脏瓣膜	脑死亡判定	

（一）脑血流相关评估

1. 静态参数直接检测和动态评估　完整的 TCD 检查包括对前后循环主要血管的检查，有时还需要同时检测颅外的血流如颈内动脉颅外段以分析颅内外血流的变化关系。获得的结果包括波形、方向、深度、流速、PI 等，同时必须记录检测时的患者状态参数如血压；危重患者尚需记录体温、血二氧化碳分压、动脉氧分压等以备综合分析。

TCD 的检查结果具有高度的敏感性，但特异性并不尽如人意，故结果需经过综合分析方能得出最终结论，必要时需反复检测、动态观察。单独用某一时刻或某一参数如流速或 PI 得出结论是不恰当的。这一点在通过 TCD 检测结果做出改变血流动力学状态的治疗决策以及评估治疗反应性时尤为重要。

2. 动态参数连续监测　了解危重患者脑循环与体循环的关系十分重要，最佳的方法之一是进行 TCD 监测。方法是给患者戴上特殊的 TCD 监测头架，可以获得长达数小时的实时连续双侧大脑前循环的血流参数，最常选择双侧大脑中动脉监测。

同时监测体循环和脑循环血流动力学数据，可以将两者联系对比，获得动态参数，在体脑循环间建立起桥梁。观察体循环压力（脑灌注压）、流量（心输出量）和质量（二氧化碳、酸碱、氧、葡萄糖、内环境等）的变化对脑循环的影响，有助于做出脑血流动力学治疗的正确决策。

3. 脑血管自动调节功能测试 脑自我维护的核心功能状态的评估在于脑血管调节功能测试。常用的有压力测试和二氧化碳反应性测试。

（1）压力调节测试：通过 TCD 监测脑灌注压变化造成的脑血流变化间接反映脑血管压力调节功能的状态。注意在检测期间，影响脑血管调节的因素如动脉二氧化碳分压和氧分压以及活动和代谢状态等维持稳定。

①静态参数检测：常用的方法有：扩容、泵入升压药物如去甲肾上腺素、下肢袖带间断充放气、Valsalva 动作、压迫释放颈动脉、抬高头位等。比较起来，非药物手段较符合生理，药物手段有可能对血管调节功能本身产生影响，不只是血管活性药物。

报道的静态参数包括静态自动调节指数（the static autoregulatory index，sARI）或静态调节速率（static rate of regulation，sROR），定义为 CVR 变化%/CPP 变化%，并将脑血管压力调节功能进行从 0 ~ 1 的分级，0 为反应充分，1 为缺失。

静态参数的缺点在于，需要机械或药物手段诱导 CPP 产生变化，这本身对于重症患者可能带来不适甚至是欠安全的，并且，显著的检测时间间隔给参数获得的准确性带来挑战，最不确定的是脑血管压力反应性的潜伏期、演变时间与检测的时机。

②动态参数检测：需使用 TCD 头架和动态血压连续监测。计算 CPP 的波动产生的脑血流速和波形变化，尝试对脑血管自动调节功能进行间接评估和定量是大势所趋。但尚无金标准作为临床参数指导治疗。监测中同样存在影响脑血管调节的因素如动脉二氧化碳分压和氧分压以及活动和代谢状态等维持稳定的问题。而通过非药物的机械方法诱导血压变化存在诱导脉二氧化碳分压和脑代谢活动显著变化的可能，因此，目前倾向于在呼吸稳定、二氧化碳分压正常状态下监测 CPP 自发波动产生的脑血流变化来作为动态评估脑血管自动调节功能的理想方法，由于其无创性，几乎适合于所有重症患者。

Mx 指数：定义为 CPP 与 MFV 变化的相关性。正相关表明脑血流呈压力依赖性，自动调节功能受损或缺失，而负相关则倾向于自动调节功能完整。此方法用于评估自动调节功能的局限性在于敏感性不足。

动态自动调节指数（dynamic autoregulatory index，dARI）由 Ticks 等提出并规划出 10 个理论曲线来体现不同状态的自动调节功能，方法较复杂，类似的还有 TFA 等，尚缺乏广泛临床应用和认可，在此不做深入阐述。

（2）二氧化碳反应性测试：本质上，脑血管自动调节功能和二氧化碳反应性机制并不相同，但由于同样作用于脑血管收缩舒张功能，结果有类似之处，可以间接反映脑血管舒缩功能状态和储备。通过 TCD 监测动脉二氧化碳分压变化造成的脑血流变化间接反映脑血管二氧化碳反应性的状态。注意在检测期间，影响脑血管调节的因素如动脉血压、氧分压以及活动和代谢状态等维持稳定。

检测方法分为诱导动脉二氧化碳分压上升或下降。诱导上升的方法包括服用碳酸酐酶抑制剂如乙酰唑胺，屏气或调节呼吸机参数降低分钟通气量；降低动脉二氧化碳分压的方法包括过度换气或增加分钟通气量。

屏气指数（the breath - holding index，BHI）：通过医嘱患者屏气引起动脉血二氧化碳升高刺激脑血管扩张，可以用来检测受损的脑血管舒缩储备（cerebral vasomotor reserve，VMR）状态，并预测卒中风险。屏气指数（BHI）的计算公式为 BHI = ［（CBF − Vmax − CBF − Vmin）/屏气的时间］×100；正常状态为 BHI > 0.6；0.21 ~ 0.60 提示 VMR 受损，而小于等于 0.20 则说明 VMR 显著受损。

VMR 二氧化碳挑战指数是将平均 CBF − V 作为基线值，分别测量高碳酸血症和低碳酸血症时的脑血流速，计算公式为：［（高碳酸血症 CBF − V）−（低碳酸血症 CBF − V）］／（基线 CBF − V）×100。正常值大于 70%，39% ~ 69% 提示 VMR 轻到中度降低，16% ~ 38% 提示 VMR 严重减少，小于等于 15% 则提示 VMR 耗竭。

同样的，诱导动脉二氧化碳分压下降时通过 TCD 监测可以看到脑血流不同程度的下降，颅内高压者尚可能出现 ICP 下降，未见脑血流变化时提示脑血管 VMR 耗竭。

上述方法的缺点在于，需要机械或药物手段诱导动脉二氧化碳分压产生变化，这本身会对重症患者可能带来不适甚至是欠安全的。颅内高压患者诱导低碳酸血症时虽然可以见到ICP下降，但理论上降低的脑血流增加了患者脑缺血的风险，反之，对颅内高压患者进行诱导高碳酸血症将可能明显增加脑血流量使得颅内压进一步增高。另外，从时间分辨率角度讲，连续监测比动态检测更加科学。

4. 在脑死亡判定中的应用　中国脑死亡诊断标准包括：病因明确并排除可逆因素的昏迷，脑干反射和自主呼吸消失以及TCD、EEG和SEP的客观评估。大多数国外的脑死亡诊断仅依赖临床判断和检查即可，仅当临床无法确定时行确认检查如TCD和EEG。

具体的判定标准如下：

（1）振荡波：在一个心动周期内出现收缩期正向（F）和舒张期反向（R）血流信号，脑死亡血流方向指数（反向与正向血流速度比值）（direction of flowing index，DFI）小于0.8，$DFI = 1 - R/F$。

（2）尖小收缩波（钉子波）：收缩早期单向性正向血流信号，持续时间小于200ms，流速小于50cm/s。

（3）血流信号消失：颅内前循环和后循环均出现上述血流频谱之一者，符合TCD脑死亡判定标准。

现有的报告表明，与脑血管造影相比较，TCD检测诊断符合率达100%。值得注意的是，目前我国规定的脑死亡诊断标准的先决条件偏低，例如，要求收缩压大于等于90mmHg（11.97kPa）或平均动脉压大于等于60mmHg（7.98kPa）即可。鉴于多数脑死亡高危患者存在严重的颅内高压和低脑灌注压，推荐在进行脑死亡判断的TCD检查之前以及检查当中将血压升至合理的水平如收缩压大于140mmHg（18.62kPa），这样可以避免血压过低导致检测时脑灌注压过低脑血流微弱的假象。同理，即使出现振荡波，只要收缩期流速大于50cm/s则不能诊断为脑死亡，应考虑为极度颅内高压并积极治疗。

如前所述，TCD检测高度依赖于操作者的技能和相关知识，使用TCD进行脑死亡判断需要专门的培训和丰富的经验。

（二）特殊疾病中的应用

1. 蛛网膜下腔出血（SAH）　脑血管造影证实，SAH后高达70%的病例出现延迟性脑血管痉挛，通常出现在出血后4～17d。血管痉挛导致的延迟性脑缺血（DCI）是约25%的SAH患者致死致残的重要原因。发病机制尚不清楚，但被认为与血液进入蛛网膜下腔引起继发细胞机制最终导致相邻颅内动脉血管收缩和神经兴奋性异常有关。

血管造影是大血管痉挛诊断的金标准，但由于是侵入性操作，不适合动态监测。TCD检查具有非侵入性，便携和能够动态地评估血管痉挛及监测干预治疗效果的特点。常用的强化临床干预手段包括："3H"疗法（高血压、高稀释和高容量）、腔内球囊血管成形术或动脉内给药血管舒张等。此外，动态TCD检测能够早于临床出现症状性脑血管痉挛之前24～48h提供预警，指导启动强化治疗，并能够观察疗效和判断病理生理状态及过程指导治疗疗程。因此，所有SAH患者均应进行常规动态TCD检查，通常在SAH后每天进行检查直至血管痉挛高峰期度过。

TCD检测对于大脑中动脉（MCA）和基底动脉（BA）的血管痉挛诊断具有高度的敏感性和特异性。将与脑血管造影进行对比的TCD研究进行系统性回顾表明，当脑血管造影显示脑血管痉挛大于等于25%，MCA MFV > 120cm/s做诊断脑血管痉挛的特异性为99%，灵敏性为67%。当造影显示脑血管痉挛大于等于33%，MCA MFV > 120cm/s的诊断特异性为72%，敏感性为88%；MCA MFV < 120cm/s的阴性预测值（NPV）为94%；MCA MFV > 200cm/s的诊断特异性为98%，敏感性为27%，阳性预测值（PPV）为87%。因此，MFV < 120cm/s和 > 200cm/s可以作为准确预测MCA是否存在脑血管造影血管痉挛的依据。理论上，LR比值可以对同样表现为高流速的高血流动力学状态和脑血管痉挛进行鉴别，但是临床上，LR比值对于提高MCA痉挛或延迟性脑缺血（delayed cerebral ischemia，DCI）进展的识别率方面作用十分有限。另一方面，近年来的研究表明SAH后确实存在神经兴奋性异常导致的高血流动力学状态，脑血管痉挛与高血流动力学状态的治疗截然不同，因此，TCD检测对于两者的鉴别尚需进一步研究。

对于BA血管痉挛大于50%时的TCD检测，BA MFV > 85cm/s以及改良LR比值大于3，诊断敏感性为97%，特异性为92%；BA MFV > 95cm/s时诊断的特异性高达100%。

然而，对于ACA和PCA血管痉挛时，TCD诊断简直明显逊色，ACA MFV 大于等于120cm/s诊断敏感性为18%，特异性为65%；PCA MFV 大于等于90cm/s 的诊断敏感性为48%，特异性为69%。

尽管 TCD 检测对于 MCA 和 BA 血管痉挛具有高度的敏感性，但是通过其预测能力进一步改善 SAH 临床结局却面临挑战。一方面，脑血管痉挛并不是 DCI 的唯一凶手，一项包括580例 SAH 患者的研究表明，那些进展为 DCI 的患者的脑血管造影中，只有84%出现血管痉挛。脑血管痉挛是形态学诊断，真正与不良结局相关的是 DCI，高达70%的 SAH 患者出现血管痉挛，但只有约25%出现 DCI。另一方面，脑血管痉挛可以导致 DCI，但是 DCI 并不全是可以在造影中看到的血管痉挛造成的。影响转归的 DCI 形成机制并未完全清楚。可能的原因包括一些可能的附加致病机制，如再灌注损伤、脑积水、血－脑屏障破坏以及神经兴奋性异常等。单从血管痉挛说起，SAH 后广泛的大脑皮质小血管痉挛缺血梗死是脑血管造影和 TCD 都无法明确显示的。然而，MFV 增长率仍然可以作为预测 DCI 的手段，在 SAH 后第3~7d，每天 MFV 上升大于20%或大于65cm/s 提示反应严重或预后不良。

综上所述，SAH 后 DCI 的防治是核心，脑血管造影和 TCD 显示的血管痉挛是重要原因但不是唯一原因，临床决策时需整体考量综合治理。TCD 是鉴别 MCA 和 BA 血管痉挛的有效手段，虽然对预后影响有限。重症 SAH 的评估需要多模态检测全方位考量，TCD 是最重要的手段之一。AHA 的 SAH 指南明确推荐 TCD 作为脑血管痉挛的监测手段来辅助判断脑血管病理生理状态和治疗决策。

2. 创伤性脑损伤和颅内高压　创伤性脑损伤（traumatic brain injury，TBI）的病理生理过程涵盖了多种脑血流动力学状态，可能导致灌注不足（第0d），充血（第1~3d）、血管痉挛（第4~15d）和颅内压（ICP）升高。TCD 可以作为无创手段对这些并发症进行识别并提供辅助预后判断的信息。

脑外伤初期的低流速状态定义为 TBI 后72h 内 MCA MFV < 35cm/s，提示6个月临床转归极差（GOS 1~3）。同样，在伤后前7d 出现脑血管痉挛或充血表现的患者较无上述表现的患者，临床转归显著变差。

在 TCD 检测方面，ICP 增高表现为 TCD 波形的时序变化。初期由于 ICP 增加导致脑灌注压下降，TCD 表现为 PI 增加和 MFV 及 EDV 下降，之后随着 ICP 进一步增加，脑灌注压进一步下降，EDV 呈进行性下降，直至当 ICP 与舒张压接近时表现为舒张期血流为零，当 ICP 超过舒张压而低于收缩压时则表现为振荡波形；如果 ICP 进行性增高至逐渐接近收缩压水平，则表现为收缩期进一步下降，钉子波直至无血流。

与有创 ICP 监测进行对比的 TCD 研究显示，PI 和 ICP 之间呈显著的相关性研究还进一步推导出通过 PI 计算 ICP 的公式：$ICP = (11.1 \times PI) - 1.43$，与实际测量的 ICP 误差为 ±4.2mmHg（±0.56kPa）。当 ICP 大于20mmHg（2.66kPa）时，该方法的敏感性89%，特异性为92%。

无创颅内压监测一直是热点话题，如上所述，TCD 可以无创评估 ICP 和临界闭合压（critical closing pressure，CCP）的绝对值。但是，基于此目的的方法和方程式众多，最终的结果却是令人难以接受的宽置信区间，仍有待充分验证。因此，当前状况下，TCD 应用在 TBI 患者，其作用更多在于评价变化值，而不是绝对的 ICP、CCP 和 CPP 数值。

一项125例严重脑外伤的研究中，伤后24h 内 PI 升高伴随着预后不良（GOS 1~3）。PI ≥ 1.56患者中预测83%在6个月时极差的临床结果（GOS 1~3），而 PI ≤ 1的患者中有71%转归较好（GOS 4~5）。

TBI 患者的脑血管自动调节功能不同程度受损，自动调节区间缩小，超出自动调节功能区间的过高或过低的灌注压时，脑血流呈压力依赖性表现。而脑灌注压在自动调节区间时，脑血流与血压变化的相关性变小，这一原理使得 TCD 动态和连续监测评估寻找所谓的临界闭合压（CCP）以及适当的脑灌注压成为可能。

重型颅脑损伤患者，通过监测 CPP 和 MFV 的自发波动来计算 Mx 指数，判断自身调节受损状况，其结果与6个月 GOS 转归评分显著相关。近日，Sx 指数用 SFV 取代 MFV，已经显示出比 Mx 与 GOS 更好的相关性。

此外，dARI 同样具有与 GOS 的显著相关性，其将 dARI 数值5.86作为阈值预测死亡的敏感性为75%，特异性为76%。

综上所述，TCD 可以识别 TBI 后的脑血流动力学变化，用作临床转归的早期预测。而 ICP 和 CCP

的无创 TCD 评估尚需进一步验证。即便目前缺乏以脑血管自动调节功能为导向的治疗方案的前瞻性研究，美国颅脑创伤基金会（Brain Trauma Foundation，BTF）仍推荐将脑血管自动调节功能检测作为创伤性脑损伤的可选监测手段用于判断预后和指导治疗。

3. 急性脑卒中和颈内动脉狭窄闭塞性疾病 急性脑卒中：对于 ICA 和 MCA 闭塞，TCD 诊断具有高度的敏感性和特异性（大于 80%）。由于 TCD 的操作人员依赖性以及对后循环的空间分辨能力较差，CTA 和 MRA 仍是缺血性脑卒中诊断的优先选择。通过 TIBI 分级监测再通，TCD 也是 MCA 闭塞卒中的一个可靠预后指标。治疗过程中，通过 TCD 动态检测可以对脑血流动力学管理策略提供参考，对于侧支循环的评估以及闭塞后血压目标的调整具有指导性意义。TCD 研究一致表明，卒中同侧脑血管自动调节功能受损与神经功能下降，需要外科减压手术和预后不良相关。同样需要考虑的是，在该群体中自动调节功能的损害既可能是卒中的后果也可能是原本存在的临床状态导致的，如慢性高血压。

颈内动脉狭窄的患者，已建议将自身调节受损作为一种工具来识别那些卒中高危患者，从而优化干预手段如外科手术的适应证。证据包括：观察到同侧颈内动脉狭窄闭塞性疾病，dARI 的显著下降和 Mx 显著上升，并且与狭窄严重程度呈正相关。然而，相对于对照数值显著异常的 dARI 和 Mx 数值，预测价值仅限于重度狭窄（80%~90%）的患者，并且，在这组患者中，有症状和无症状患者的 Mx、Sx 或 dARI 之间并无明显差异。

4. 镰刀细胞型贫血病 镰状细胞病患者脑损伤的风险包括亚临床梗死、急性卒中和出血。其中急性卒中的发病率为 600/（10 万人·年）。根本病理变化涉及 ICA 远端、近端 MCA、ACA 的狭窄和闭塞。>200cm/s 的无症状儿童镰刀细胞疾病患者卒中相关风险增加为 1 万/（每 10 万人·年）。为这些儿童输血可以降低超过 90% 的卒中危险。因此，推荐在 2~6 岁儿童中每 6~12 个月进行 TCD 筛查，指标包括双侧 MCA、分叉、远端 ICA、ACA、PCA 和 BA 的最大平均流速。患者的所有动脉平均最大流速在小于 170cm/s 认为是正常，如果检测到任何动脉平均流速值大于 200cm/s，则建议输血使镰状血红蛋白占总血红蛋白的比例小于 30% 以预防卒中。

5. 心内分流 通过右向左心内分流的反常栓塞（例如，卵圆孔未闭）是造成 55 岁以下卒中的重要原因，而约 25% 的成年人遗留卵圆孔未闭（PFO）。

TCD 提供了无创的方法进行评估，通过 MES（micro - embolic signal）监测对心内分流进行分级，并且可以帮助患者确定卒中的风险。通过外周静脉注射搅拌的生理盐水或声学造影剂，并嘱患者进行 Valsalva 动作，同时 TCD 探头监测 MCA。在注射结束后 40s 内测量观察到的微栓子信号（MES），此方法需要特殊的软件。与经食管超声（TEE）相比，之前的研究表明 TGD 检测右向左分流的敏感性为 70%~100%。然而，在近期的 321 例同时 TEE 和 TCD 检测从右到左分流实验研究中，TCD 相比 TEE，敏感性只有 38% 而特异性为 99%。当卵圆孔未闭较大时（TEE 左房监测大于 30 微泡）TCD 表现较好，灵敏性达 100%，特异性为 92.5%。TEE 虽然具有一定的侵入性，却拥有超过 TCD 的更多优点，它可以定位分流区域以及识别房间隔瘤的存在，而房间隔瘤是青年患者另一个卒中风险因素。因此，TEE 是心内右向左分流评估的一线手段，只要患者能够耐受。

五、总结

作为一种便捷的非侵袭性手段，颅脑超声在重症医学领域有着广泛的应用前景。无论是脑部疾病的脑血流动力学状态还是全身疾病的脑功能表现，颅脑超声动态和连续地脑血流评估提供了重要的脑灌注信息，在体循环和脑循环之间架起了桥梁。自动调节功能是脑自我维护的核心所在，超声对自动调节功能的评估刚刚起步，研究前景光明。

但是，鉴于其本身技术的局限性，颅脑超声虽然具有很高的时间分辨率，但受限于解剖结构，其空间分辨率仍有限。由于存在脑血管自动调节功能，脑血管的直径处于动态变化中而不是恒定不变，因此，超声血流速度不能直接代表脑血流量，高流速可能意味着充血或缺血两种矛盾的血流动力学状态。此外，颅脑超声所获得的是颅内外大血管水平的血流数据，脑皮质的血流状态未必与大血管一致。

掌握 TCD 需要长期的培训和丰富的解剖、生理和病理生理以及临床知识。通过超声获得的脑血流图像和数据不能单独判读，应结合动态参数和静态参数，对脑血流的变化进行监测评估才能获得具有临床意义的结果。颅脑超声为脑血流生理和病理生理的研究打开了一扇窗，获得的图像和数据或许不是本身表现的那样简单和直观，其丰富的内涵尚需进一步测量研究计算和解读。

（乔元元）

第六节　胃肠道超声

一、概述

胃肠功能包括运动功能、消化吸收功能、屏障功能、内分泌和免疫功能。胃肠道黏膜是在创伤、休克等打击导致组织缺血缺氧损伤的最敏感、最先受累的部位，且常是缺血恢复较晚的部位。胃肠道黏膜结构和动能发生显著改变，将导致肠道屏障功能受到破坏，从而引发肠道通透性增加，使原先寄生于肠道内的微生物及其毒素穿越过受损的肠道黏膜屏障，大量侵入到肠道以外的组织及其他远隔脏器或系统。菌群失调、细菌移位和内毒素血症发生，促进 SIRS 和 MODS 的发生及加重危重症的发展过程。合并肠麻痹时，肠腔积气，胃肠道内压力增加，进一步加重胃肠道黏膜的缺血缺氧，腹腔压力的增高还可导致腹腔间室综合征的发生，导致膈肌抬高，从而影响呼吸和循环功能、甚至颅压的变化，引起脑缺血。腹腔压力的增高使肾脏灌注减少，导致肾功能障碍，以上各种改变的同时也影响胃肠功能，造成恶性循环。

目前并没有一个成熟的胃肠道功能的评价方法，特别是针对危重症患者的床旁早期、动态评估的手段。随着科技发展，医学影像越来越能影响临床决策。不同于实质性腹腔脏器，尽管第一个肠道超声检查可追溯到 20 世纪 70 年代，但很长时间消化道一直被认为不适合超声探查。在过去的二十年里，超声已经越来越多地用于不同的胃肠道疾病的诊断。一方面，超声所能检查的各种胃肠功能紊乱逐渐增加；另一方面，超声技术的进步扩大了它的应用。适应证范围不仅包括一些亚急性和慢性疾病，也有急性疾病，如阑尾炎、憩室炎或肠梗阻。超声检查除了低成本、高可用性，还有极大的灵活性和用户友好性，具有很高的时间分辨率和空间分辨率。超声检查可以提供生理、病理生理学和生物力学信息给临床医师，医患还可进行互动。由于胃肠道像心脏和肺一样不停的运动，因此应用超声某些方面优于 CT 检查。超声优势还在于随时可床旁无创地反复进行，利于动态比较病情变化情况。重症患者往往存在胃肠功能紊乱而无器质性病变，因此，监测胃肠道功能异常是非常必要的。与传统的解剖成像相比，超声可以通过无创方式得到胃肠运动的信息，提供胃肠运动的定性与定量数据。超声估计胃排空率与放射性核素检测结果有很好的相关性已被广泛用于评估胃排空率。在气体阻碍时，胃肠道超声仍然可以进行分析。如肺部超声一样，伪像也是很好的信息提供者。

传统超声更多地注重解剖学变化，近年来经过超声培训的重症医学医师更多地关注并尝试床旁应用超声技术进行动态胃肠道功能的评价，特别是在对疾病了解的基础上，更好地应用和扩大了这一技术临床价值。但是，胃肠超声仍具有一定的局限性，如不能回避胃肠内气体的干扰，影响超声对病变的显示效果，尤其是病变后期出现麻痹性肠梗阻时大量胀气使超声探查更加困难。在消化道，特别是小肠，不能连续地整个长度可视化；许多的研究结果缺乏特异性；获取和解读的图像是高度依赖于操作者；肥胖患者图像质量差；技术的影响，例如，穿透深度和彩色多普勒敏感性也可能是相关的限制因素。超声探测肠系膜上动脉只能用于主干血管的近端部分的评估，且个体差异影响较大等。

以下将按从上到下的顺序分别阐述胃部、小肠、结肠超声在重症患者中的应用。

二、胃部超声在重症患者中的应用

1. 胃部超声的解剖生理基础　解剖学胃上接食管，下连十二指肠。胃近端的贲门与食管相连，远端的幽门与十二指肠相连。通常将胃区分为二壁、二弯、二口、二切迹、四部。分别为前后壁、大小弯、贲门口、幽门口、贲门切迹、胃角切迹、贲门部、胃底部、胃体部和胃窦部。上缘为胃小弯与食管右缘相延续。胃中度充盈时，小弯中部近幽门处为角切迹。胃下缘为胃大弯，与食管左缘呈锐角相交，称贲门切迹；贲门切迹向左做水平线，上为胃底部，下为胃体部。大弯长度为小弯的 4~5 倍。大弯与角切迹相对部分略膨大，两者间连线，左侧为胃体，右侧为胃窦部。幽门与十二指肠交界处左侧 2.5cm 部位为中间沟。中间沟与胃体间为胃窦部。中间沟与十二指肠间为幽门管。胃周围与左横膈、左肝、脾、前腹壁、胰腺、结肠等器官相邻。胃贲门部前方为肝左外叶脏面，后方邻腹主动脉与脊柱左缘。胃底上方邻左横膈，外后方为脾脏。小弯侧胃前壁大部分与前腹壁相贴，小部分与肝左叶相邻。胃后壁隔小网膜囊与胰腺、膈肌脚、左肾上腺、左肾、腹膜后大血管及横结肠相邻。胃窦部右侧与胆囊、肝门、肝左叶相邻。

　　根据功能不同，将胃分为近端胃和远端胃，其中近端胃包括胃底和上 1/3 胃体，其余 2/3 胃体和胃窦为远端胃。近端胃通过协调的张力性收缩，完成胃容纳、贮存、排空液体的功能；远端胃则通过较强的节律性收缩，研磨并逐步排空固体类食物。胃在非消化期只有一定的紧张性而无明显运动，进入消化期后才出现明显的运动。一般胃底和胃体上部运动较弱，胃体下部和幽门部运动较强。胃的运动形式有容受性扩张、紧张性收缩和蠕动。胃在进食后容量迅速扩张，而胃内压升高不明显称为容受性扩张。生理意义在于进食后容纳储存食物，防止食物过快进入十二指肠。食物进入胃腔后，胃通过紧张性收缩和蠕动使胃液进入食物内部并将食物不断推向幽门，控制性进入十二指肠，蠕动频率 2~3 次/min。正常胃壁厚 0.3~0.5cm，增厚可因肿瘤或炎症引起，大于 1cm 厚通常被认为是由于恶性肿瘤引起。

　　食管-胃连接部长轴切面（胃底切面）：探头斜置于左季肋部近剑突下，向左后方旋转扫查，于肝左叶后方显示腹段食管、贲门、胃底及高位胃体。胃底、贲门充盈时可见食管胃结合部朝向贲门的形态，还可观察到称为"beak sign"的鸟嘴状特征。

　　贲门短轴切面：探头置于上腹部剑突下，声束指向膈肌顶部，在肝左叶后、腹主动脉及椎体前，呈近圆形，回声外弱内强似"牛眼征""靶形征""纽扣征"，大小约 2.2cm×1.2cm。

　　左肋间经脾胃底斜切面：探头斜置于左侧第 8~10 肋间，向右扫查。脾位于胃底的左前方，肾位于左后方，腹主动脉位于后方。

　　胃体切面：在胃窦短轴平面向左平移探头，观察图像变化，环状胃窦结构消失，排列有序的结构被含有气体、液体和食物残渣的胃所产生的不均质回声代替，此为胃体长轴。上方是与胃底和贲门的连接部，下方是胃大弯右侧缘，后方是胰腺体尾部、左肾上极、腹膜后大血管及分支。探头旋转 90° 即可显示胃体短轴切面。其腹侧为胃前壁，背侧为胃后壁，左侧为胃小弯，右侧为胃大弯，后方为胰腺、左肾横断面、腹膜后大血管及分支。

　　胃窦短轴切面：胃的形态和大小高度多变，但胃窦相对固定，位于身体正中线略偏左，肝后方。凸阵探头纵向放置在剑突下，正中线略偏左，探头标志点指向头部。在屏幕的右半边可显示肝脏左缘，屏幕下部可见腹主动脉，在其夹角处有一环状结构为胃窦。腹侧为胃窦前壁，背侧为胃窦后壁，左缘为胃窦大弯侧，右缘是胃窦小弯侧。通常情况下随着胃的蠕动可看到胃窦面积大小变化。胃窦充盈时在此切面通常可见胃壁 5 层结构从内到外分别为：①高回声层：通常是消化液和黏膜之间的边界。②低回声层为黏膜固有层、黏膜肌层，通常较薄。③高回声层为黏膜下层。④低回声层为肌层。⑤外强回声层为浆膜层，浆膜层很难准确定义，因为它是浆膜和周围结构之间的界面回波（腹膜壁/肠道/脂肪），界面回波大于实际的浆膜层。扫查时注意探头力度，如果用力按压可使胃腔变小。

　　胃窦长轴切面：在胃窦短轴切面，探头旋转 90°，可显示胃窦长轴切面。呈斜长形，左侧与胃角相连，右侧通过幽门孔与十二指肠球部相沟通。右缘毗邻胆囊和肝左叶。此切面可显示胃窦及幽门。

　　2. 胃运动功能超声检测与评价　重症患者消化道动力障碍是常见的。全球 18 个国家 179 家 ICU 机械通气患者营养支持状况调查显示 58.5% 重症患者存在胃肠功能障碍，其中主要的原因是胃排空障碍。胃肠道运动受神经系统及体液两方面的调节。常见的影响因素包括：①手术操作：特别是腹部手术引起的无菌性炎症、胃肠吻合导致的肌肉连续性的暂时性中断。②缺血再灌注。③创伤以及术后疼痛引起交感神经兴奋影响胃肠动力，但镇痛也同样会影响胃肠动力，特别是阿片类镇痛药，通过中枢及外周 μ

受体作用于胃肠道，影响胃肠动力的恢复。④麻醉以及镇静等亦可以引起胃肠动力障碍。⑤体温异常、水电解质酸碱平衡紊乱特别是低钾血症。⑥感染导致内毒素血症。⑦高血糖：不论是应激性高血糖还是糖尿病引起的高血糖都是导致危重患者胃肠动力低下的原因。⑧内分泌紊乱：除上述因素外，危重患者都存在不同程度的胃肠激素水平紊乱。

临床上常用胃排空功能评价工具包括：胃残余量测定、核素显像、X线检查、磁共振（MRI）成像、测压法、胃电图检查、对乙酰氨基酚吸收试验、折光测定法、生物电阻抗法、超声等。其中核素显像是评估胃排空的金标准。

Bateman 于 1977 年首次报道用超声观察充满液体的胃，实时超声观察胃的运动功能逐渐用于临床，其中以检查胃内液体、液固混合物的排空较为常用，迄今为止已有三种不同方法：

（1）全胃体积法：Bateman 与 Holt 以相似的方法通过全胃体积的累加计算胃液体食物的排空，每一个断面按椭圆形或圆形面积计算，间隔1cm 为一断面，每次探测时间间距为 5～15min，当体积较进餐后减少到一半时为其半排空时间，但由于此方法过程烦琐，计算记录设备要求较高，且胃底受气体干扰明显，故应用受到很大限制，实用意义不大。

（2）胃窦体积法：1985 年，Bolondi 根据全胃体积法加以改进，单纯以胃窦的体积或面积变化测量胃混合食物的排空，检查过程测取四个切面，沿胃长轴扫查，测得胃角切迹距幽门之距离定为（h），沿胃短轴在胃窦部探测，相当于胃角切迹处为第一切面，得长径（a）和前后径（b）。幽门处为第三切面，得长径（e），前后径（f）；两者之间即 $h/2$ 处为第二切面测得长径（c），前后径（d）值。假设胃窦每一切面为椭圆，其径线沿胃窦长轴呈线性改变，演算出公式：$V = 0.065 \times h\ (2ab + 2ef + 4cd + ad + bc + de + cf)$，可得胃窦体积，进餐后体积逐渐恢复到空腹状态时视为排空状态。此法较全胃体积法简单实用，且与 γ-闪烁照相法比较无差异，但是过程仍较复杂，需要专业人员才能进行测定。

（3）胃窦单切面法：1989 年，Marzio 等人首先应用胃窦单切面面积检测液体胃排空，与放射性核素法比较有很好的一致性，由于胃窦距离体表较近，位置相对固定，检测过程中影响因素相比全胃体积法小。此方法克服了全胃体积法和胃窦体积法过程烦琐、设备及人员要求高等缺点，以肠系膜上静脉、腹主动脉以及肝左叶做为胃窦切面标志，在中上腹作胃窦切面，胃窦面积可直接描记得出或使用双直径法（分别测量胃窦前后径和头尾径，胃窦面积 = π × 前后径 × 头尾径/4）计算得出。

将上述方法进一步改良，使其可应用于重症患者。具体操作如下：患者半卧位，将凸振探头放置剑突下，标志点朝向头部，B 超探测以肠系膜上静脉、腹主动脉以及肝左叶作为胃窦切面标志，得椭圆形胃窦横切面。先测定空腹时胃窦面积大小，然后给患者胃腔注入温水 300ml。连续纪录充盈后 6min 胃窦收缩次数，以每 2min 胃窦收缩次数记为胃窦收缩频率（antral contraction frequency，ACF），然后连续测量 3 次胃窦最大舒张（$S_{舒张}$）和收缩（$S_{收缩}$）时面积，计算胃窦面积变化（△S），△S 与其最大舒张面积之比△$S/S_{舒张}$代表胃窦收缩幅度（antral contraction amplitude，ACA），ACF 与 ACA 的乘积即为胃窦运动指数（motilitry index，MI）（即：$ACA = \triangle S/S_{舒张}$；$MI = ACF \times ACA$）。充盈后即刻测定胃窦最大舒张面积，以后每隔 5min 重复测定，直至胃窦舒张面积恢复至充盈之前即胃排空时间（gastric emptying time，GET），胃排空率（%）表示如下：（充盈后即刻胃窦最大舒张面积 – 15min 时胃窦最大舒张面积）×100/充盈后即刻胃窦最大舒张面积。研究表明，重症患者胃排空功能与健康受试者相比普遍动力低下，ACF、MI 与健康受试者相比都有显著的降低，GET 明显延长。重症患者 MI 与其 APACHE Ⅱ 有很好的相关性，表明重症患者的 MI 与疾病的严重程度有关。ACF、MI 与重症患者肠内营养的速度、肠内营养总量、肠内营养占总营养量的百分比呈明显正相关，GET 与重症患者肠内营养的速度、肠内营养总量、EN 肠内营养占总营养量的百分比呈明显负相关。ACF、MI 和 GET 可以作为指导肠内营养应用量的指标参考，与胃残余量相比更加准确，其中 MI 和 GET 在重症患者能否耐受全肠内营养方面具有更好的特异性和敏感性，这对重症患者是否能够接受完全肠内营养可能会有更好的指导价值。B 超胃窦单切面法中 ACF、MI 和 GET 对重症患者胃排空功能评价均具有很好的指导意义，以 MI 和 GET 最佳，由于重症患者胃排空时间较长，所以检测时间亦相应增加，而 MI 能很好反映胃排空，且 MI 在检测过程的前 10min 内就可以计算出来，因此用 MI 来反映重症患者胃排空可以节省检测时间，对于 MI 在重症患者胃排空功能判断中的权重，将有待于进一步研究。

胃窦单切面法目前还常应用于评估胃内容积。Perlas A 等研究健康人显示超声检测胃窦评估胃内容积成功率明显高于胃体及胃底。胃内容积小于等于 300ml 时胃窦面积与胃内容积存在直线相关关系。胃内容积（ml）= 1199.99 + 483.09 × log 卧位胃窦面积 − 5.84 × 年龄 − 9.94 × 身高或胃内容积（ml）= − 372.54 + 282.49 × （log 右侧卧位胃窦面积）− 1.68 × 体重。Bouvet L 等研究显示通过胃管吸引胃内容积与胃窦单切面法测定相比较，胃窦单切面法判断胃内容积大于 0.4ml/kg 的 ROC 曲线下面积为 0.84，判断胃内容积大于 0.8ml/kg 的 ROC 曲线下面积为 0.90。Perlas A 等进一步研究显示通过胃镜吸引胃内容积与胃窦单切面法测定相比较，胃内容积（ml）= 27.0 + 14.6 × 右侧卧位胃窦面积 − 1.28 × 年龄。半定量胃内容积：0 级：仰卧位和右侧卧位位置胃窦部完全是空的；1 级：仰卧位胃窦部是空的，但在右侧卧位可见液体，提示小容量胃内容积；2 级：两种体位胃窦均可见液体，提示大容量胃内容积。Hamada SR 等对重症患者进行 CT 与胃窦单切面法比较，评估胃窦单切面法可行性和准确性。结果显示胃窦单切面法组内相关系数为 0.97，可重复性较好。胃内容积与年龄、性别、BMI、是否使用机械通气、是否使用血管活性药无关。Kruisselbrink R 等安排健康志愿者随机饮用五个预定量的苹果汁（0、100、200、300 或 400ml）后，分别由高资历超声医师、高资历麻醉医师、低资历麻醉医师随机顺序进行胃窦单切面法（直接描记法和双直径法）评估胃内容积。结果显示直接描记法和双直径法所得胃窦面积组间相关系数 0.96；两种方法所测面积平均误差在 0.33m²，平均胃容积误差在 3.7ml. 大多数便携式超声设备均能直接描记面积，不需要使用椭圆的面积公式计算面积的一个中间步骤，更方便日常的临床应用。不同操作者 3 次测量组内相关系数为 0.96～0.99；不同胃容积时胃窦面积组间相关系数在 200ml 时最低。使用床旁超声测量胃窦面积在相同的评估者和评估者之间是高度可靠的。测量之间的平均相对差仅为 2.7%，最大相对差不大于 13%。绝对量差异 9.5ml（3～22ml,）是在临床可接受的误差幅度。

无创机械通气时随着正压增加，气体进入胃内进而增加反流误吸风险。超声检测胃窦声影和彗尾征，胃窦面积增大反应气体进入胃内。Bouvet L 等早期研究显示无创正压压力支持通气时，峰压大于 15cmH₂O（1.47kPa）就可见胃窦面积增大。进一步研究显示随着无创通气峰压增加，胃窦面积进行性增大；超声发现气体进入胃内敏感性远高于上腹部听诊。

彩色多普勒技术是目前唯一可以同时观察胃、幽门、十二指肠壁运动方向和腔内容物的流动的技术，除可以更准确地判断胃的蠕动周期外，多普勒频谱曲线还可以判定胃内容物流动的方向。使用彩色多普勒超声检查探讨十二指肠胃反流，探头位于幽门平面水平同时显示窦，幽门部和十二指肠球部 5min。予 400ml 肉汤后打开彩色增益，调整多普勒声速与幽门平面间的夹角小于 45°，彩色多普勒增益、彩标速度、彩色多普勒滤值均适宜并固定不变。十二指肠胃反流频率为 5min 反流的次数，十二指肠胃反流强度为幽门彩色信号反流距离（厘米）。反流指数为频率乘以平均强度。彩色多普勒超声能够动态观察到幽门环的开启和关闭，同时能看到胃壁的收缩、十二指肠胃反流以及正常的胃十二指肠流向，能够对十二指肠胃反流进行定量测量，对胃十二指肠动力学进行综合和全面的评估以及对治疗前后的对比观察。彩色多普勒技术的应用有望进一步阐明胃排空和胃运动的关系。但在重症患者相关研究尚少，需进一步研究。

胃部超声在重症患者中应用虽然有一定缺陷，如肥胖、腹部手术、非典型解剖、胃肠腔内的气体会影响图像的质量。但其具有无创、无放射性、可床旁操作并可动态比较及符合生理并能适用于儿童、孕妇，尤其适用于重症患者等优点，随着这一技术得到不断完善，如三维超声技术、腔内超声的应用，胃部超声在重症患者中应用将得到广泛推广及发展。

三、小肠超声在重症患者中的应用

1. 小肠超声的解剖生理基础 小肠分为十二指肠、空肠和回肠。十二指肠是小肠起始部位，长度为 25～30cm。环绕胰头，右侧和胆囊、肝脏、肝门紧贴，胆总管和肝门部血管在其深面行走。胰头和十二指肠降部之间有胆总管和胰管汇合的壶腹，并共同开口于十二指肠乳头。十二指肠球部其长轴与胆囊平行，多位于胆囊的左后方在胆囊颈附近延续为降部。降部内邻胰头，后方与右肾及下腔静脉毗邻，前方有横结肠横跨，在第三腰椎水平延续为水平部。水平部为十二指肠中最为固定一段，位于胰腺后方自右向左横行，穿越肠系膜上动脉与腹主动脉间隙后，延续为十二指肠升部。升部是十二指肠最短一段长 2～3cm。十二指肠距幽门 5cm 处开始出现小肠黏膜环状皱襞（Kerckring 皱襞）。Kerckring 皱襞至十二指肠末端及空肠头段极为发达，向下逐渐减少和变矮，至肠中段以下基本消失。

小肠因为它的长度和曲折，是消化道检查的最困难的部分。传统检查如小肠钡剂造影、CT、MRI、无线胶囊内镜和双气囊内镜都无法在 ICU 床旁实施，与这些方法相比，经腹肠道超声，有成本低、便携灵活和良好的患者耐受性等优势。随着扫描技术的改进和高分辨率传感器的发展，超声可提供具有高时间分辨率和空间分辨率的图像数据给重症临床医师，从而成为小肠疾病诊断的有用的工具。

2. 小肠超声检测与评价　重症小肠超声主要监测：①小肠的形态改变：如肠腔宽度、肠壁厚度、肠黏膜是否正常等。②小肠运动功能。③小肠血运包括肠系膜上动脉血流评估等。

重症患者可直接扫查可疑病变部位，积极做出相应处理。如果有时间尽量由上到下、由右到左"割草坪式"扫查全面。可结合小肠分布走行综合运用横、纵、斜切面多样化扫查，必要时结合呼吸运动、体位变化加以判别。当有气体存在时，如条件许可可采用分段加压方式使气体移位，以利于观察。小肠中至少一些肠道是可以检测到的。有观察表明，肠道相关的急危重症往往影响整个肠道。因此，即使是一小部分肠道超声分析都具有重要价值。

小肠肠腔内径为未加压时肠壁黏膜面与对侧黏膜面回声之间的距离。正常内径，十二指肠小于 3cm，其他小肠小于 2cm，大于 3cm 可诊断小肠扩张。小肠壁厚度为肠壁浆膜面到黏膜面回声之间的距离，正常厚度为 2～4mm，大于 4mm 可诊断小肠肠壁增厚。重症患者经常存在肠腔充盈合并腹腔积液，肠祥容易显现，这时肠壁厚度相对容易测量。有时很难确定小肠管腔内边界，在这些情况下，可压缩小肠后测量前后径和除以 2。肠壁增厚可以在炎症，感染，缺血性（但只有在后期阶段）和肿瘤性疾病被发现。通常，在炎症和感染，管壁增厚是规则保留分层，而在肿瘤中是不规则的无正常分层。

小肠像肺、心脏一样，是一个永远运动的容器。运动消失往往存在病理性因素，许多情况下可致肠蠕动消失：①近期剖腹探查手术史：结肠切除术后 24h 小肠蠕动恢复。②大量腹水。③大剂量镇静甚至肌肉松弛。超声具有实时成像的关键优势，使这种动态评估成为可能。即使当肠腔充满气体，通过对内容物气体的动力学特性（"爬行气征"），仍可判断肠蠕动。有时肠蠕动消失，通过探头施加压力仍可以观察到肠蠕动。

十二指肠切面：探头纵向放置在肋缘下，正中线偏右。略倾斜连续扫查，十二指肠球部呈三角形与胃窦紧连，多位于胆囊的左后方。球部远端与降部相连，降部与水平部相连，水平部可在肠系膜上动脉与腹主动脉夹角处观察。从降部开始肠壁黏膜面可见纤细的小肠黏膜环状皱襞（Kerckring 皱襞）回声。

空肠、回肠切面：空肠和回肠因其分布迂回，走行不规则，范围广，占据整个腹腔，探头扫查无特别规定。超声下区分空肠和回肠存在一定困难。通常通过位置来鉴别，空肠位于左上腹和脐部，回肠位于右下腹、中下腹和盆腔。也可通过 Kerckring 皱襞加以鉴别，回肠通常不可见 Kerckring 皱襞。Kerckring 皱襞在超声下显示为"琴键征""鱼骨征"。

小肠超声还应包括肠系膜血管的检查。内脏血流减少与多脏器功能衰竭的关系一直是备受关注的课题。通常认为内脏血流减少，尤其是肠道缺血是引起多脏器功能衰竭的关键。超声多普勒观测肠供血动脉血流早在 1982 年就已提出并开始应用。观察结果受观测者经验、血液循环等因素影响，潜在误差与测量血管交汇区、声束同血管的夹角、血管的弯曲及声波在血管中所受的影响有关。但由于超声多普勒测量血流具有无损伤、无痛苦、可重复、动态观测等优点，随着超声技术经验的提高，注意避免各种可能的影响因素，这种方法已成为对腹内血流动力学进行观测的首选方法。

肠系膜上动脉是腹主动脉第二大分支，其位置相对表浅且固定。主要发出胰十二指肠动脉、中结肠动脉、右结肠动脉、回结肠动脉。支配十二指肠下部、空肠、回肠、升结肠、横结肠大部的血流。因其分支的各动脉均为末梢动脉，一旦血流供应受阻极易形成肠壁局部缺血坏死。肠系膜上动脉约在第一腰椎高度起自腹主动脉前壁，走行于脾静脉和胰头的后下方。肠系膜上动脉开口处内径约 5mm，起始段长约 3cm，与腹主动脉呈 20°以上夹角。余下约 7cm 主干几乎与腹主动脉平行。腹主动脉的分支血流阻力各有特点，肠系膜上动脉血流呈高速高阻征象。

患者平卧位，使用频率 3.5~5.0MHz 的凸阵探头，探头垂直放于中线剑突下，探头标志点指向头部。首先找到腹主动脉，腹主动脉第一分支为腹腔干，第二分支为肠系膜上动脉。找到肠系膜上动脉起始部，观察其走行、管壁状况，调整声束方向，尽量使其与管壁垂直并于起始部 1~2cm 处测量管腔内径（D）。打开彩色多普勒，观察血流方向。多普勒超声测量血液流动可以给出腹部器官功能的重要信息。测定血流参数时，在距起始部 1~2cm 处取样，多普勒检测时取样容积为 2mm，校正声束与血流方向之间的夹角小于 60°，取样门置于血管腔中央，取样线应与血流方向而不是血管壁平行。健康者肠系膜上动脉是层流波形，空腹时为三相波，由收缩期的前向波峰、舒张早期的反向波和舒张中晚期的低速前向血流组成。餐后血流参数的变化主要表现为血流速度的变化，频谱呈高速低阻型，收缩期峰值流速和舒张末期流速增快，而舒张末期流速增快更明显，舒张早期反向血流消失，内径变化不明显，使血流量增加。血流量在餐后 20~40min 达高峰，持续 1.5~2h。有多种不同的参数，用于腹部血管的流动模式的分析。最常用的参数是直接测量的参数，收缩期峰值流速（PSV）和舒张末期血流速度（EDV），从这些参数可导出时间平均的平均血流速度（TAV_{mean}）和时间平均的最大血流速度（TAV_{max}），阻力指数（RI）、搏动指数（PI）和血流量（BF）。血流量 $= \pi \times D^2/4 \times V_{mean} \times 60$，$RI = (PSV - EDV)/PSV$，$PI = (PSV - EDV)/TAV_{max}$，这两个参数不依赖于角度，反映下游的毛细血管系统的阻力。肠系膜上动脉阻力指数不仅仅反映肠系膜上动脉和毛细血管床的循环阻力，更反映了下游一系列阻力的总和，包括肠系膜静脉和门静脉以及肝血管的阻力。正常人肠系膜上动脉血流量为 450~700ml/min，内径为 0.55~0.70cm，收缩期峰值流速为 90~140cm/s，阻力指数为 0.80~0.85，搏动指数为 2.5~3.0，平均速度为 19~30cm/s。

重症患者常见小肠病变超声所见如下：

（1）肠梗阻：梗阻部位以上肠管非一过性扩张，小肠内径大于 3cm。肠管内积气或积液。肠腔内充满低回声或无回声内容物，也可见到气液平。积气为形态不同的强回声团，其后方有声衰减。积液显示为管状无回声区，其内有时可见浮动的强回声光点，有积液的肠段肠管显示清楚。高位小肠梗阻肠腔内以积气为主。低位小肠梗阻肠腔内以积液为主。结肠肠腔内常为低回声内容物混有点状或片状斑点、斑块强回声。在坏死性肠梗阻时肠腔内容物浮动性消失，这一点可用于与单纯性肠梗阻相鉴别。在早期阶段，可见肠壁变薄、肠蠕动亢进并前后的往复蠕动（"摇摆蠕动"），肠腔内容物可随其蠕动呈现双向滚动（"洗衣机征"）而后期阶段的特征是肠蠕动弛缓、肠壁水肿增厚。扩张的肠管管壁水肿，回声减低，黏膜皱襞增厚水肿。远端狭窄，肠道是空的呈黏膜层并拢的典型声像图表现（"饥饿肠"）。腹腔内可见不同程度的游离液体。当发生绞窄时，肠蠕动迅速由强变弱，肠壁进一步水肿增厚，回声减低，可见双层或多层回声，腹腔内游离液体增多。麻痹性肠梗阻通常肠管轻、中度扩张，肠腔以积气为主，肠蠕动明显减弱或消失，肠壁无明显增厚，腹腔游离液体少。

（2）肠缺血：常见的原因包括非阻塞性肠系膜血管闭塞、肠系膜上动脉栓塞、肠系膜上动脉血栓形成、肠系膜上静脉血栓形成。其中非阻塞性肠系膜血管闭塞多见于持续的心输出量减少和低氧状态，当内脏血管的代偿性持久收缩，通过小动脉的血流减慢、红细胞凝聚、血液瘀滞、微血栓形成，造成肠梗死。非阻塞性肠系膜血管闭塞与低血容量休克、充血性心力衰竭、主动脉供血不足、感染性休克、大剂量使用缩血管药物有关。持续使用缩血管药物可延长血管收缩状态而加速肠缺血坏死。肠缺血时超声可见弥漫性肠壁改变。动脉性缺血多表现为肠蠕动消失、肠管扩张、肠壁变薄。静脉性缺血多表现为肠壁增厚呈低回声，肠腔缩窄，黏膜面呈不规则线状高回声，伴蠕动消失。还可见腹腔积液及肠梗阻征象，肠管血流信号消失；在晚期病例，空肠绒毛的顶叶可见微泡，门静脉气体甚至肝胀肿。肠系膜血管栓塞还可见肠系膜上动脉收缩期血流速度大于 275cm/s 或肠系膜血管/腹主动脉流速比值大于 3 为直径狭窄率大于 70% 的标准。同时注意二维超声图像狭窄处有无斑块、管壁增厚或血栓。肠系膜上动脉狭窄处血流变细，可见收缩期喷射样杂色血流，血流速度明显增高；狭窄远段 1~2cm 处的湍流表现为低速、边界不规则的波形，常伴双向血流；狭窄远段的波形为低速低搏动性的小慢波，即圆钝低流速波形。

（3）肠壁挫伤：肠壁肿胀充血增厚、回声减低，蠕动消失，形成血肿后则显示圆形或椭圆形液性无回声，内有细小强回声点，边界清晰。肠壁动静脉血流增多，进入肌层、黏膜下层，肠系膜根部血管旁淋巴结增大并有彩色血流。

（4）急性坏死性肠炎：病变部位小肠肠壁常不同程度局限性增厚、肿胀，回声减低，呈"双层壁"；一般呈节段性、跳跃式分布，该段肠腔可变窄，肠蠕动减弱或消失。伴有肠梗阻、腹腔积液。严重者可累及全小肠。

四、结肠超声在重症患者中的应用

1. 结肠超声的解剖生理基础　结肠分为升结肠、横结肠、降结肠和乙状结肠，升结肠和降结肠位于腹膜后，横结肠和乙状结肠位于腹腔。升结肠后面借结缔组织贴于后腹壁，活动性较小。其外侧为腹侧壁，之间为右结肠旁沟，内侧为右肠系膜窦，内侧后方为腰大肌，前方被小肠襻覆盖，后面与腰方肌、右肾前面毗邻。横结肠是结肠中活动性最大的部分，中部不同程度下垂。其上方与肝右叶、胆囊、胃大弯和脾相邻，并被胃大弯和肋弓所掩盖，后方与胰和十二指肠邻接。降结肠其外侧为腹侧壁，之间为左结肠旁沟，内侧为左肠系膜窦。乙状结肠因有系膜在腹腔内活动较大。

2. 结肠超声检测与评价　凸阵探头沿结肠的走向分别行纵向、横向扫查，以纵向扫查为主。乙状结肠、脾曲、肝曲部位的肠壁可扭曲，肠腔宽度较均匀，肠壁黏膜面整齐、光滑。结肠空虚时难以显示和辨认肠壁结构。充盈时可显示与胃壁5层结构相似的肠壁层次结构。肠壁厚度3~4mm，大于4mm为增厚。重症患者肠壁增厚最常见原因为炎症，增厚范围较肿瘤广，多能辨认各层结构，病变范围常随病程而变化。结肠超声检查通常需要灌肠的同时进行。重症患者由于疾病原因肠腔内经常已充满液体，更有利于超声检查。小肠与结肠在超声下除使用内径大小（小肠小于3cm，结肠小于5cm）鉴别以外，结肠可见结肠袋。在大肠纵向切面，肠壁上显示一条延长轴走向的带状强回声，宽约5mm，此带收缩牵拉肠壁，多余处肠腔外形呈波浪样，形成结肠袋。结肠肠腔内也可见或多或少的肠皱襞深入肠腔，超声下显示为深入肠腔的疏密不等的相对强回声，间距1~3cm，基底较宽伸入肠腔部分较细，呈"锯齿状"或"梳齿状"，如两侧肠壁对称出现类似"阶梯状"或"竹笋节状"。重症患者常伴小肠扩张、蠕动消失，通过肠蠕动来区分小肠与结肠在重症患者并不适用。

阑尾根部的位置多在盲肠的内侧或后内侧，若以升结肠为12点，阑尾在3~6点的位置，长度5~7cm。探头在右下腹右斜向扫查，首先辨认髂腰肌和髂总动静脉，显示出跨越这些结构的回肠，接着可显示出盲肠延续的鸟嘴样阑尾开口处，此为阑尾长轴切面。探头旋转为横向即为阑尾短轴切面。但要注意阑尾位置多样，必要时在盆腔、脐周等部位查找。阑尾壁超声可见分为3层，从内向外第一层强回声为黏膜层，第二层弱回声为肌层，第三层强回声为浆膜层。阑尾最大外径小于6mm，正常阑尾显示不出管腔，增大时探头加压其内径不会出现变化，此点可与回肠鉴别。当怀疑急性阑尾炎时通常采用分级加压进行探查。先轻度加压将阑尾区肠管和脂肪压扁或移位，消除气体干扰，减少探头与阑尾之间的距离。为高频探头的使用创造条件，以利于得到更高质量的图像。进一步适当增加探头压力（注意避免疼痛），清晰显示髂腰肌和髂总动静脉，此次加压为清晰显示阑尾，判断阑尾是否肿胀的有效加压，如有不能压闭的管状结构，需要仔细观察确定是否是肿胀的阑尾。

重症患者常见结肠病变超声所见如下：

（1）肠梗阻：梗阻部位以上肠管非一过性扩张，结肠内径大于5cm。肠壁变薄，腔内可有气体的强回声、液性无回声及肠腔内容物的杂乱光点、絮状物或不规则的团块。在早期阶段可发现肠壁亢进和前后的往复蠕动（"摇摆蠕动"），而后期阶段的特征是肠蠕动弛缓和肠壁增厚水肿。远端狭窄，肠道是空的（"饥饿肠"）。

（2）急性阑尾炎：阑尾增大，其最大外径按渗出性、蜂窝织炎性、坏疽性的顺序增大。渗出性阑尾炎，阑尾呈管状结构；蜂窝织炎性呈丝瓜状结构；坏疽性可见脓肿。

（3）假膜性肠炎：肠壁层次结构可见，黏膜及黏膜下层明显增厚呈低回声，界限欠清晰；黏膜层线状回声欠连续；黏膜面尚光滑，肠腔塌陷，肠蠕动明显减弱，可合并肠梗阻、血性腹腔积液。

五、小结

重症胃肠道超声通过测量胃壁与肠壁的厚度、胃肠腔的大小、胃与肠腔的内容物、胃肠的运动及血运等动态改变，结合临床和其他辅助检查，发现导致胃肠道异常的原因、发现重症及其治疗过程中胃肠道变化、指导肠内营养治疗。虽然重症胃肠道超声应用还处于开始阶段，但随着超声技术的进步、重症医师理念的更新和进一步的开发探索，重症胃肠道超声的应用将越来越广，准确性将越来越高，成为重症医师救治重症患者必不可少的工具。

（乔元元）

第七节 其他技术

一、膈肌超声

（一）重症膈肌超声的原理及平面

1. 膈肌的功能　膈肌是呼吸肌，在整个呼吸过程中起着非常重要的作用，收缩时膈肌下移，胸腔内的容积增大，有利于吸气；与之相反膈肌松弛时，膈肌抬高上升到原来的位置，胸腔的容积减少，以利于呼气。同时膈肌将胸腔和腹腔分隔开来，使得胸腔和腹腔在不同呼吸周期产生不同的压力差，有利于吸气和呼气动作的完成。

膈肌的神经支配左右侧不同，分别由两侧颈3、4、5颈神经支配，每个膈神经分为四个主干：前外侧、后外侧、前部、背部，膈肌通常情况下是右侧较左侧高；前壁较侧壁或后壁高。

2. 膈肌功能不全的定义　膈肌功能不全大体分为：膈肌麻痹和膈肌收缩力减弱。在普通X-线平片上发现膈肌抬高通常是膈肌功能不全的第一线索。一般情况下在膈肌功能不全时膈肌整体抬高，但也存在膈肌的某一部分抬高。在膈肌功能不全的患者中我们也可以观察到在一些患者膈肌的萎缩及膈肌厚度变薄。

按照膈肌功能不全的部位可以分为：单侧膈肌功能不全或双侧膈肌功能不全，导致这样的结果主要是和膈肌的神经支配有关。

膈肌功能不全还可以按照神经受损的部位继续划分：

（1）脑部：一些疾病影响到脑部包括多发性硬化、脑卒中等，这些疾病对脑部的影响会产生对膈肌的影响，导致膈肌麻痹或是收缩力减弱。

（2）脊髓：在脊髓节段受累的疾病也会使膈肌收缩力减弱或麻痹，这些疾病包括四肢麻痹、肌萎缩侧索硬化、脊髓灰质炎、脊柱肌萎缩、脊髓空洞症、西尼罗河病毒感染。

（3）膈神经：导致膈神经受累的疾病：吉兰-巴雷综合征、肿瘤压迫、重症相关的神经疾病、慢性炎症导致的神经脱髓鞘病变、夏科-马里-图斯病。需要提醒的是在心外科手术中心脏停搏后低温保护会损伤到膈神经，放疗也会损伤膈神经。受损的膈神经会出现麻痹或收缩力减弱。

（4）神经肌肉接头：导致此部位受损的疾病包括：重症肌无力、食物中毒、有机磷中毒、朗-伊二氏综合征。

（5）一些疾病也会导致膈肌受损：COPD、哮喘、严重肌营养不良、肌炎、糖皮质激素应用、失用性肌萎缩。

3. 超声诊断膈肌功能　我们了解了膈肌的功能后，临床上如何判断膈肌的功能是每个重症医师需面临的问题。评价膈肌功能有很多方法，如胸片、X线下吸鼻试验、CT、动态核磁成像、肺功能检查、肌电图等方法。这些方法虽然在膈肌评价方面有一定的作用，但是这些方法不太适合重症患者的检查。

超声本身的优势还在于超声观察的是膈肌的后外侧，而胸片观察的是膈肌前部，这部分与超声观测的后外侧膈肌相比，运动幅度减少40%左右，所以超声评价膈肌从解剖角度看更准确。

4. 超声观察膈肌运动　主要包括以下几个方面：膈肌的运动幅度及速度、膈肌厚度及变化率。

超声检查膈肌的部位包括但不仅限于：①左侧腋前线及左侧锁骨中线与肋缘交界处。②右侧腋前线及右侧锁骨中线与肋缘交界处。③后背部肋下切面：此部位与前壁检查有一致性，但是此部位检查需要患者半坐位检查，对于重症患者或是机械通气的患者，此部位的检查不太适合。④剑突下切面：多适合于儿童，探头指向膈肌的后半部分，测量的结果与肋下的结果有一致性。

（二）超声探头的选择

1. 测量膈肌活动度及收缩速度时可以选用低频率（1～3MHz）、低分辨率、穿透性好的探头进行检查。

2. 测量　关于膈肌的测量可以通过静止 B 超的图像获得，也可以通过 M 超获得。首先应用 2D 模式找到需要测量的膈肌，然后选择 M 超进行测量。

（1）患者体位的要求：一般选用平卧位，此体位的膈肌活动度最大、测得的数据变异最小、膈肌的活动度与吸入或呼出气体的量成比例关系、两侧膈肌的活动度相同、可重复性好。所以平卧位是膈肌检查的最常用的部位，其他的体位比如半坐位时可以检查到膈肌，但是膈肌的活动度减小不能反映膈肌真正的变化情况。

关于膈肌的检查部位，经肝切面观察膈肌获得率较高，而经脾切面获得率低，主要是因为脾脏较肝脏体积小且获得膈肌图像需要经过胃肠道，胃肠道内有气体，易造成经脾窗口观察膈肌显示不清楚。此情况会给临床上观察膈肌带来一定的困难，遇到这种情况如果胃肠道积气较重，可以通过胃肠减压，抽吸胃肠道的气体，同时在检查的部位加压将气体按压到其他部位而获得声窗。经过上述处理后，若临床上观察左侧膈肌仍比较困难，此时是否可以选用其他部位目前尚未达成共识。

（2）超声测量膈肌的正常值健康成年人膈肌的活动度见表 3-8。

表 3-8　健康成年人膈肌的活动度

膈肌活动度	安静呼吸	深呼吸	鼻吸试验
男	(1.8±0.3) cm	(7.0±0.6) cm	(2.9±0.6) cm
女	(1.6±0.3) cm	(5.7±1.0) cm	(2.6±0.5) cm

膈肌收缩速度：有研究表明 40 名健康人的膈肌收缩速度为（1.3±0.4）cm/s，而且男女之间没有差别。这可以通过临床上常用的吸鼻试验来检查（指屏气后用鼻用力吸气观察膈肌的运动速度）。

（3）计算膈肌的活动度：因超声仪器的不同，有些超声机不能直接测量膈肌收缩速度，但可通过测量膈肌收缩的距离和收缩所需的时间，计算出膈肌的收缩速度。

（4）膈肌的厚度及变化率。

①检查部位：左侧腋前线第 7、8 肋间或第 8、9 肋间；右侧腋前线第 7、8 肋间或第 8、9 肋间。

②超声探头的选择：测量膈肌厚度及其收缩变化度可选用高频率（5～18MHz）、高分辨率、低穿透性的探头进行检查。

③膈肌厚度的测量：应用高频探头通过肋间找到肝脏或脾脏，同时注意要保持探头与膈肌相垂直，贴近肝脏或脾脏表面的结构为腹膜，与此相平行的结构为胸膜，两层之间的结构为膈肌。通过 M 超声扫描膈肌的运动，如果条件允许最好超声能够接呼吸波形，然后在 M 超声下找到呼气末及吸气末的位点，测量膈肌在呼气末和吸气末膈肌的厚度。需要强调的是测量膈肌的厚度是测量膈肌本身的厚度，但是膈肌是由胸膜和腹膜所包绕的，我们测量的是两者之间的距离，而不是测量两者之外的距离。

正常情况下，膈肌是夹在胸膜和腹膜之间的肌肉组织，靠近胸腔的是胸膜，而靠近腹腔的是腹膜，这样膈肌就把胸腔和腹腔分隔开来。因为这样的解剖关系，我们测量膈肌厚度时要测量腹膜和胸膜之间的膈肌的厚度，通过超声血管探头在前面所述的肋间观察到膈肌的厚度。

健康成年人膈肌的厚度是：0.22～0.28cm，如果膈肌在呼气末的厚度小于 0.2cm 就考虑膈肌麻痹，膈肌麻痹的厚度在 0.13～0.19cm。同时我们还可以观察膈肌厚度的变化率，慢性膈肌麻痹通常膈肌变薄、萎缩，同时在呼气和吸气时没有膈肌厚度的变化。通常认为膈肌厚度变化率小于 20% 考虑存在膈肌麻痹。

（三）临床应用

介绍了膈肌的各种测量方法，下面我们介绍几个临床上常见的应用。

1. 鉴别膈肌麻痹　对于临床上怀疑膈肌功能不全的患者，通过床旁超声检查膈肌可以尽早发现是单侧还是双侧膈肌麻痹。有研究显示儿科心脏术后患者发生呼吸衰竭，如果通过膈肌超声的检查及早发现膈肌功能不正常，尽早处理，如实施膈肌折叠术，可以使患者应用呼吸机的时间缩短，进一步减少呼吸机相关性肺炎的发生，从而减少患者在 ICU 治疗时间。

2. 鉴别导致膈肌麻痹的病因　通过超声检查膈肌可以区分出造成膈肌麻痹的原因是膈肌本身功能问题，还是膈肌以外的原因所致的。膈肌麻痹的外部因素包括膈肌膨出、膈疝、胸腔积液、膈下脓肿、肝脓肿、转移性疾病、胸腔肿瘤性疾病、膈肌破裂等。膈肌破裂已经在超声扩展的 FAST（focused abdominal sonography for trauma）方案中得到应用。如果临床上怀疑膈肌麻痹的原因是由于神经所导致的，如运动神经元病，通过膈神经刺激可以区分出是上运动神经元还是下运动神经元导致的膈肌麻痹。正常情况下，刺激膈神经会导致膈肌收缩，如果刺激后没有运动表明是下运动神经元病变所致的膈肌麻痹。通过超声检查确诊为下运动神经元病变导致的膈肌麻痹，可以考虑应用膈肌起搏器。另外 12 岁以下患杜氏肌营养不良的儿童膈肌厚度通常是增加的。这主要是因为：与四肢相比，膈肌会发生假性肥大，一旦出现这种情况，常预示会发生呼吸衰竭。

3. 膈肌麻痹的预后　对于膈肌麻痹患者实施膈肌神经移植后，可连续观察膈肌厚度的变化。吸气后膈肌厚度增加与吸气功能及肺活量改善相关。

（四）局限性

超声目前是临床非常有价值的诊断工具，优势在于无辐射、价格低廉。但是超声检查也有其局限性，包括以下几个方面：

1. 超声的检查结果是操作者依赖的　最近有作者强调观察者之间对膈肌不同的评价，不同研究的结果有着高度的一致性。非可视化的膈肌观察法有 28%～63% 的膈肌观察失败率，最近研究表明通过肋下观察窗口及相关的检查部位失败率只有 0.71%。影响观察的两个重要因素是肺界下移和经过脾脏窗口观察。如果患者存在大量胸腔积液同时合并膈肌矛盾运动时，患者站立位检查会导致错误的判读。这提示检查时患者体位要求是平卧位。有报道一些疾病如胸腔积液、张力性气胸、肺纤维化、膈下脓肿等可以使非膈肌麻痹的患者表现出膈肌的矛盾运动。

膈肌的活动度依赖于最大自主吸气动作，这样使不同个体膈肌活动度的正常值难以界定。膈肌收缩时，膈肌的厚度会产生变化，用超声检查是有争议的。超声波通过膈肌的速度存在变化，在吸气顶点时测量膈肌厚度会产生误差，这种效应是不容忽视的。

2. 膈肌超声的应用受肺部疾病的影响　超声评价膈肌活动没有正常的参考值，因为患者在安静呼吸、深呼吸以及吸鼻试验时膈肌的活动各不相同，目前只有少数研究评价了肺部疾病患者的膈肌活动参数。一些作者认为在健康人群中，吸气时，容量的变化和膈肌的活动度呈线性关系。但是其它其他一些研究证实：对于肺部疾病的人群，这种关系相关性很差。这可能是因为在整个呼吸周期中，膈肌和其他呼吸肌对呼吸运动的影响不同。这主要受患者体位、体重、身高、罹患疾病、身体状况、胸廓及颈部肌肉参与程度的影响。此外，膈肌厚度及活动度的测量主要是在吸气末或呼气开始。因此测量膈肌相关参数时，与呼吸相关的参数也应该收集。

二、骨骼肌超声

重点床旁超声（point-of-care US）可以加快对重症患者的评估和治疗。当需要评价骨骼肌的病变时，通常的检查仅限于 CT 或者磁共振技术。而当重症患者需要在限定时间如几分钟内进行快速评估，或无法转运至 CT 室，无法进行 MRI 检查时，床旁超声可以快速诊断骨骼肌相关疾病如 ICU 获得性衰弱等。本部分以 ICU 获得性衰弱为例，阐述骨骼肌超声在重症医学方面的应用。神经肌肉超声进展（NMUs）创造了新的方法来研究肌肉和神经在重症的早期病理学改变，这可能会使早期诊断和干预成为可能。

（一）骨骼肌超声概况

20 世纪 50 年代，Wild 等人发现，高频超声波可以探查活体组织。20 世纪 80 年代，第一次发现病变肌肉与健康的肌肉呈现不同的超声表现。后来发现，人们可通过超声发现神经肌肉疾病、恶性肿瘤、感染、血肿和肌肉骨骼系统的损伤等。而目前作为广泛使用的技术，超声技术也在不断改进，分辨率可高达 0.1mm，远远超过 MRI 能够达到的水平。

（二）ICU 获得性衰弱

1. 定义　在 ICU 内长时间的治疗，特别是长时间的机械通气，使患者的肌肉质量减少、肌力显著下降，这种情况被称为 ICU 获得性衰弱。许多病理生理机制都可以导致 ICU 获得性衰弱的发生，而在 ICU 治疗的患者可能会受到多种机制的影响。

2. 对骨骼肌的影响　重症相关多发性神经病的特点是：患者出现因失神经支配和失神经肌萎缩所致的对称性肢体近端肌无力。同时，呼吸肌也可能受累，并导致机械通气撤机延迟。重症相关多发性神经病与另一种原发性肌病——重症相关性肌病，具有相似的四肢和呼吸肌无力表现，仅凭临床症状可能很难将两者区分。通常，重症相关性肌病较重症相关多发性神经病更常见，但两者也可以并存，并被统称为重症相关性肌病。

3. 骨骼肌的超声图像　超声为无创检查技术，大多数患者均可耐受。根据患者的主诉、查体、病情的严重程度以及对检查的耐受性，可以制订个体化的检查方案。对于清醒和需进行操作的患者进行床旁检查，可以动态进行监测。

（三）探头的选择

为获得最有用的肌肉骨骼病理相关信息，需选用频率最高的线阵探头。对于大多数肌肉骨骼成像可使用 8~14MHz 换能器。特殊部位还可使用专门的传感器，如曲棍球棒外形的探头，可用于评价面积较小的领域。

彩色多普勒和能量多普勒成像可用于确定炎症部位的血管。在切口部位进行穿刺或其他侵入性操作引流时，彩色多普勒或能量多普勒成像是十分重要的。使用更高的频率可以提供更好的空间分辨率，但是会降低组织的分辨率。

由于大多数肌肉处于表浅区域，因此可使用频率较高的探头。当检查患者深部结构或有丰富的软组织覆盖目标结构时，具有更广泛分辨率的低频换能器可能更加合适。

（四）评估骨骼肌的方法

1. 肌肉容积的评估　通过对超声下特定组织或器官部位的肌肉厚度和横截面积来进行评估，更容易使肌肉质量量化。Campbell 等人选择 9 例入住重症医学科的多器官功能衰竭患者，对其上臂、前臂、大腿前侧肌肉厚度进行 1~4d、5d 和 14d 的连续测量，发现 ICU 获得性衰弱患者这几项厚度平均每天最多下降 6%。2013 年，Puthucheary 等人进行了一项对于肌肉萎缩的重症患者，评价 NMUs 测量股直肌 CSA/表征肌纤维 CSA（横截面积）和蛋白质的合成/分解率关系的前瞻性研究。研究纳入了 63 名预计机械通气 48h 以上，住 ICU 时间大于 7d 的存活患者，通过超声测量股直肌在第 1、3 和 7d 横截面积，结果发现：在整个患者群体中，股直肌 CSA 横截面积明显下降，器官衰竭评分的增加与股直肌 CSA 的变化显著相关（$P < 0.001$）。

2. 肌肉震颤　2008 年，Gruther 等人纳入 70 名 ICU 住院时间大于 24h 的患者，采用定量测量股中间肌和股直肌平均厚度，发现肌肉震颤和分级可以用于研究慢性肌肉变化包括肌肉质量和长度损失。超声下肌肉组织均一程度增高与肌肉组织病变程度具有明显相关，回声均匀和肌肉震颤均提示肌肉组织出现疾病，这样的测量有助于重症相关肌病严重程度评估。

3. 灰度的变化　Cartwright 等人利用超声灰度的变化来评估重症患者的肌肉厚度。实验证实这些变化可显示肌肉结构、炎症或充满积液的肌肉分解和损伤。Heckmatt 等人的超声评价包括半定量的超声分级，包括 4 级灰度。有时可用回声及回声互换方式，评估一个人的肌肉回声。

一般用于评估的关键部位包括肱二头肌、腕伸肌、股直肌、胫骨前肌，取 4 点进行计算。入选的

28 例患者中，其中 6 例死亡，因此进行了二次评估。研究发现，患者平均回声（1~4 级别），75% 的患者平均回声大于 1.5，而 92% 的对照组中发现的最大值为 2.5。结果发现实验组和对照组在第 4d 和第 14d 平均肌回声之间的差异具有统计学意义（P<0.001）。在第 4d 和第 14d，实验组平均回声增加之间差异没有达到统计学意义（P=0.085，差异不明显）。患者与对照组比较，使用 Cochran – Almitich 趋势检验后发现在 4d 无显著性差异（P=0.08），而 14d 有显著性差异（P<0.001）。Cartwright 使用同样的超声方案也进行了 26 名健康对照的测量。因此，使用肌肉超声监测灰度差并进行半定量分级，对于评估重症相关肌病方面有意义。

（五）骨骼肌超声的局限性

骨骼肌超声目前是临床上非常有价值的诊断工具，优势在于无辐射、价格低廉。但是超声检查也有其局限性。超声的检查结果是操作者依赖的。最近有作者强调观察者之间对同一骨骼肌会做出不同的评价，不同研究的结果有着高度的一致性。影响观察的两个重要因素是对于部位选择的判断和半定量或描述性诊断时，会产生偏倚。如果患者存在大量积液时，患者站立位检查会导致错误的判读，这提示检查时患者体位要求是平卧位。

三、感染灶的筛查

（一）感染灶的发现

1. 原则　重症问题复杂多样，第一时间获得快速而准确的判断，尽早发现可疑感染灶，及时获得相应的救治是重症患者救治成功的关键。重症超声与其他诊治工具相比具有了不可比拟的优势，做到了快速性和准确性的完美结合，几乎是同步的、现场的诊断与治疗，最终达到重症超声指导的重症问题床旁快速解决的目的。

2. 流程化管理　重症超声在 ICU 应用越来越广泛，其在重症患者中的快速诊断和治疗价值日益受到关注。呼吸困难和循环衰竭是重症医师在院内外急会诊过程中遇到的最常见的问题。传统方式下需将患者搬运至放射科做 CT 等影像学检查，即使做床旁 X 线检查，也要经历拍片、洗片、读片、签发报告等环节。重症超声发展初期，主要是针对创伤患者的 FAST 检查，之后肺超声检查突破了超声应用的局限，再至目前心、肺、大血管超声联合应用的循环呼吸功能评估、超声引导穿刺等，切实起到了看得见的"听诊器"作用。重症医师通过培训，完全可以掌握相关技能，随时在患者病情变化时进行检查，也可将超声作为 ICU 患者日常评估的手段，协助诊疗。

重症超声可直观探寻病因，减少了数据分析的时间，增加了临床判断的准确性，拉近了医师与病因及病情判断的距离，因而被形象地比喻为"看得见的听诊器"，标志着临床治疗进入可视化时代。

3. 流程化超声对于感染灶及时发现极为关键　在检查过程中，流程化的超声方案可以帮助临床医师更快地、更全面地发现问题，避免一些主观意识的遗漏。

重症超声在创伤感染灶发现过程中的应用流程为：

（1）根据发热特点、症状、体征和病史进行初步评估。

（2）根据感染灶最常见部位，分为三部分：

①胸部：胸腔、心脏、肺脏。

观察是否出现以下征象：

胸腔：积液或超声回声异常，包括回声增高、回声不均或"摆动征"等。

肺部：包括实变和渗出性病变。

心脏：赘生物，感染性心包积液。

②腹盆腔：包括游离腹腔、腹腔实质脏器和腹腔空腔脏器。

腹腔：腹腔积液。

胃肠道：积液、积气。

胆囊、胆管。

实质器官液性病变。

③中枢神经系统感染。

颅内高压：应用经颅多普勒超声（TCD）或测量视神经鞘宽度（ONSD）。

颅内占位性病变：可应用于部分患者（如颅脑外伤或去骨瓣手术患者）。

④另外，可以对颈部、四肢及外生殖器等查体所见或怀疑感染灶的部位进行浅表器官超声检查，建议使用高频线性探头进行监测。

⑤对于重症患者感染，进行以上感染灶筛查顺序后完善血行性感染和泌尿系感染的筛查。

重症超声流程是多方面有机整合的集中表现。在临床实践中，重症超声与其他诊断和治疗技术相比具有不可比拟的优势，做到了快速与准确的完美结合，几乎可以同步、现场地诊断与治疗，达到指导床旁、现场问题的快速解决，可以适用于重症患者的病因判断及早期评估。

（二）感染灶的处理

1. 超声引导下感染灶穿刺　　超声引导下穿刺引流技术属于介入性超声技术的范畴，相较于传统的"盲穿法"，具有特殊的优势：①准确、安全：现代超声设备和超声穿刺针的配合使用，可以使穿刺针精确地穿刺到直径1cm甚至更小的深部病灶内，避免了一系列并发症，使得实时超声引导成为同CT、MRI引导同样重要的一种介入性技术手段。②方便、快捷：现代便携式超声仪器可以随时在患者床旁使用，避免了转运重症患者带来的巨大风险。对于危急患者，重症医师亲自操作设备也避免了召唤医技科室人员所导致的时间延误，为成功抢救患者争取了宝贵时间。③实时、动态：超声监测可以及时发现穿刺引流过程中可能出现的并发症，如局部血肿、气胸等，还可以准确定位穿刺针或导管尖端位置，发现导管异位。抽吸结束后可以使用超声评估残留积液量及治疗效果。④无放射性：目前认为，日常剂量短时间的超声波照射不会对患者产生不利的影响，也不会对操作者造成放射性危害，相较于CT引导具有明显的优势，尤其适用于孕妇或婴幼儿。⑤经济：超声设备相较于CT等大型设备价格低廉，医疗单位投入低，易于普及，尤其适合农村或基层单位推广使用，同时降低了患者的医疗花费，节约社会资源。

本部分内容将介绍超声引导下穿刺引流术使用的相关仪器设备及穿刺方法，并分别介绍胸、腹腔及心包腔穿刺的技术特点。

（1）仪器设备：超声引导穿刺技术的关键设备是导向装置，它分为两种：一种是专用的穿刺探头，另一种是可以安装在普通探头上的穿刺架（穿刺适配器）。通过导向装置可以实现引导穿刺针安全准确进入相应体腔的目的。

①穿刺探头：超声厂家可以提供多种形状的专用穿刺探头。穿刺探头往往在探头的中央或一侧设置穿刺针槽孔，槽孔处未安装超声晶片，超声声像图上显示一条与超声声束平行的暗带，即为穿刺针的针道所在。但其缺点是不能实时显示针尖位置，仅依靠针道周边组织的微动来间接判断针尖位置，缺乏足够的安全性。有的厂家在探头槽孔处加装辅助晶片，在一定程度上改善了该缺点。新开发的产品在探头上加装了调节按钮，可以单手调节图像增益、深度、冻结、C/PDI/PW/M 等，更加便于使用。但是由于专用穿刺探头造价昂贵，目前更多使用普通超声探头加装价格低廉的穿刺架制成导向装置。

心包及胸、腹腔穿刺常用的普通超声探头主要为频率较低、探测距离较深的凸阵及相控阵探头（专用的穿刺探头一般为凸阵穿刺探头）。高频线阵探头探测深度浅，多用于表浅组织如血管的徒手穿刺，不适于深部组织的引导穿刺。

a. 凸阵探头：凸阵探头的凸阵换能器能使声束呈扇形扫查，其扫查图像结合了线性扫查的近场大和扇形扫查远场大的优点，适合于胸、腹部脏器的超声引导穿刺。缺点是探头较大，凸面稳定性差，引导进针时死角较大，皮肤进针点距离目标较远。同时近场显示欠清，不适于对表浅组织穿刺。

b. 相控阵探头：相控阵探头也是一种线阵换能器，但体积较小，技术上更精密复杂。图像质量高，显像方式呈扇形。优点为：探头接触面小，可用于经肋间等窄小部位穿刺；便于加压，以缩短体表至穿刺目标的距离，提高穿刺准确性；穿刺针接近探头中心位置，穿刺时不易偏离扫描平面；穿刺针与扇形扫描声束所形成的角度大，反射信号强，显示清晰。该种探头应用范围广，是理想的心包及胸、腹部穿刺探头。

为了更好地显示穿刺针，有的超声厂家开发出具备穿刺针显影技术（needle gain）的超声探头，这种技术除调节组织的增益外，还可以单独调节穿刺针的增益。探头上设有专门针对穿刺针针体的声束发射，可进行多个角度的调节，从而使被针体反射回的声束被探头接收到，使穿刺针针体尤其是针尖显示更加清晰。

②穿刺架：穿刺架也称为穿刺适配器，多由超声厂家提供，与相应型号的超声探头配套使用，价格低廉，临床使用广泛。其主要由固定部件、导向部件和针槽三部分构成。

固定部件将导向部件稳固地固定在超声探头上。穿刺针槽安装在导向部件上，根据穿刺针的外径调节针槽的直径或选择不同直径的针槽。导向部件的作用是保证穿刺针沿预先设定的方向和角度进入靶目标，有固定式和可调式两种，后者可以调节不同的角度，对应的声像图上会显示出相应角度的穿刺线。

③穿刺针具：针具是指穿刺针及其附件。国产针的标号越大其外径越大，国际标号则以 Gauge（G）表示，G 的数码越大，外径越小，而数码越小，外径越大，其后标明长度。如 20G 17cm 表示外径 0.9mm，长 17cm。根据穿刺针外径不同，将穿刺针分为粗针（外径大于等于 1mm，10 号，19G）和细针（外径小于 1mm）。超声引导时使用的穿刺针过细则回声较弱，声像图中难以清晰显示穿刺针；如果过粗则会遮挡大部分超声束，造成组织显示不清，无法穿刺。因此应根据探头选择合适的穿刺针。有些穿刺针前段的外表面被制作得毛糙不平或涂上涂层，从而增加超声散射及回声，改善监视效果。

本节中所涉及的穿刺针主要为下列两类：

a. 普通穿刺针（18～22G），这种针使用最普遍，可做多种用途。

b. 套管针：由套管和穿刺针两部分组成，可用于含液性病灶的抽吸、引流和灌注，也可用于造影。使用时，外套管连同穿刺针一起刺入含液腔，然后拔出穿刺针，推进外导管，套管尾端接注射器或引流袋抽吸或引流体液。

④引流管：导管的管径一般用 French（F）表示，1F = 1/3mm。导管的种类繁多，有许多用于诊断和治疗的专用导管，选用原则是易于置入、不易折断、引流通畅、固定牢靠不易脱出、组织相容性好等，可根据具体情况因地制宜选用合适引流管。

（2）器具消毒方法。

①穿刺架及穿刺针具等纯金属器械可使用高温灭菌、消毒液浸泡、气体熏蒸等方法进行消毒。

②橡胶和塑料导管主要使用浸泡或气体熏蒸进行消毒。

③超声探头的消毒应参考超声厂家的建议进行。上述物理或化学消毒方法对多数超声探头具有较强的损害，所以超声探头多使用包裹隔离方法，即利用消毒或灭菌后的塑料薄膜、外科手套或避孕套等包裹探头。探头的探查面与包裹物之间应涂布耦合剂。部分厂家允许使用指定消毒液浸泡的密封探头，可使用相应的消毒液进行消毒。

（3）穿刺练习模型：为精准地实施超声引导下穿刺引流术，需要操作者事前接受长时间严格的训练。美国急诊医师协会（ACEP）要求学习者接受至少 2d（16h）的培训及 25 例次的实践操作。市售有很多穿刺练习模型，但造价昂贵。

2. 超声引导穿刺操作方法

（1）操作方法：主要有三种操作方法：间接法、导向装置引导法、徒手法。

①间接法：当胸腹腔积液较深或面积较大，穿刺相对容易时可以使用间接法。该方法是穿刺前首先使用超声探头探查，选择合适的穿刺点，设计出合适的进针角度及路线，并在体表做出标记。然后移开探头，常规消毒铺无菌单后，在标记点按既定角度及路线穿刺。此方法对超声引导手法技巧要求较低，但应注意尽量缩短移开探头至开始穿刺的时间间隔，并避免在此期间患者体位变动带来的穿刺路径变化。

②导向装置引导法：导向装置引导法即在探头上安装导向装置，借助导向装置的精确定位，按预定的角度和路线准确穿刺。穿刺前根据探头配套穿刺架的针槽内径选择合适粗细及长度的穿刺针具，探头消毒或使用无菌薄膜包裹（探头与薄膜间涂布耦合剂），将消毒后的导向装置安装至探头上，术区消

毒，皮肤表面涂抹无菌耦合剂或生理盐水，使用探头探查并确定进针点、设定穿刺角度及深度，随后进行局部麻醉及穿刺。穿刺过程中必须保证清楚显示积液部位，同时应合理设计线路，尽量缩短穿刺距离，并避免穿刺损伤毗邻的重要脏器及组织结构。穿刺前应注意检查校准导向装置，保证导向的准确性，穿刺针应处于超声声束平面内并居于声束宽度中央。

③徒手法：徒手法是不借助穿刺架等导向装置，术者手持穿刺针在超声的实时监视及引导下进行。该方法的优点是可以灵活调整进针点、探头的位置以及进针角度，从而避开毗邻组织。当进针点远离探头时，穿刺针可以与超声声束保持很大夹角，从而增加超声反射，清晰显示针道。但该方法成功的关键是必须通过手眼密切配合，维持穿刺过程中穿刺针整体实时显示在声像图中，并准确判断穿刺针的位置。在没有导向装置导引的情况下要达到上述要求，对操作者穿刺手法要求较高，操作者必须双手密切配合，需经过长时间严格训练方可掌握该技术。徒手操作时探头也要经过消毒或使用无菌薄膜包裹，保证术区免受污染。

（2）穿刺平面：超声引导下穿刺根据穿刺针长轴与超声声束平面的关系可以分为平面内穿刺（in plane，IP）与平面外穿刺（out of plane，OOP）。平面内穿刺，为最常用的穿刺平面，即穿刺针自探头一端向对侧端方向进针，保持穿刺针居于探头中央，始终位于声束平面内，针体与声束平行，使声束纵切穿刺针，声像图中可以显示穿刺针整体。优点是直观显示穿刺针，安全性较高。缺点是该方法技术难度大，需要反复训练。平面外穿刺，即穿刺针在探头侧方进针，进针方向与声束平面呈较大夹角，声束横断穿刺针，声像图中针体仅显示为一个点。该方法要求随着穿刺深度的变化不断调整探头位置及角度，准确辨认并密切跟踪穿刺针针尖的位置。如果将针体误认为针尖则可能导致穿刺过深，在心胸腹部位将导致致命性的并发症，后果严重。因此该平面一般仅用于血管及浅表部位的穿刺，心胸腹腔等深部组织器官的穿刺应慎用。

（3）影响超声导向准确性的因素。

①穿刺架或引导针配置不当。

②呼吸造成的移动：腹胸部脏器随呼吸有不同程度的移动，可导致预先设计的穿刺针道发生偏移，因此在穿刺过程中应要求患者平稳呼吸，必要时需屏住呼吸。

③声束宽度（部分容积效应）：荧光屏声像图所显示的组织图像，实际是厚度与声束宽度相等的一厚层组织回声的重叠图像，这就可能造成声束内同一深度的针尖与邻近组织在声像图上重叠，显示为针尖在组织内的假象，常引起超声导向的错觉。避免的方法是反复侧动探头，凭侧动的幅度判断声束与病灶的关系。

④穿刺针潜行：当进针路径遇到较硬组织时，一方面针体可因为避让偏离穿刺引导线；另一方面，由于针尖斜面受到的阻力产生使针尖向侧方偏移的推力，致使进针方向偏移。进针速度越快，这种推力越大。穿刺针细软，穿刺距离较大也是导致潜行的主要原因。当穿刺针发生潜行后，离开声束平面，声像图不可能监视到针尖回声，这样穿刺针不仅不能达到靶目标，还可能损伤其他脏器，导致并发症。

（4）注意事项。

①超声设备应尽量放置于术者的对面，便于术者抬头查看显示器上的超声影像。不当的摆放位置会迫使术者采取长时间扭头或转身的体位，易于导致术者疲劳甚至扭伤，并可能由此导致术者急躁或情绪波动，导致穿刺失败，甚至导致并发症的发生。

②进针点的选择必须要经过对解剖和毗邻重要结构的详细观察（特别是大血管、肠管、肋骨、肝、脾、膈肌、肺等），避免副损伤。用手指按压皮肤观察超声图像的变化对估计进针点很有帮助。

③在能够避开血管、肠管、肺脏等重要脏器的前提下，尽量缩短穿刺距离，既可以提高准确性，又可减少副损伤，降低并发症。

④进针前应测量病灶深度，同时在穿刺针上做标记。皮肤消毒后，通常把探头置于标定的位置最后做一次超声检查，以确定穿刺路径正确。

⑤穿刺针显影不良时，可以改变路径增加穿刺针体与超声探头的夹角以增强针体反射的声束，改善针体显像。

⑥灰阶超声对针尖显示不清时可以使用彩色多普勒超声显像。彩色多普勒可以利用针尖部位粗糙表面或针具引起组织振动产生的轻微抖动判断针尖位置。必要时可以经穿刺针向体腔内注入含气的生理盐水，通过产生的彩色信号判断针尖位置。

（5）局限性。

①超声引导穿刺的禁忌证。

a. 穿刺针径路存在重要器官和血管无法穿刺者。

b. 有严重出血倾向和全身情况较差不能承受穿刺手术者。

c. 严重躁动未实施镇静患者。

②超声引导穿刺的并发症。

a. 出血：出血是最容易发生的并发症，其发生率与所涉及的脏器、病灶性质、使用针具的类型和外径、操作人员的熟练程度等有关。对于凝血功能异常或血小板数量降低的患者穿刺后发生局部血肿的可能性更大。严重凝血障碍或血小板计数明显减少的患者可在输血改善凝血功能后进行穿刺。

b. 感染：引起术后感染的主要原因是介入性器械细菌污染。严格灭菌操作，术中采取措施避免感染源扩散，是预防感染的最有效途径。

c. 副损伤：由于穿刺路径毗邻肠道、肝脏、肺脏、心脏、膈肌、血管等组织器官，如发生穿刺针潜行，偏离预选穿刺路径时，可能造成副损伤，轻者可能不引起症状，重者引起肠道穿孔、腹腔内大量出血、心脏压塞、气胸、血肿等。因此要合理选择穿刺路径，确实避开重要脏器，特别是使用监视盲区比较大的导向装置时，要反复扫查，保证盲区内无重要脏器。

d. 穿刺针折断：注意使用穿刺针具的质量，避免使用过细的针具，避免在组织内部强行改变穿刺路径，穿刺过程中避免暴力操作。

（王　标）

第四章

营养与代谢

第一节　机体营养需求

　　营养支持的基本目标是供给机体每日所必需的营养底物及能量。这一章节将着重阐述如何评估危重患者的营养代谢需求，并给出具体的评估方法。

一、每日能量消耗

（一）营养底物的氧代谢

　　机体所必需的能量是由营养底物（葡萄糖、脂肪和蛋白质）的有氧代谢所提供的，这一过程消耗氧气，产生二氧化碳、水和能量。每种营养底物的有氧代谢过程，见表 4 - 1。

表 4 - 1　营养底物的有氧代谢

营养底物	氧消耗	二氧化碳生成	能量生成
葡萄糖	0.74L/g	0.74L/g	3.7kcal/g（15.5kJ）
脂肪	2.00L/g	1.40L/g	9.1kcal/g（38.1kJ）
蛋白质	0.96L/g	0.78L/g	4.0kcal/g（16.7kJ）

　　（1）营养底物完全氧化产生热量用于提供机体所需的能量（kcal/g）。
　　（2）脂肪产能最高 [9.1kcal/g（38.7kJ）]，而葡萄糖产能最低 [3.7kcal/g（15.5kJ）]。
　　机体不同时期给予营养支持的三种营养底物代谢总和决定了机体的氧消耗量 VO_2、二氧化碳排出量（VCO_2）以及生成多少能量。24h 的产能为机体每日所供能量（kcal）。机体每日所需能量可以通过计算和测量得出。

（二）间接能量测定法

　　这种方法不需要直接测定住院患者具体的能量代谢，而是测定整个机体的氧消耗量和二氧化碳生成量，根据表 4 - 1 间接计算出机体的能量代谢。间接能量测定法的原理是根据下列公式计算出机体静息能量代谢（REE）。

　　REE（kcal/min）=（$3.6 \times VO_2$）+（$1.1 \times VCO_2$）-61

　　方法：间接能量测定法是根据能量守恒定律测定机体的氧消耗量和二氧化碳生成量，从而计算得出机体所需能量，而氧消耗量和二氧化碳生成量则通过测定机体吸入氧气浓度和排出二氧化碳浓度（通常用于气管插管机械通气患者），测定患者稳定状态下 15~30min 的静息能量，算出每分钟的能量代谢值，再乘以 1440 换算成 24h 能量代谢值即为机体每日所需能量代谢值（kcal/24h）。临床研究显示用监测超过 30min 所得的 REE 所换算出来的 24h REE 即为机体每日所需能量。如果患者吸入氧浓度超过 60% 则可能影响能量代谢的氧气传感器的敏感度，因此间接能量代谢法不能用于吸入氧浓度超过 60% 的患者的能量代谢测定。

尽管间接能量代谢测定法为目前监测机体能量代谢最精确的方法，但是其需要特殊的设备及经过专门培训的专业人士，因此不能被广泛应用。所以，患者每日能量代谢经常通过下列方法进行评估。

（三）简便方法

目前有超过 200 个复杂的公式可以用于评估机体每日所需能量，但是下面这一公式最为简便且相关性较高。

REE（kcal/d）$= 25 \times$ 体重（kg）

这一简单公式适用于绝大多数 ICU 患者，因此适合在 ICU 评估患者每日能量需求。但要注意，在实际应用中患者体重不能超过理想体重的 125%。当体重超过理想体重的 125% 时，需要使用下列公式计算矫正体重再用于计算 REE。

矫正体重（kg）=［（实际体重 - 理想体重）×0.25］+ 理想体重

二、基本需求

（一）非蛋白质热卡

葡萄糖和脂肪产生的非蛋白质热卡用于提供机体每日能量需求，而机体的蛋白质摄入用于保持基本酶的功能和维持结构蛋白质。

（二）糖类

在标准营养支持中，糖类供能占非蛋白质热卡的 70%。机体的糖类储备有限（表 4-2），每日机体摄入的糖类用于维持中枢神经系统功能，因为中枢神经系统主要靠葡萄糖作为营养底物供能。但是，过多的碳水化合物摄入会引起机体出现高血糖，从而引起一系列不良反应，其中包括白细胞免疫功能障碍。

表 4-2 健康成年人自身营养底物储备

营养底物来源	总量（kg）	能量产生（kcal）
脂肪组织	15.0	141 000
肌肉蛋白	6.0	94 000
总糖原	0.09	900
		总计：165 900

注：1kcl = 4.184kJ。

（三）脂肪

在标准营养支持中，脂肪供能占机体每日能量所需的 30%。营养支持中的脂肪在三种营养底物中供能最高（表 4-1），机体脂肪主要储备于脂肪组织，在健康成人中是最主要的内生营养底物来源（表 4-2）。

1. 亚油酸 营养支持中的脂肪主要是指三酰甘油，三酰甘油是由一个甘油分子连接三个脂肪酸组成。营养支持中必需脂肪酸主要为亚油酸，亚油酸是一种含 18 个碳原子的长链多不饱和脂肪酸。临床上这种必需脂肪酸缺乏会导致一系列临床症状，如皮肤干燥病（scaly dermopathy）、心功能障碍以及感染发生率增加。营养支持中摄取的脂肪酸 0.5% 为亚油酸即可满足机体需求。在大多数营养支持中红花油是亚油酸的主要来源。

2. 丙泊酚 丙泊酚是一种静脉用麻醉药，主要用于 ICU 患者的短期镇静，其溶剂为 10% 的脂肪，所提供的能量和 10% 英特利匹特相似，均为 1.1kcal（4.6kJ）/ml。因此，使用丙泊芬的患者在计算营养支持总能量时，要把丙泊芬所提供能量计算在内。

（四）蛋白质需求

患者每日蛋白质需求量依赖于机体蛋白质代谢率。机体正常蛋白质日需摄入量为 0.8~1.0g/kg，但是 ICU 患者存在高代谢，因此蛋白质日摄入量应提高到 1.2~1.6g/kg。

1. 氮平衡 机体所需蛋白质摄入量可通过氮平衡测定计算得到，即氮摄入量和氮排出量之差。

（1）氮排泄量：机体摄入的蛋白质代谢所产生的氮 2/3 通过肾脏排泄，超过 85% 的氮存在于尿液中（其余的以氨和肌酐的形式存在）。因此，测定机体 24h 尿液中的尿素氮（UUN）浓度可以得出蛋白质分解代谢所产生的氮量。其余蛋白质分解代谢产生的氮以大便形式排泄（通常 4 ~ 6g/d）。

如果测得机体尿素氮超过 30g/24h，则评估非尿液氮排泄更为恰当。当患者存在腹泻时，机体非尿液氮排泄不能被准确评估，则氮平衡公式用于计算机体所需蛋白质摄入量并不可靠。

（2）氮摄入量：蛋白质含氮量为 16%，因此 1g 氮相当于 6.25g 蛋白质。机体所需氮摄入量可以通过下列公式得出。

氮摄入量（g/24h）= 蛋白质摄入量（g/24h）/6.25

（3）氮平衡：机体每日氮平衡为氮摄入量与氮排泄量之差。

氮平衡（g/24h）= 蛋白质摄入量/6.25 - [UUN +（4 - 6）]

营养支持的目标是 4 ~ 6g 的正氮平衡。

2. 氮平衡与非蛋白质热卡　达到机体氮平衡的第一步是摄入足够的非蛋白质热卡以保证摄入的蛋白质不被当作营养底物而消耗供能。当每日蛋白质摄入量不变时，只有非蛋白质热卡摄入量足以满足机体每日能量需求（即 REE）时氮平衡才能变成正氮平衡。因此，在非蛋白质热卡摄入不足的情况下，单纯增加蛋白质摄入量是不能使机体达到正氮平衡的。

三、维生素需求

人们从日常饮食中摄取十三种必需维生素，表 4 - 3 列举了这些维生素的每日推荐摄入量和最大摄入量。目前还不确定危重患者每日所需维生素的摄入量（因为每个危重患者不同，个体差异性大），但要高于表 4 - 3 中的维生素日常推荐剂量。这主要是因为住院患者普遍存在维生素缺乏，需要每日格外补充维生素。下面将着重介绍两种维生素缺乏。

表 4 - 3　膳食中维生素需要量

维生素	每日推荐摄入量	每日最大摄入量
维生素 A	900μg	3000μg
维生素 B_{12}	2μg	5μg
维生素 C	90mg	2000mg
维生素 D	15μg	100μg
维生素 E	15mg	1000mg
维生素 K	120μg	ND
硫胺（维生素 B_1）	1mg	ND
核黄素（维生素 B_2）	1mg	ND
烟酸（维生素 B_3）	16mg	35mg
维生素 B_6	2mg	100mg
泛酸（维生素 B_5）	5mg	ND
生物素	30μg	ND
叶酸	400μg	1000μg

（一）硫胺（维生素 B_1）缺乏

硫胺在糖类的代谢中起重要作用，是丙酮酸脱氢酶的重要辅酶（焦磷酸硫胺素），它使丙酮酸进入线粒体，参与氧代谢从而产生高能量 ATP 分子。硫胺的缺乏将导致机体细胞产能障碍，特别是主要依赖于葡萄糖供能的脑组织细胞。

1. 易感因素　目前，ICU 患者硫胺缺乏的流行病学特点尚不明确，但诸多因素会导致重症患者出现硫胺缺乏，包括酒精性、高代谢状态如创伤，使用利尿药使得硫胺从尿液中排泄增加，镁消耗。此外，硫胺能被静脉营养制剂中的亚硫酸盐（防腐剂主要成分）所分解，因此，包含硫胺在内的多种维生素制剂不建议混合在静脉营养制剂中使用。

2. 临床表现 临床上硫胺缺乏主要表现为心肌病（湿性脚气病）、韦尼克脑病、高乳酸血症以及外周神经系统病变（干性脚气病）。心肌病、脑病以及高乳酸血症在 ICU 患者十分常见，这些由于硫胺缺乏而导致的症状需要进一步引起人们的重视。

3. 诊断 硫胺血浆浓度水平对于发现机体是否存在硫胺缺乏十分有用，但是最可靠的检测功能性硫胺水平的方法是机体红细胞转酮醇酶测定，这一方法是通过增加硫胺焦磷酸盐（TPP）所产生的应答反应从而检测患者红细胞硫胺焦磷酸盐化酶（转酮醇酶）的活性。加入 TPP 后，机体红细胞硫胺焦磷酸盐化酶活性增加超过 25% 则提示患者存在功能性硫胺缺乏。

（二）维生素 E 缺乏

维生素 E 是机体主要的脂溶性抗氧化剂，在机体细胞膜的脂质抗氧化反应损伤中起重要作用。目前，尚不明确 ICU 患者维生素 E 缺乏的原理，但是进行静脉营养支持的患者通常会出现维生素 E 缺乏。主动脉阻断后的缺血再灌注损伤与机体血液中维生素 E 水平降低有关，而主动脉阻断前使用维生素 E 可以改善这种缺血再灌注损伤。目前认为氧化应激反应在炎症介导的器官损害的发病机制中起重要作用，因此我们需要额外关注危重患者的维生素 E 水平。正常血液中维生素 E 的浓度为 $11.6 \sim 30.8 \mu mol/L$（$0.5 \sim 1.6 mg/dl$）。

四、必需微量元素

（一）日常需要量

微量元素在机体内含量很少，机体组织每克含量少于 $50 \mu g$。机体必需的微量元素有 7 种（即和缺乏综合征相关的微量元素），见表 4 - 4，表中详细列举了各微量元素的每日推荐摄入剂量和最大摄入剂量。和维生素一样，尚不清楚危重患者必需微量元素需求量，也许比正常需要量更高。下列微量元素因其与细胞氧化损伤相关，所以更应引起人们重视。

表 4 - 4 必需微量元素的膳食许可量

微量元素	推荐每日摄入剂量	最大每日摄入剂量
铬	$30 \mu g$	ND
铜	$900 \mu g$	$10000 \mu g$
碘	$150 \mu g$	$1100 \mu g$
铁	$8 mg$	$45 mg$
锰	$2.3 mg$	$11 mg$
硒	$55 \mu g$	$400 \mu g$
锌	$11 mg$	$40 mg$

（二）铁

机体内铁的重要特点之一是基本上不以未结合的游离铁形式存在。正常成年人机体含铁量约为 $4.5g$，但实际上都是血液中的非游离铁。绝大多数铁存在于血红蛋白中，剩余的则以铁蛋白的形式存在于组织中和以转铁蛋白的形式存在于血液中。而且，血液中的转铁蛋白仅仅是铁饱和的 30%，因此即使快速增加转铁蛋白，机体血液中铁的含量也不会增加，从而避免了血液中的游离铁浓度增加。

铁和氧化损伤：机体游离铁含量极少的一个原因是游离铁会导致细胞氧化损伤。铁在 2 价状态（Fe^{2+}）时会产生羟基自由基，目前认为羟基自由基是生物化学中最强活性的自由基。目前，血液的抗氧化功能主要通过结合和隔绝铁的能力来实现。这也许能解释为什么高代谢的患者常发生低血铁（因为这将限制高代谢的不良反应）。根据铁的上述特性，不主张对血浆铁降低的危重患者额外补铁治疗，除非有证据显示机体总铁缺乏。通常以检测机体血浆铁蛋白含量来评价总铁，即如果机体血浆铁蛋白低于 $18 \mu g/L$ 将提示机体总铁缺乏，而如果机体血浆铁蛋白高于 $100 \mu g/L$ 则提示机体不存在缺铁。

（三）硒

硒是一种机体内生抗氧化剂，主要用于谷胱甘肽过氧化酶复合因子。健康成年人硒的每日推荐剂摄入量为 55μg，但是在疾病的急性期，机体硒的利用率增加，因此危重患者硒每日需要量要量增加。一项近期回顾性研究提示严重脓毒症患者血浆硒水平普遍降低，增加严重脓毒症患者血浆硒水平将降低患者死亡率。根据这项研究，要注意检测严重脓毒症患者以及系统性炎症患者血浆硒水平。正常血浆硒浓度为 89~113μg/L。

（李　昌）

第二节　肠内营养

对于不能自己进食的患者，营养支持的首选方法为通过鼻饲将营养液输注入胃或小肠。这一模仿正常生理过程的营养支持方式，也被认为是有效的感染控制措施（infection control measure）。

这一节将阐述肠内营养支持的基本内容，详细向大家展示如何给予 ICU 患者正确的肠内营养支持方案。

一、总　则

（一）感染率

大量研究证实，与肠外营养支持相比，肠内营养支持的优势在于能降低相关感染并发症尤其是肺炎的发生率。这归功于肠内营养支持的营养底物能维持肠道屏障功能和免疫功能，下面将具体阐述。

（二）机制

肠内营养支持能从下面几方面更好地控制感染。

（1）进食或行管饲肠内营养支持能使小肠黏膜得到充足营养，从而维持肠黏膜的结构完整性。其中主要维持了肠黏膜的屏障功能，肠黏膜的屏障功能主要是避免肠道内病原微生物入侵机体，即我们通常所说的肠道细菌易位。

（2）肠内营养的营养效应还体现在它能维持肠道的免疫屏障，例如，肠壁的单核细胞产生免疫球蛋白 A（IgA），IgA 能阻止病原微生物附着于肠黏膜。

（3）肠内营养支持的作用还取决于肠道内壁的营养面积，肠内营养能部分介导胃泌素和胆囊收缩素的释放，引起胃的扩张。肠腔内特定的营养物质也参与这一作用过程。其中一种特殊营养物质为谷氨酰胺，是肠道黏膜的主要营养底物。

（4）禁食期间，肠道营养底物摄取吸收功能丧失，将导致肠黏膜进一步萎缩，从而引起细菌易位和肠道病原微生物入侵体内扩散。肠外营养支持不能改善肠道长期禁食引起的不良反应。

这些研究总体指出肠腔内营养物质能维持肠道内正常的抗菌防御。这就是这章节前言中提到的肠内营养支持是感染控制措施的原因。

（三）营养剂和时机

禁食的患者如果没有下面提到的肠内营养的绝对禁忌证，则可以尝试开始肠内营养支持。肠鸣音的存在与否不是开始肠内营养支持的标准。因为肠内营养支持有其保护作用，所以肠内营养支持应该在患者入 ICU 的 24~48h 内开始。早期肠内营养支持能减少患者感染并发症发生率并缩短住院时间。

禁忌证：肠内营养支持的绝对禁忌证包括完全性肠梗阻、肠缺血、梗阻及存在需要使用大剂量血管活性药物的休克。使用小剂量血管活性药物的稳定患者可以接受经肠内营养支持，但是一旦出现不耐受现象就应立即停止肠内营养支持。

二、肠内营养制剂

目前临床上至少有超过 200 种现成的肠内营养制剂，多数医院因为制剂限制只有这些肠内营养制剂中的一种或几种。

（一）能量密度

肠内营养制剂的能量密度有 1kcal（4.2kJ）/ml、1.5kcal（6.3kJ）/ml 和 2kcal（8.4kJ）/ml。大多数肠内营养支持使用能量密度为 1kcal（4.2kJ）/ml 的肠内营养制剂。高热卡的肠内营养制剂［2kcal（8.4kJ）/ml］用于存在严重应激反应的患者（例如多发性创伤和烧伤），需要限制液体摄入量的患者也优先选用高热卡的肠内营养制剂。

1. 非蛋白质热卡　肠内营养制剂的能量密度包括蛋白质热卡和非蛋白质热卡，但每日能量需求要求的是非蛋白质热卡。标准的肠内营养制剂里非蛋白质热卡大约占总热量的 85%。

2. 渗透压　肠内营养制剂的渗透压主要是由其能量密度决定的。能量密度为 1kcal（4.2kJ）/ml 的肠内营养制剂渗透压和血浆相似（280~300mmol/kg H_2O），能量密度为 2kcal（8.4kJ）/ml 的肠内营养制剂的渗透压是血浆渗透压的 2 倍。经胃给予高渗性肠内营养支持时很少引起机体出现腹泻，因为大量的胃液分泌能稀释营养液的渗透压。

3. 蛋白质含量　标准的肠内营养制剂每瓶含 35~40g 蛋白质。通常命名后缀 HN（意为"高氮"）的高蛋白肠内营养制剂的蛋白质含量要比标准的肠内营养制剂蛋白质含量高大约 20%。

在大部分肠内营养制剂中均包含整蛋白，整蛋白在上消化道分解成氨基酸。这些称之为整蛋白制剂。肠内营养制剂也含有短肽（称之为半要素膳），个别的含氨基酸（称之为要素膳），这些要比整蛋白制剂更容易吸收。半要素膳和要素膳能促进肠道内水分的重吸收，尤其适用于腹泻的患者。但是这些肠内营养制剂的临床效果尚未经过进一步证实。半要素膳和要素膳包括 optimental、佳易得特殊元素完整均衡营养品、perative、伟他 HN 以及维沃。

（二）葡萄糖含量

葡萄糖（通常是多聚糖）是肠内营养制剂的主要能量来源，占总供能的 40%~70%。针对糖尿病患者的低糖肠内营养制剂，葡萄糖供能占总供能的 30%~40%。低糖营养制剂如益力佳。

（三）膳食纤维

这里的膳食纤维特指来源于植物且不能被机体分解的多聚糖。膳食纤维在大肠内被细菌分解成短链脂肪酸，而短链脂肪酸是大肠黏膜细胞的主要供能来源。这些短链脂肪酸被肠黏膜摄入吸收，分解成钠和水吸收。这些可"发酵"的纤维促进大肠表面黏膜的生长和发育，也能减少大便的含水量。还有一种"非发酵"的纤维，不能被肠道细菌分解，这种纤维能把水分拉入肠道，从而增加大便含水量。

某些肠内营养制剂中额外增加了膳食纤维以利于维持大肠黏膜的功能。大多数肠内营养制剂中的膳食纤维是发酵纤维和非发酵纤维的混合制剂。

（四）脂肪含量

标准肠内营养制剂包含来自于植物油的多不饱和脂肪酸。营养制剂内脂肪的供能约占总能量的 30%。

Ω-3 脂肪酸：来自于植物油的多不饱和脂肪酸（标准肠内营养制剂的主要脂肪构成）可能是炎性因子（类花生酸物质）的驱动因子。这一影响促使人们研究生产含来源于鱼油的多不饱和脂肪酸（Ω-3 脂肪酸）的肠内营养制剂，Ω-3 脂肪酸不是炎性因子的驱动因子。这种可改善机体免疫应答反应的肠内营养制剂，称之为免疫型营养制剂。

临床研究显示富含 Ω-3 脂肪酸和抗氧化剂的肠内营养制剂能使急性呼吸窘迫综合征（ARDS）患者受益。但是这种改善有限，以至于很少给 ARDS 患者使用这类肠内营养制剂。

（五）条件必需营养素

非必需营养素可以变成必需营养素（即需要外源性支持）以增加利用率。下列两种条件必需营养素需引起重视。

1. 精氨酸　精氨酸是受损黏膜的营养代谢底物，多发性创伤时机体消耗精氨酸。精氨酸能促进创面愈合，也是一氧化氮的前体。目前至少 8 种肠内营养制剂中添加了精氨酸，之所以不被人们熟知是因为其不是每日必需氨基酸。

潜在的害处：精氨酸是一种常见的免疫调节型肠内营养制剂添加剂，富含精氨酸的肠内营养制剂对术后患者有益。但是有研究指出富含精氨酸的肠内营养制剂能增加严重脓毒症患者死亡率。其可能的机制是精氨酸诱导了一氧化氮的形成，后者引起机体出现血管舒张从而引起低血压。目前，不推荐含精氨酸的肠内营养制剂用于严重脓毒症患者。

2. 肉毒碱　肉毒碱是脂肪酸转运到线粒体内进行脂肪酸氧化的必需物质。机体高分解代谢状态加重肉毒碱的缺乏，临床表现为心肌和骨骼肌的肌病。血浆肉毒碱浓度小于20mmol/L提示机体存在肉毒碱缺乏。

成年人肉毒碱的每日推荐摄入剂量为 20 ~ 30mg/kg。额外添加肉毒碱的肠内营养制剂包括益力佳、isocal HN、佳维体以及 peptamen。

（六）所有患者使用一种肠内营养制剂

尽管肠内营养制剂容易被混淆，包括按"设计公式"特殊设计的肠内营养制剂，但仍然没有确切的证据支持一种肠内营养制剂或一类肠内营养制剂较其他的肠内营养制剂有显著优势。换句话说单一的肠内营养制剂不能用于所有的 ICU 患者（没有偶然的例外），我们所要做的只是在恰当的时机正确地使用它们。

三、建立肠内营养支持方案

这一部分介绍简单四步法建立肠内营养支持方案。方法总结，见表4 –5。

表4 – 5　建立肠内营养支持方案

第一步：评估机体每日所需能量和蛋白质需求量

　　能量（kcal/d）=25 × 体重（kg）

　　蛋白质（g/d）=（1.2 ~ 1.6）× 体重（kg）

第二步：选择合适的肠内营养制剂

第三步：计算合适的输注速度

$$肠内营养液体量（ml）= \frac{每日所需能量（kcal/d）}{肠内营养制剂能量密度（kcal/ml）}$$

　　输注速度（ml/h）= 肠内营养液体量（ml）/ 肠内营养支持时间（h）

第四步：如必要，矫正蛋白质摄入量

　　a. 计算肠内营养支持方案中的蛋白质摄入量（g/d）：

　　　　肠内营养液体量（L/d）× 肠内营养制剂的蛋白质浓度（g/L）

　　b. 如果肠内营养支持方案中的蛋白质摄入量少于蛋白质需求量，则管饲蛋白质粉以弥补这部分不足

第一步，评估机体每日所需能量和蛋白质需求量。

首先需要判断患者每日能量需求量和蛋白质需求量，这两种需求量可以通过简便公式计算出。实际体重不超过理想体重的125%，公式中的体重就可以用机体实际体重。如果实际体重超过理想体重的125%，则应该矫正体重。如果有可能，应该使用间接能量测定方法测定机体静息能量消耗。

第二步，选择合适的肠内营养制剂。

能量密度在 1.0 ~ 1.5kcal/ml 的标准肠内营养制剂适用于大多数患者，如果患者需要限制液体摄入则应使用高能量密度的肠内营养制剂。

第三步，计算合适的输注速度。

要计算合适的肠内营养输注速度，首先要计算满足机体每日能量需求所需的肠内营养制剂的液体总量［即机体每日能量需求（kcal/d）除以肠内营养制剂的能量密度（kcal/ml）］。然后，除以肠内营养制剂需要输注的小时数即得出肠内营养液的输注速度（L/h）。

这一阶段有以下两点需要考虑：

（1）如果输注丙泊酚，机体每日能量需求中要减去丙泊酚提供的能量 ［1kcal（4.2kJ）/ml］。丙

泊酚相当于输注 10% 的脂肪乳剂，其能量密度为 1kcal（4.2kJ）/ml。因此，丙泊酚的输注速度（ml//h）即是其每小时产生的能量（kcal/h）。

（2）用非蛋白质热卡提供机体每日能量需求（以便蛋白质可以用于维持瘦肉体等），这需要评估肠内营养制剂所提供的能量。（标准肠内营养制剂非蛋白质热卡约占总热卡的 85%）。

第四步，如果需要的话调整蛋白质摄入量。

完善肠内营养支持方案的最后一步是判断摄入的肠内营养制剂是否提能供足够的蛋白质以满足机体的每日蛋白质需求量（详见第一步）。计算蛋白质摄入量的简单方法是用每日肠内营养摄入总液体量乘以肠内营养制剂的蛋白质浓度。如果计算出的肠内营养支持方案的蛋白质摄入量少于蛋白质需求量，可以管饲蛋白质粉以弥补这部分不足。

四、启动管饲肠内营养支持

（一）放置肠内营养支持营养管

肠内营养鼻饲管是经鼻盲插营养管进入胃或十二指肠。肠内营养管到胃内距离可约为鼻尖到耳垂再到剑突的距离（通常为 50~60cm）。一旦肠内营养管放置到预期的长度，需要在开始输注肠内营养液之前通过胸部 X 线片来确认营养管放置的位置。通常所采用的经管注入空气听肠鸣音来评估营养管的位置这一方法是不可靠的，因为肠鸣音可以从营养管末端异常位置如气道或胸膜腔散发至上腹部。

1. 肠内营养管错位　肠内营养管末端置入气道的可能性为 1%。当肠内营养管置入气管道，患者通常不能像正常人一样咳嗽；结果，营养管可能毫无危险征兆被置入肺内，从而刺破脏层胸膜而引起气胸。胸部 X 线片显示肠内营养管几乎进入一个气管切开患者的右肺内。肠内营养管置入术后应常规行胸部 X 线片检查，除了胸部 X 线片外，没有其他方法能明确直观地显示营养管的正确位置。这个例子说明了肠内营养管置入术后行肠内营养制剂输注前立即行胸部 X 线片检查的重要性。

2. 放置胃管和十二指肠肠内营养管的比较　肠内营养管末端放置十二指肠内以减少营养液反流误吸的发生率，这一做法是没必要的，因为大多数研究显示经胃和经十二指肠营养支持患者误吸的发生率无显著性差异。然而，对于反流的患者置十二指肠营养管是十分必要的。

（二）肠内营养支持方案的启动

肠内营养支持通常以低输注速度开始（10~20ml/h），然后在接下来的 6~8h 逐渐增加至目标输注速度。然而，大多数没有呕吐或误吸的患者经胃肠内营养支持可以设定的速度（目标速度）开始。因为小肠存储容量的有限，所以肠内营养支持的启动输注速度更适用于经肠（尤其是小肠）行肠内营养支持的患者。

五、并发症

肠内营养支持的相关并发症包括营养管的堵塞、肠内营养液反流入口和气道以及腹泻。

（一）肠内营养管堵塞

酸性胃液反流入肠内营养管会产生蛋白沉淀物从而堵塞窄孔肠内营养管。常规预防方法包括每 4h 向肠内营养管内注入 30ml 水以及每次从肠内营养管用药后给予 10ml 水冲管。

疏通营养管：如果肠内营养管的流速变缓，用温水冲管能疏通 30% 的营养管道堵塞。如果这种方法无效，在下列情况下可以使用胰蛋白酶（胰脂酶）。

方案：5ml 水中溶解 1 片胰脂酶和 1 片碳酸钠（324mg）。向营养管中注入上述混合液并夹闭 5min，接着用温水冲，可以疏通 75% 的营养管道堵塞。

如果肠内营养管完全堵塞，用一根软导丝或鼓筒导管置入肠内营养管尝试清除堵塞物。如果不成功，要毫不延迟地重新放置肠内营养管。

（二）反流/误吸

据报道，经胃或十二指肠行营养支持的患者 80% 存在反流。下列方法能有效地降低反流和吸入性肺炎的发生率。

1. 胃残留量 行肠内营养支持的患者需定期常规检测胃残留量，如果胃残留量超过规定的极限则暂停肠内营养液输注。这会引起肠内营养支持被频繁地打断，是不充分营养支持的一个重要原因。然而，这一方法是有缺陷的，因为目前尚不确定多少胃残留量可以引起反流。

（1）多少量：通常 150～200ml 的胃残留量被作为停止肠内营养支持的标准，但是临床研究显示超过 500ml 的胃残留量也可以不增加吸入性肺炎的发生率。事实上，一项近期研究显示未监测胃残留量的机械通气患者并不增加机械通气相关肺炎的发生率，对其临床预后也无不良影响。这一结果对 ICU 中常规检测胃残留量的益处提出了质疑。

（2）推荐：最新的 ICU 患者营养支持指南提出 200～500ml 的胃残留量能增加误吸风险，但是胃残留量小于 500ml 不能作为肠内营养停止的标准，除非有其他不耐受肠内营养支持的表现（例如，呕吐）。

当肠内营养反流十分明显，床头位置应抬高与水平位置呈45°，且肠内营养管应置入小肠（如果其不在位）。促胃肠动力治疗也是附加治疗措施，但其益处值得商榷。

2. 促胃肠动力治疗 促胃肠动力治疗因其增加胃动力短期内可能有效，但是这些影响的临床有效性很难去证实。

（1）红霉素：红霉素是一种大环内酯类抗生素，能通过其在胃肠道的受体来刺激胃运动从而促进胃排空。每 12h 静脉注射 2900mg 的红霉素，24h 后能减少 60% 的胃残留量，但是这一效果几天后会迅速减少。和甲氧氯普胺相比，红霉素能更有效地减少胃残留量，但是因为抗生素耐药性问题而不被优先考虑。红霉素联合甲氧氯普胺会更有效。

（2）甲氧氯普胺：甲氧氯普胺通过拮抗胃肠道多巴胺活性来促进胃排空。每 6h 静脉注射 10mg 甲氧氯普胺 24h 后可以减少胃残留量的 30%，但这一效果会很快减弱。胃复安和红霉素联合使用时效果更好。

（3）肠内用纳洛酮：存在阿片类相关胃运动功能障碍的危重患者直接肠道内给予阿片类拮抗药纳洛酮（每 6h 鼻饲 8mg）能选择性阻断肠道鸦片类受体从而促进胃排空而不拮抗阿片类的止痛作用。阿片类拮抗药甲基纳曲酮能促进术后使用阿片类药物患者的胃肠道功能。

（4）推荐：对于经验性促胃肠动力治疗，可以开始使用红霉素，如果需要则 24h 后增加甲氧氯普胺或者两种药物开始同时使用。但对于这种治疗的预期值不要太高。

3. 不耐受的患者 对于行肠内营养支持持续不耐受的患者（例如反复反流或持续腹胀），转换成静脉营养支持是十分必要的。然而，肠内营养支持应以能耐受的较低的耐受性来继续维持，这可以在任何时候对肠道内提供抗菌防御支持。

（三）腹泻

行肠内营养支持的患者近 30% 会出现腹泻。肠内营养液最先被考虑与腹泻相关，但是目前观点主张还包含其他因素。肠内营养支持导致腹泻的罪魁祸首可能是液体药物的配制。

液体药物制剂：药物被配制成液体输注入肠内营养窄孔管，从而减少堵管现象的发生。然而液体药物可能从两方面因素增加患者发生腹泻概率：①明显增加渗透压（大于等于 3000mmol/kg·H_2O）。②包含山梨醇（改善口味），众所周知会增加水分入肠腔。任何患者行肠内营养支持出现不能解释的腹泻时，都要停止这些液体药物制剂的使用。

肠道黏膜表面经常发生变化，每隔几天新生细胞会代替衰老的细胞，这一动态变化过程背后隐藏肠腔内食物的存在。肠腔内营养物质的缺乏影响肠道黏膜正常代谢更新过程，使我们容易受到肠道病原微生物的入侵。这就是肠内营养支持优于全静脉营养支持的主要原因之一，也就是说肠内营养支持可以抵御感染。

（李卫共）

第三节 肠外营养

当机体消化道功能不能满足营养底物消化吸收时，营养支持需要使用静脉途经。这一章节描述静脉营养支持的基本特点，介绍如何建立正确的静脉营养方案以满足患者的个体化营养支持需要。

一、营养底物溶液

（一）葡萄糖溶液

常规营养支持方案中，糖类供能约占机体每日能量需求（非蛋白质）的70%。全静脉营养支持中的糖类是葡萄糖。因为葡萄糖产能较低，所以葡萄糖溶液必须被浓缩以提供足够的能量来满足机体每日能量需求，（标准的溶液是50%葡萄糖溶液或者 D_{50}）这些溶液高渗，因此必须从大的中心静脉输注。

（二）氨基酸溶液

蛋白质通过氨基酸提供包含必需（9种）、半必需（4种）和非必需（10种）氨基酸。这些溶液与葡萄糖溶液以 1 : 1 的容量比混合。

1. 标准氨基酸溶液　标准氨基酸溶液是50%的必需氨基酸和50%的非必需和半必需氨基酸混合液。允许的浓度范围从3.5%~10.0%，最常用的是7%的溶液（70g/L）。

2. 特殊氨基酸溶液　特殊配方的氨基酸溶液适用于存在严重代谢应激的患者（例如，多发性创伤和烧伤）以及肝肾功能障碍的患者。

（1）专为代谢应激设计的氨基酸溶液富含支链氨基酸（异亮氨酸、亮氨酸和缬氨酸），主要适用于代谢需要增加患者的骨骼肌供能。

（2）肾功能障碍型氨基酸溶液富含必需氨基酸，因为与分解非必需氨基酸相比，必需氨基酸中的氮会重复产生非必需氨基酸，能使患者血尿素氮（BUN）增高减缓。

（3）肝功能障碍型氨基酸溶液富含支链氨基酸，能阻断芳香族氨基酸转移透过血－脑屏障（有可能产生肝性脑病）。

但是需要强调的是，没有一种特殊型氨基酸溶液能改善它们特定型疾病的预后。

3. 谷氨酰胺　谷氨酰胺是快速分裂细胞的主要营养底物，例如，肠道上皮细胞和血管内皮细胞。研究显示谷氨酰胺对于维持肠道黏膜完整性十分必要，研究还显示ICU患者谷氨酰胺减少会增加感染发生率，推荐ICU患者日常营养支持中常规添加谷氨酰胺 [0.2~0.4g/（kg·d）]。然而，最近一项多中心研究显示谷氨酰胺能增加ICU多器官衰竭患者死亡率，所以需要重新评估ICU患者是否推荐每日摄取谷氨酰胺。

注意：成品氨基酸溶液不含谷氨酰胺，因此必须额外配制到溶液中。这一特点限制每日谷氨酰胺摄取的普及。

（三）脂肪乳剂

脂肪制剂是由胆固醇、磷脂和三酰甘油组成的乳剂。三酰甘油是从植物油（红花油或大豆油）中提炼而来，富含亚油酸这种必需脂肪酸。脂肪提供机体每日所需能量的30%，机体每日所需能量的4%由亚油酸提供，从而防止必需脂肪酸缺乏。

脂肪制剂按浓度分为10%和20%（百分比指的是每100ml溶液中三酰甘油的克数）。10%脂肪乳剂能量密度约为1kcal（4.2kJ）/ml，而20%的脂肪乳剂能量密度为2kcal（8.4kJ）/ml。和高渗性葡萄糖溶液不同，脂肪乳剂基本上和血浆等渗，因此可以从外周静脉输注。脂肪制剂每瓶容量从50ml~500ml不等，可以单独输注（最大输注速度为50ml/h），也可以加入葡萄糖－氨基酸混合液中输注。三酰甘油入血后8~10h不会被清除，脂肪乳输注后，机体通常会出现一过性的血脂升高。

二、添加剂

通常会在葡萄糖－氨基酸混合液中直接加入电解质、维生素和微量元素。

（一）电解质

目前常用的电解质混合液超过 15 种。其中大多数容量为 20ml，包含钠、氯化物、钾和镁。行静脉营养支持时必须评估患者是否需要额外添加电解质。全静脉营养支持方案中需要特别制订钾和其他电解质的额外添加量。

（二）维生素

葡萄糖－氨基酸混合液中应加入水溶性复合维生素制剂。一瓶常规的复合维生素制剂能提供机体常规每日所需的大部分维生素。目前尚不清楚 ICU 患者每日维生素需要量（或许每个患者因存在个体差异性而不同）。然而尽管常规给予每日需要量，ICU 患者仍普遍存在维生素缺乏，这估计与危重患者每日维生素需要量增加有关。

（三）微量元素

需要添加的微量元素种类目前都有成品制剂，表 4－6 列举了市场上在售的微量元素成品和各自每日推荐需要量。值得注意的是，机体每日微量元素需要量与在售的混合成品之间没有必然联系。微量元素混合制剂不包含铁和碘，还有一些不包含硒。危重患者不推荐使用铁剂，因为铁有促进氧化的作用。然而，ICU 患者需要每日给予硒，尤其是严重脓毒症患者。

表 4 - 6　必需微量元素的膳食供给量

微量元素	每日需要量	莫尔他－5 浓缩剂
铬	30μg	10μg
铜	900μg	1mg
碘	150μg	—
铁	8mg	—
锰	2.3mg	0.5mg
硒	55μg	60μg
锌	11mg	5mg

硒：硒是目前最受关注的微量元素，是谷氨酸过氧化物的辅助因子，是参与内生抗氧化保护的酶。严重脓毒症患者硒的血浆浓度减少，补充硒能改善严重脓毒症患者的生存率。硒的每日推荐需要量为 55μg，但是危重患者可能存在硒缺乏。一些研究中每日给予 200μg 剂量的硒，另有研究显示每日给予 400μg 剂量的硒是安全的。

三、建立全静脉营养方案

下面介绍如何个体化地为每个患者建立标准全静脉营养支持方案的步骤。假设患者为体重 70kg 的成年人，没有营养不良和液体容量的限制。

第一步：是评估患者每日能量和蛋白质需要量。目前有两种简便的近似方法可以使用，即机体每日能量需要量为 25kcal（104.6kJ）/kg，每日蛋白质需要量为 1.2～1.6g/kg。只要实际体重在理想体重的 125% 之内，评估计算公式中可以使用实际体重。如果实际体重超过理想体重的 125%，则必须使用矫正体重。如果条件允许，可以使用间接能量代谢测定来检测机体静息能量消耗。

对于一个体重为 70kg 的患者，可以使用实际体重，每日蛋白质需要量为 1.4g/kg。这样，患者每日能量需要量和蛋白质需要量为：

能量需要量 = 25 × 70 = 1750kcal（7322kJ）/d

蛋白质需要量 = 1.4 × 70 = 98g/d

注意：如果患者输注丙泊酚，则应该计算丙泊酚提供的热量，然后从每日能量需要量中减去这些热量。输注丙泊酚相当于输注10%脂肪乳剂，其能量密度与10%英特利匹特相当［1kcal（4.2kJ）/ml］。因此，丙泊酚的每小时输注速度（ml/h）等于其每小时输注的能量（kcal/h）。

第二步：接下来这一步是配制标准的10%氨基酸（500ml）和50%葡萄糖（500ml）混合溶液，然后确定这个混合溶液的容量，评估蛋白质需要量。尽管葡萄糖–氨基酸混合溶液被称之为A10–D50，最终实际是5%氨基酸（每升50g蛋白质）和25%葡萄糖（每升250g葡萄糖）。提供每日蛋白质需要量所需的A10–D50混合溶液容量等于每日蛋白质需要量（98g/d）除以氨基酸混合液中的蛋白质浓度（50g/L），即：

AlO–D50容量=98/50=1.9L

如果混合溶液输注24h，则输注速度为：

输注速度=1900ml/24h=81ml/h

第三步：

现在，要评估这1.9L A10–D50溶液中需要多少非蛋白质热卡（只有非蛋白质热卡用于提供机体每日能量需求），首先，确定1.9L A10–D50溶液中含多少葡萄糖。

250g/L×1.9L=475g葡萄糖

现在，用葡萄糖的单位产能量［3.4kcal（14.2kJ）/g］，计算475g葡萄糖能提供多少热量。

葡萄糖产生的能量=475×3.4=1615kcal（6757.2kJ）/d

第四步：

接下来这步是计算用脂肪产生的能量，其等于每日能量需要量和葡萄糖提供的能量之差，如下所示：

每日能量需要量：1750kcal（7322kJ）。

每日葡萄糖提供能量：1615kcal（6757.2kJ）。

差值：135kcal（564.8kJ）。

相差的135kcal能量需要由脂肪乳剂来提供。如果使用10%的脂肪溶液（1kcal/ml），那么需要的脂肪溶液量为135ml/d，（脂肪乳剂每瓶容量为50ml，因此容量可以矫正成150ml以避免损失）。混合溶液的输注速度为50ml/h。

第五步：

这一例子中全静脉营养支持方案如下：

（1）A10–D50以80ml/h速度输注。

（2）10%英特利匹特150ml，输注超过3h。

（3）添加常规剂量的电解质、复合维生素和微量元素。

全静脉营养支持方案需要每天制订，尤其是每日需要添加的电解质、维生素和微量元素。

四、并发症

（一）导管相关并发症

正如之前所提到的，葡萄糖和氨基酸溶液渗透压较高，需要从大静脉输注，因此需要置入中心静脉导管或经外周静脉中心静脉导管（PICC）。

导管易位：经锁骨下静脉置入的导管和经外周静脉置入中心静脉的导管（PICC）有可能能易位到颈内静脉。一项观察研究显示，10%的锁骨下静脉导管置入术（几乎都是经右侧）会易位至颈内静脉。因为静脉血栓发生率的关系，因此常规推荐这种导管复位，但是没有证据支持这一推荐。

（二）碳水化合物相关并发症

1. 高血糖　行全静脉营养支持的患者经常会发生高血糖，例如，在一项研究中，手术后进行全静脉营养支持的患者血糖水平超过300mg/dl的发生率在20%（对照组患者高血糖发生率为1.5%）。这主要归因于全静脉营养支持中葡萄糖的使用［含 1800kcal（7531.2kJ）非蛋白质热卡标准的全静脉营养液含 350g 葡萄糖，而标准的肠内营养支持液中葡萄糖为 230g］。因为存在低血糖风险，而低血糖比高血糖更容易引起严重的不良后果，因此目前不推荐对危重患者行严格的血糖控制。最新的指南推荐住院患者血糖水平应控制在 140～180mg/dl。

胰岛素：如果需要胰岛素治疗，有多种生物合成的胰岛素可供选择使用，表 4－7 中列举了常用的几种胰岛素。血糖不稳定和患有 1 型糖尿病的危重患者可规律地持续注射胰岛素以避免血糖大幅度的波动，可以在全静脉营养液中添加胰岛素以控制血糖。静脉注射胰岛素的缺点是胰岛素具有吸附在静脉注射导管上的特点。这对胰岛素的生物利用度有一定的影响，但是这种影响可以通过配制胰岛素溶液经静脉泵入来减少（例如 20ml 生理盐水中溶解普通胰岛素制成 1IU/ml 的溶液）。这样注射用胰岛素的生物利用度（30%～40%）可以稳定几天，但是每次静脉注射系统更换时必须重复这一过程。

表 4－7　胰岛素制剂

种类	名称	起始	峰值	持续时间
速效	诺和锐	10～20min	1～3h	3～5h
速效	赖谷胰岛素	25min	45～50min	4～5h
速效	赖脯胰岛素	15～30min	0.5～2.5h	3～6h
短效	常规胰岛素	30～60min	1～5h	6～10h
中效	低精蛋白胰岛素	1～2h	6～14h	16～24h
长效	甘精胰岛素	1h	2～20h	24h

稳定的患者可以皮下注射胰岛素。每一位患者胰岛素用量不同，但是如果需要，则住院患者通常使用中效或长效胰岛素联合短效胰岛素。

2. 低磷血症　葡萄糖转运到细胞内同时伴随着相同的磷酸盐转运到细胞内，磷酸盐作为辅助因子（例如，硫胺素焦磷酸盐）参与葡萄糖分解代谢。如果机体细胞外磷酸盐水平处于低限，则磷酸盐的这种细胞内外转运可以导致机体出现低磷血症。这是住院患者发生低磷血症的主要原因，全静脉营养支持开始后机体血浆磷酸盐水平出现普遍下降。

3. 低钾血症　葡萄糖转运入细胞内同时也伴随着钾向细胞内转运（这是葡萄糖利用和胰岛素治疗时存在严重低血钾症的基础）。虽然这一作用通常是暂时的，但是全静脉营养支持时持续的葡萄糖输注可以导致持续的低钾血症。

4. 高碳酸血症　过度的糖类摄取会导致呼吸功能障碍患者出现二氧化碳（CO_2）潴留，这主要因为葡萄糖代谢相关的呼吸熵（VCO_2/VO_2）高。然而，CO_2 潴留主要因为营养支持过度，而不是糖类的过多摄入。

（三）脂肪并发症

脂肪的过度输注可能会引起肝脏脂肪变。然而，脂肪乳剂的严格浓度有促进炎症反应的潜在风险。用于全静脉营养的脂肪制剂富含可氧化的脂肪，脂肪乳剂的氧化将启动炎症反应应答。实际上，注射用油酸，全静脉营养支持中脂肪的一种，是用于制造急性呼吸窘迫综合征（ARDS）动物模型的常规制剂，这也许能解释为什么脂肪输注会伴随机体氧化损害。静脉用脂肪制剂在促进氧化导致损伤方面的可能作用需要引起人们更多的关注。

（四）肝胆并发症

1. 肝脏脂肪变性　行长期全静脉营养支持的患者经常会出现脂肪在肝脏中堆积（肝脏脂肪变性），这主要是由于长期糖类和脂肪的过度输注所造成的。尽管这会引起机体血液中肝酶升高，但这不是一个病理性的过程。

2. 胆汁淤积　近端小肠脂肪的缺乏能阻止由胆囊收缩素引起的胆囊收缩。这将导致胆汁淤积和胆囊内胆泥的淤积，最终导致结石性胆囊炎。

（五）肠源性感染

肠道营养素的缺乏会引起肠黏膜的萎缩变性，破坏肠道相关性的免疫，将导致病原微生物的系统性播散。

五、外周静脉营养支持

外周静脉营养支持（PPN）可以用于提供非蛋白质能量从而避免蛋白质用于提供能量（即蛋白质节约的营养支持）。外周静脉营养支持可以用于肠内营养支持的补充，或暂时营养不足的能量来源。这不同于因高血糖或营养不良而需要充分营养支持的患者。经外周静脉营养支持营养液渗透压要低于900mmol/L，pH 值在 7.2～7.4，以减少渗透压对静脉的损害。这就需要稀释氨基酸和葡萄糖溶液，这将限制营养底物的摄入。然而，脂肪溶液相对于血浆是等渗液，因此脂肪溶液可以用于 PPN 以提供部分非蛋白质能量。

方法：通常的 PPN 溶液是 3% 氨基酸和 20% 葡萄糖的混合液（最终氨基酸浓度为 1.5%，葡萄糖浓度为 10%），其渗透压为 500mmol/L。葡萄糖的能量密度为 340kcal（1422.6kJ）/L，因此 2.5L 混合溶液将提供 850kcal（3556.4kJ）。如果 250ml 20% 的英特利匹特加入混合制剂中［相当于加入 500kcal（2092.2kJ）］，则总的非蛋白质热卡将增加至 1350kcal（5648.4kJ）/day。这基本接近于一个非应激状态下成年人的平均非蛋白质热卡的能量需求［20kcal（83.7kJ）/（kg·d）］。

（张建立）

第四节　肾上腺和甲状腺功能障碍

肾上腺和甲状腺病症很少是患者入住 ICU 的原发病因。然而，原发危重病能影响肾上腺和甲状腺的功能，而这种影响会导致机体出现不良预后。这一章节将描述系列发生于危重患者的肾上腺和甲状腺病症以及如何发现和处理每种病症。

一、ICU 患者的肾上腺功能抑制

肾上腺在适当的应激反应中起重要作用。肾上腺皮质释放糖皮质激素和盐皮质激素从而促进葡萄糖利用和保持细胞外容量，而肾上腺髓质释放儿茶酚胺类物质以用于支持循环系统。肾上腺作用的减弱或丢失将导致机体出现血流动力学不稳定，并破坏能量代谢。肾上腺素缺乏将持续存在直到肾上腺被激活参与生理应激应答反应。当这一过程发生时，肾上腺素缺乏变成神奇的催化剂加速各种急性危及生命的进程。

肾上腺的功能受上游脑垂体释放的促肾上腺皮质激素的影响，而肾上腺素反过来影响下丘脑释放促肾上腺皮质激素释放激素（CRH）。肾上腺素缺乏将导致抑制下丘脑–垂体水平或原发性抑制肾上腺的功能。

皮质醇：皮质醇（氢化可的松）是肾上腺皮质释放的主要糖皮质激素。正常成年人（非应激状态下）的每日皮质醇产生为 15～25mg/d，在最大生理应激状态下可增加至 350mg/d。

血浆皮质醇：血浆中约 90% 的皮质醇与皮质醇结合球蛋白（CBG）和清蛋白结合，而剩下的 10% 为游离状态或生物活性状态。临床上检测血浆皮质醇能检测到结合和非结合部分，即总的皮质醇。但危重患者的这一检查结果存在误差，因为血浆 CBG 在急性应激过程中将下降超过 50%。在一项关于 ICU 脓毒症患者研究中，总的皮质醇水平减少 40%，而游离皮质醇却始终处于高水平。

（一）危重患者

危重患者的肾上腺素缺乏十分普遍，发生率为 10%～20%，但是据报道，严重脓毒症和脓毒症休克的患者肾上腺素缺乏的发生率高达 60%。危重患者的肾上腺抑制通常是可逆的，称之为危重病相关的皮质醇缺乏（CIRCI）。CIRCI 的包含机制十分复杂，见图 4–1。系统性炎症反应在 CIRCI 中起重要

作用。这一抑制作用在下丘脑－垂体水平尤其突出，75% 的严重脓毒症和脓毒症休克患者存在肾上腺抑制。

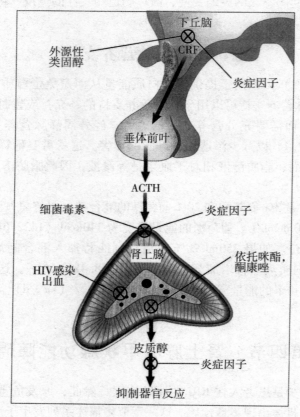

图 4－1　ICU 患者肾上腺抑制的机制
CRF：促肾上腺皮质素释放激素；ACTH：促肾上腺皮质激素

致病条件：如前面所提及的，严重脓毒症和脓毒症休克会导致危重患者出现肾上腺功能抑制。其他感染相关的肾上腺抑制包括 HIV 感染、系统性真菌感染和脑膜炎球菌血症（能引起肾上腺出血）。

ICU 患者非感染性的肾上腺抑制包括：①慢性类固醇药物治疗的突然中断。②弥散性血管内凝血（DIC）引起的肾上腺出血。③使用抑制皮质醇合成的药物（例如，依托咪酯和酮康唑）或加速皮质醇代谢的药物（例如，苯妥英或利福平）。

（二）临床表现

危重患者肾上腺抑制的主要表现为容量复苏难以纠正的顽固性的低血压。典型的电解质异常伴随肾上腺素缺乏（即低钠血症和高钾血症）在肾上腺素抑制的危重患者并不常见。

（三）诊断

任何 ICU 患者存在容量复苏难以纠正的低血压时都应考虑是否存在肾上腺抑制。不幸的是，危重患者肾上腺抑制的诊断标准尚不明确。

注意：危重患者不能用总皮质醇水平来评估肾上腺功能，因为前面提到了血浆蛋白对总皮质醇水平检测有干扰。

1. 快速 ACTH 刺激试验　快速 ACTH 刺激试验是 ICU 患者肾上腺功能的常规检测方法（但通常不是必需的），可以在白天或晚上任何时间检测。采集血标本检测基础（随机）血浆皮质醇水平，然后给予合成的 ACTH（二十四肽促皮质素）250μg 静脉注射。ACTH 注射 1h 后，采集第二份血标本用于重复检测血浆皮质醇水平。检测结果解释如下所示：

ICU 患者最好的肾上腺抑制评估结果是随机血皮质醇水平小于 $10\mu g/dl$，或者静脉注射合成 ACTH（$250\mu g$）后血浆皮质醇水平增加小于 $9\mu g/dl$。

判断 ICU 患者肾上腺功能是否改善的最好方法是监测随机血浆皮质醇水平。如果基础血浆皮质醇水平大于等于 $35\mu g/dl$，则提示机体肾上腺功能正常，而基础皮质醇水平低于 $10\mu g/dl$ 则提示机体存在肾上腺抑制。如果机体基础血浆皮质醇水平在 $10\sim34\mu g/dl$ 则可以进行快速 ACTH 刺激试验。然而，ACTH 的正常反应（即血浆皮质醇浓度增加大于等于 $9\mu g/dl$）不能排除继发性肾上腺抑制的可能性，因为下丘脑垂体功能可能异常（这在 ICU 患者比较常见）。

2. 脓毒症休克　接受皮质类固醇类药物治疗的脓毒症休克患者不需要检测血浆皮质醇水平。当这些患者存在容量复苏难以纠正的低血压（需要血管活性药物）时，推荐静脉注射氢化可的松。

（四）治疗

危重病相关的肾上腺抑制可以通过每天静脉注射 $200\sim300mg$ 剂量的氢化可的松（即每 6h 50mg，或每 8h 100mg）来治疗。可考虑添加盐皮质激素（即每天口服 $50\mu g$ 氟氢可的松），因为氢化可的松有很好的盐皮质激素的活性。在达到满意的结果后氢化可的松可以停用。机体存在感染性休克时，当血管活性药物不再需要且血浆乳酸水平达到正常后，可停用氢化可的松。推荐氢化可的松应逐步减量（至少需要几天时间）以避免促炎因子的反弹增加。

二、甲状腺功能的评价

超过 90% 的危重患者甲状腺功能实验室检查异常。在大多数病例中，这种异常并不是指患者存在甲状腺疾病，机体也没有病理性甲状腺疾病的征象。这一部分描述了甲状腺功能的实验室评估，同时解释如何鉴别非甲状腺疾病状况下甲状腺功能检测异常。

（一）甲状腺素（T_4）和三碘甲状腺原氨酸（T_3）

甲状腺素（T_4）是由甲状腺分泌的原始激素，但是其活性形式为三碘甲状腺原氨酸（T_3），后者由甲状腺素在甲状腺外组织脱碘而得。T_3 和 T_4 都能广泛地（大于 99%）结合血浆蛋白（尤其是甲状腺素结合球蛋白），这两种激素的游离形式都少于 1% 或生物学活性形式存在。

因为在急性病期，总 T_3 和 T_4 水平有可能因其在血浆中和血浆蛋白结合而改变，所以用游离 T_3 和 T_4 水平来评价危重患者的甲状腺功能更为可靠。游离 T_3 水平并不常规使用，因此通常用游离 T_4 水平来评估急性应激患者的甲状腺功能。

（二）促甲状腺激素（TSH）

目前认为血浆促甲状腺激素（TSH）水平是评估甲状腺功能的最可靠指标，适用于鉴别非甲状腺疾病状态以及用于鉴别原发性和继发性甲状腺功能紊乱。血浆 TSH 水平有周期性（昼夜周期性的变化），最低值在下午晚些时候，而最高值在睡觉时。TSH 水平 24h 内可以变化 40% 之多，而在分析血浆 TSH 水平时要考虑到这一昼夜周期性变化。血浆 TSH 参考值为 $0.3\sim4.5mIU/dl$。

1. 原发性和继发性甲状腺功能紊乱　因为甲状腺激素对 TSH 分泌的负反馈作用，所以血浆 TSH 水平可用于区别原发性和继发性甲状腺功能紊乱。例如，甲状腺功能减退的患者，TSH 水平下降提示由于下丘脑 - 垂体功能障碍导致的继发性甲状腺功能减退。

2. 非甲状腺疾病状态　大多数非甲状腺疾病患者的甲状腺功能检测异常而血浆 TSH 水平正常。然而，这些患者血浆 TSH 水平可以降低 30% 方可提高 10%。脓毒症、皮质类固醇的使用和注射多巴胺可以抑制 TSH 分泌，因此分析血浆 TSH 水平时要考虑到上述因素。

（三）异常甲状腺功能检测的分析

表 4-8 列举了游离 T_4 和 TSH 水平的分析。

表 4 - 8　甲状腺功能检测异常值的分析

状况	游离 T_4	TSH
正常范围	0.8 ~ 1.8ng/dl	0.35 ~ 4.50mIU/ml
非甲状腺疾病（严重的）	下降	正常或下降
原发性甲状腺功能低下	下降	上升
继发性甲状腺功能低下	下降	下降
原发性甲状腺功能亢进	上升	下降

1. 急性非甲状腺疾病状态　甲状腺疾病患者血浆游离 T_3 水平下降，是由于在非甲状腺组织 T_4 向 T_3 转化障碍。据报道，随着疾病严重程度的进展，30% ~ 50% 的 ICU 患者游离 T_3 和游离 T_4 的水平都会下降。正如之前所提到的，大多数非甲状腺疾病患者的血浆 TSH 水平正常，但是有些情况下 TSH 可能下降（例如，脓毒症，使用皮质类固醇或注射多巴胺）。

2. 甲状腺功能紊乱　原发性甲状腺功能紊乱表现为游离 T_4 和 TSH 水平变化方向相反，而继发性甲状腺功能紊乱（源于下丘脑 - 垂体功能障碍）则表现为 T_4 和 TSH 水平变化方向相同。

三、甲状腺功能亢进

甲状腺功能亢进通常是指原发性甲状腺功能亢进。其主要病因包括自身免疫性甲状腺炎和长期使用胺碘酮治疗。

（一）临床表现

甲状腺功能亢进的主要临床表现是焦虑、心悸（包括房颤）和高频微颤。甲状腺功能亢进的高龄患者有可能表现为嗜睡而非焦虑，称之为淡漠型甲状腺功能亢进。同时存在嗜睡和房颤通常提示老年患者存在淡漠型甲状腺功能亢进。

甲状腺危象：甲状腺功能亢进不常见但十分危险的形式是甲状腺危象，通常在急性应激状态下或手术后突然发生。甲状腺危象表现为高热（体温超过 104F）、严重的焦虑或谵妄以及严重的伴随高输出心功能衰竭的心悸。病情进一步进展的患者会伴随抑制或昏迷、全身发作和血流动力学不稳定。如果被忽视而疏于治疗，则预后极差。

（二）诊断

血浆 TSH 检测是甲状腺功能亢进的主要敏感和特异性诊断标准，推荐用于甲状腺功能亢进患者的最初筛查。轻型甲状腺功能亢进患者 TSH 水平小于 0.01mIU/dl，而大多数明显甲状腺功能亢进患者 TSH 水平不能检测。正常的 TSH 水平（0.30 ~ 0.45mIU/dl）是甲状腺功能亢进的排除诊断。

（三）治疗

表 4 - 9 列举了用于治疗甲状腺功能亢进和甲状腺危象的药物和剂量。

1. β 受体阻断药　β 受体阻断药能减轻甲状腺功能亢进患者的心悸、焦虑和高频颤抖。普萘洛尔是最常见的用于治疗甲状腺功能亢进的 β 受体阻断药（推荐剂量见表 4 - 9），但是非选择性 β 受体拮抗药不适用于伴有哮喘的患者。更多的选择性 β 受体拮抗药如美托洛尔（每 4h 口服 25 ~ 50mg）或艾司洛尔适用于甲状腺功能亢进患者。然而，普萘洛尔仍是治疗甲状腺危象的首选药物。

2. 抗甲状腺药物　两种药物可以抑制甲状腺素的产生，甲巯咪唑和丙硫氧嘧啶（PTU）。这两种药物都是口服。甲巯咪唑用于治疗甲状腺功能亢进，而 PTU 适用于治疗甲状腺危象。不常见但是十分严重的不良反应包括甲巯咪唑会引起胆汁郁积性黄疸而 PTU 会引起暴发性肝细胞坏死和粒细胞缺乏。见表 4 - 9 中每种药物的推荐剂量。

表 4 - 9   甲状腺功能亢进和甲状腺危象的药物治疗

药物	推荐剂量	注释
普萘洛尔	甲状腺功能亢进患者 $10 \sim 40$ mg，口服，每日 $3 \sim 4$ 次 甲状腺危象每 4h $60 \sim 80$ mg，静脉注射或口服	高剂量阻止 T_4 向 T_3 转化，慎用 心脏收缩功能障碍的患者，伴有哮喘者 使用选择性 β 受体阻断药
甲巯咪唑	甲状腺功能亢进患者每日 $10 \sim 20$ mg，口服 甲状腺危象患者每日 $60 \sim 80$ mg，口服	阻断 T_4 的合成，优先适用治疗 甲状腺功能亢进而非治疗甲状腺危象
丙硫氧嘧啶	甲状腺功能亢进患者 $50 \sim 150$ mg，口服，每日 3 次 甲状腺危象患者 $500 \sim 1000$ mg，口服 负荷剂量然后每 4h 250mg，口服	阻断 T_4 的合成和 T_4 转化成 T_3 甲状腺危象优先使用甲巯咪唑
碘	严重甲状腺功能亢进或甲状腺危象患者每 6h 口服 50 滴碘化钾（250mg 碘）	阻断 T_4 的合成和分泌，与抗甲状腺药物 联合使用
氢化可的松	只用于甲状腺危象患者，负荷剂量 300mg 静 脉注射，然后每 8h 100mg	预防甲状腺危险引起的肾上腺素缺乏

3. 无机碘制剂   严重甲状腺功能亢进的患者，抗甲状腺药物治疗中可以加入碘制剂（阻断 T_1 的合成和释放）。通过口服饱和的碘化钾溶液（复方碘溶液）来补碘。碘过敏的患者可以用锂（每 8h 口服 300mg）来替代。

4. 甲状腺危象中特别需要关注的   除了上述治疗外，甲状腺危象的治疗通常需要充分的容量复苏以补充呕吐、腹泻和严重昏迷导致的液体丢失。甲状腺危象能加速机体糖皮质激素的代谢并产生甲状腺危象相关的肾上腺素缺乏，推荐静脉注射氢化可的松（负荷剂量 300mg 静脉注射，然后每 8h 100mg）可以预防性治疗甲状腺危象。

四、甲状腺功能减退

存在症状的甲状腺功能减退并不常见，一般人群的发病率仅为 0.3%。大多数患者是因为患有长期自身免疫性甲状腺炎（慢性淋巴细胞性甲状腺炎）。其他病因包括放射碘、甲状腺切除或是肿瘤和出血性坏死引起的丘脑 - 垂体功能障碍（希恩综合征）以及药物（锂、胺碘酮）。

（一）临床表现

甲状腺功能减退的临床表现通常不易察觉，包括皮肤干燥、疲劳、肌肉抽筋和便秘。相较于普通人，肥胖患者很少表现为甲状腺功能减退。更多的进行性甲状腺功能减退患者伴随低钠血症和骨骼肌肌病，后者肌肉酶的升高（肌酸磷酸激酶和醛缩酶）和血浆肌酸的增加（来源于骨骼肌释放的肌酸）并不是肾功能障碍引起的。

1. 渗出   甲状腺功能减退最常见的心血管表现是心包渗出，这是甲状腺功能减退患者心影增大的主要常见原因。这些渗出通常缓慢聚积，而并不导致心血管损害。甲状腺功能减退患者通常也伴有胸膜渗出。甲状腺功能减退患者胸膜和心包渗出导致血管通透性增加。

2. 黏液性水肿   甲状腺功能减退的进一步发展通常伴随着水肿性表现，如众所周知的黏液性水肿。这种情况不是单纯的水肿，而是由于真皮内蛋白质堆积。黏液性水肿也与低血压和意识减弱有关。后者称之为黏液水肿型昏迷，甚至尽管无应答并不常见。

（二）诊断

甲状腺功能减退患者血浆 T_3 水平可以正常，但游离 T_4 水平通常降低。原发性甲状腺功能减退患者血浆 TSH 水平升高（经常高于 10mIU/dl），而下丘脑 - 垂体功能障碍引起的甲状腺功能减退患者血浆 TSH 水平降低。

（三）甲状腺替代治疗

轻到中度甲状腺功能减退的治疗是使用左甲状腺素（T_4），每天单次口服剂量为 50～200μg。初始剂量通常为 50μg/d，每 3～4 周增加 20～50μg/d。左甲状腺素的最佳替代剂量是由监测血浆 TSH 水平决定的。

因为严重甲状腺功能减退的患者存在胃肠道运动功能障碍的风险，因此推荐严重甲状腺功能减退的患者静脉注射甲状腺素（至少在最开始）。推荐方案包括初始的 250μg 剂量静脉注射，然后第 2d 100μg，此后每天剂量为 50μg。

T_3 替代治疗：因为危重患者抑制 T_4 向 T_3 转化（甲状腺激素的活性形式），因此口服 T_3 用于补充甲状腺素（T_4）替代治疗。在意识障碍的患者，T_3 可以每 12h 给予（经鼻胃管）25μg 直到患者清醒。研究提示补充 T_3 的益处有综合结果。

（杜慧清）

第五章

重症感染

第一节　医院获得性肺炎/呼吸机相关性肺炎

医院获得性肺炎（hospital - acquired pneumonia，HAP）是指入院 48h 后发生的肺炎，且入院时痰培养阴性。居于常见医院获得性感染的第 1 位。呼吸机相关性肺炎（ventilator - associated pneumonia，VAP）是指气管插管 48 ~ 72h 出现的肺炎，是使用机械通气患者中最常见的 HAP。根据发生时间的不同，VAP 分为早发型和晚发型，早发型 VAP 是指机械通气后 48h 至 5d 发生的 VAP，晚发型 VAP 是指机械通气 5d 以后出现的 VAP，前者多由敏感菌，如肺炎链球菌、流感嗜血杆菌、甲氧西林敏感金黄色葡萄球菌等导致的感染，多重耐药菌（MDR）感染常见于后者，如耐甲氧西林葡萄球菌（methicallinre-sistant staphylococcus aureus，MRSA）、产碳青霉烯酶或产超广谱 β - 内酰胺酶的肺炎克雷伯杆菌和鲍曼不动杆菌、铜绿假单胞菌等。同时，晚发型 VAP 是 VAP 预后不良的判断指标之一。

一、流行病学

HAP 是目前医院获得性感染中最常见的类型，其中 ICU 患者较普通病房患者 HAP 发生率增加 10 ~ 20 倍。来自美国的数据显示 HAP 占所有 ICU 内医院获得性感染的 25%，占使用抗生素治疗患者总数的 50% 以上。1992 年欧洲进行的 ICU 内 HAP 调查（EPIC）发现，其患病率为 9.6%。欧洲医院获得性肺炎协作组调查得到的医院内获得性肺炎的患病率为 8.9%，其中接受机械通气的 ICU 患者发生肺炎的危险增加 6 ~ 20 倍，重症监护病房（ICU）内几乎 90% 的 HAP 发生于机械通气时。气管插管本身就是 HAP 感染的高危因素，在机械通气过程中，第 1d 机械通气患者肺炎发生率为 5%，其发生危险性平均每天增加 1%，若机械通气超过 30d 的患者肺炎发生率为 68.8%。

需要指出的是，在比较不同单位 VAP 的发病率时，应当注意其发病率的表达方式。因为 VAP 的发病率可以通过下列不同方式表示：发生 VAP 患者的百分比，每 1000 个住院日 VAP 的发病例数，每 1000 个高危住院日的发病例数，每 1000 个机械通气日的发病例数以及每 1000 个高危机械通气日的发病例数。此外，仅统计第 1 次 VAP 与所有 VAP 合计时发病率也有显著差异。

HAP 病死率高达 30% ~ 70%，但是大多数 HAP 患者死于基础病而非 HAP 本身。VAP 的归因病死率为 33% ~ 50%，病死率升高与菌血症、耐药菌（如铜绿假单胞菌、不动杆菌属）感染、内科疾病、不恰当的抗生素治疗等因素相关。Graybill 和 Stevens 等人发现，与敏感致病菌感染（31%）相比，耐药细菌（铜绿假单胞菌、不动杆菌属和嗜麦芽窄食单胞菌）肺炎患者病死率高达 65%。其他研究也证实，甲氯西林敏感金黄色葡萄球菌（MSSA）肺炎病死率仅 11.9%，而甲氧西林耐药金黄色葡萄球菌（MR-SA）肺炎病死率则高达 85.7%，相对危险度为 20.72。而且由于多重耐药（MDR）菌感染的比例很高，使抗生素治疗变得更为困难。延长了住院时间，增加了医疗费用。

二、微生物学

HAP 致病微生物种类可多种多样，与宿主因素、住院时间、机械通气时间、既往抗生素暴露等因素有关。病原学以一般细菌最常见，其中需氧菌占73%，真菌占4%，厌氧菌、军团菌及病毒较少见。既往的调查研究显示，革兰阴性杆菌是主要的致病菌，占55%~85%，其中以铜绿假单胞菌最为常见，其次是不动杆菌和肠埃希菌属。金黄色葡萄球菌尤其是MRSA占20%~30%，也是重要的致病菌，亦可能为多种细菌混合感染所致，调查发现40%~60%的病例中存在多种致病菌。耐药菌是目前重症监护病房VAP的常见病原菌，尤其是多重耐药菌的感染是导致患者病情加重、住院时间延长及病死率增高的重要因素，与既往抗生素的使用情况有关。

三、危险因素与发病机制

1. 危险因素　大量临床研究表明，VAP的危险因素包括：年龄大于70岁、慢性肺部疾病病史、意识障碍、误吸、胃pH值增高、既往抗生素使用。流行病学研究将上述危险因素分为四大类，宿主相关因素、药物因素、治疗相关因素及交叉感染。

宿主因素：包括高龄、基础疾病（如肺部疾病、低血压、酸中毒、氮质血症、糖尿病、中性粒细胞缺乏等）、免疫功能抑制（免疫抑制药的使用）、胸腹部手术及营养不良。

药物因素：包括既往抗生素的使用、镇静药物、神经肌肉阻滞药及应激性出血的预防用药（PPI的使用）。

治疗相关因素：包括经鼻或经口留置胃管、胃肠内营养、气管内插管、鼻窦炎、仰卧位体位。

交叉感染及各种诊疗措施，可增加呼吸道细菌定居和感染的危险。其预后不良的判断指标包括不恰当的抗生素治疗、严重的基础疾病、菌血症表现及晚发性VAP。

2. 发病机制　与所有下呼吸道感染一样，VAP发生必须具备下列条件之一：患者的防御功能障碍；有足够数量的致病菌达到患者的下呼吸道并破坏患者的自身防御屏障，或者出现很强的致病菌。

医院获得性肺炎的主要发病机制如下（图5-1）：口咽部微生物的误吸；直接吸入含有细菌的微粒；远处感染灶的血行播散；致病菌穿透肺组织，或从邻近部位经膈肌或胸壁传播（罕见）；胃肠道细菌移位（尚有疑问）。

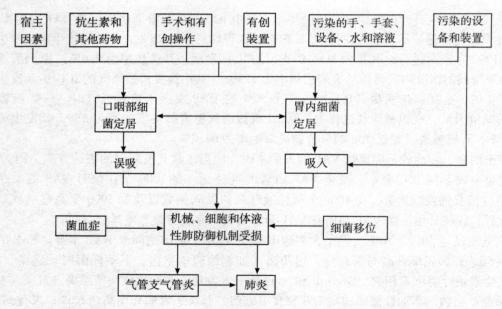

图5-1　各种危险因素导致下呼吸道细菌定居与感染

研究表明30%~40%的普通患者入院后48h内即有细菌定居，而危重患者则高达70%~75%。形成定植的因素有以下2种：正常情况下口咽部存在正常菌群维持口腔菌群的动态平衡，住院及应激状态可显著增加具有致病风险的细菌定植，当出现抗生素不合理使用、气管插管或鼻饲时这种平衡被打破，致病菌可通过进食、医务人员的手在口咽部定植。一般情况下健康人胃内pH<2，基本处于无菌状态。

当胃液的 pH >4 时，微生物即在胃内大量繁殖。如存在长期鼻饲、使用抑酸药、十二指肠液胃反流及胃蠕动功能下降等因素时，致病菌可由小肠逆行到胃、食管，再上行到口咽部定植。

口腔内定植的具有呼吸道致病风险的病原微生物的误吸是明确的 VAP 致病因素。Huxley 等人用核素示踪法发现，45% 的正常人在熟睡时存在误吸。而对于 ICU 中危重患者而言，多数存在意识障碍、吞咽困难，行气管插管和（或）机械通气，误吸更是常见（70%），只是误吸量或程度不同。在气管插管机械通气的患者中，由于气道正常防御机制破坏，几乎所有患者均会出现口腔内微生物流入气管导管周围，而气管导管外表面生物膜为病原菌进入下呼吸道提供了有效的途径，加之这类患者大多存在免疫功能异常，极易出现肺部感染。

此外，使用被污染的雾化吸入装置使细菌通过雾化进入下呼吸道而致病，其他医疗器械（如氧气流量表、呼吸机的管路系统和湿化器等）、周围环境（水、病房）和医务人员的手均可被病原菌污染，造成病原微生物在医护人员与患者之间传播。但这些并非 HAP 感染的主要途径。

鼻窦定植菌及远处感染灶的血源性播散致病较少见。

四、临床表现

HAP 临床表现与其他肺炎类似，变化较大，早期症状及体征可不明显。常见症状为：咳嗽、咳痰、脓性痰、发热伴或不伴胸痛等表现，而 VAP 患者除发热外，常表现为原有呼吸道症状加重，气道分泌物的量及性质变化，出现脓性或血性痰，部分患者病情重、进展快，会迅速转化为重症肺炎。该病临床症状不典型，重症者可仅表现为呼吸频率增快、氧饱和度下降等。肺部听诊可以闻及散在的中、小水泡音，多见于肺底，也可闻及干啰音和痰鸣音。一般很难见到肺实变的体征。并发肺不张时可出现患侧呼吸音消失，气管向患侧移位。并发胸腔积液者，患者胸部叩诊浊音，语颤减弱，呼吸音减弱。

五、辅助检查

1. 实验室检查

（1）血常规：大部分患者会出现白细胞、中性粒细胞比例的增高，部分伴有核左移，细胞内可见中毒颗粒；对于一些老年患者、免疫功能低下者白细胞计数可不增高，但中性粒细胞的百分比仍高。

（2）降钙素原（PCT）：PCT 增高提示感染的存在，对诊断有一定意义。

（3）血气分析：氧分压及血氧饱和度降低，常存在低氧血症或呼吸衰竭，部分患者出现氧合指数低。

（4）肝、肾功能检查：部分重症患者出现异常。

2. 影像学检查 X 线胸片是该病诊断的一个重要条件，但特异性较差。VAP 患者会出现双肺浸润阴影，但对于可疑肺炎患者，若胸片显示明显浸润影，则应与心源性肺水肿、非心源性肺水肿、肺挫伤、肺不张和肺泡出血等疾病进行鉴别。

各种影像学表现的敏感性和特异性差异很大，诊断准确性均不超过70%，其中支气管气像诊断肺炎的准确性最高（64%）。

3. 微生物学检查 对下呼吸道分泌物进行定量培养，判断何种微生物为致病菌，从而指导抗菌药物治疗。下呼吸道取样操作包括：经气管内吸引，经纤维支气管镜方法采样，如支气管肺泡灌洗（bronchoalveolar lavage，BAL）、保护性毛刷（protected specimen brush，PSB）。

（1）对于气管插管患者，利用气管内吸引留取标本，操作简单，且为无创方法，但容易被上呼吸道或口腔分泌物污染。若每个低倍视野下的多形核白细胞不少于25个，上皮细胞不多于10个，提示标本质量好，没有受到上呼吸道的严重污染，尤其当镜下发现大量形态一致的致病菌时，提示下呼吸道存在细菌感染。下呼吸道分泌物涂片结果可以为临床更早提供病原学参考，但准确性差。气管内吸取物（ETA）的非定量培养敏感性较高但特异性很低，在组织学检查证实的肺炎患者中，ETA 定性培养的敏感性为82%，特异性27%。

（2）经纤维支气管镜采样为有创操作，可以获得支气管肺泡灌洗液（BALF）以及通过 PSB 留取无污染的标本进行培养。

（3）定量培养与半定量培养：上述方法获取的标本均能进行定量培养与半定量培养。半定量培养不能对感染、定植、污染进行很好的鉴别，所以在临床中，出现大量假阳性结果从而导致误诊。研究表明，ETA 定量培养较 BALF 及 PSB 标本定量培养特异性低，BALF 和 PSB 的定量培养是区分定植与感染的金标准，当 BALF 培养液结果大于 10^4 cfu/ml、PSB 标本培养结果大于 10^3 cfu/ml 时诊断为 VAP。但目前定量培养并非临床常规检查，研究表明，采用定量培养诊断 VAP 与采用半定量培养诊断 VAP 相比，并不能改善患者预后。

（4）血培养和胸腔积液培养，对诊断和预后评价有一定价值，但阳性率低。

（5）近年来，一些生物标记物如 CRP、PCT、BALF 中的髓样细胞表达的可溶性触发受体 I（soluble triggering receptor expressed on myeloid cells – I，sTREM – I）被考虑作为诊断 AVP 的辅助策略，但更多的研究显示，这些标记物对 VAP 诊断作用甚小。

六、诊断

VAP 的诊断包括：机械通气 48～72h 或以上；存在危险因素；体格检查和影像学检查提示肺炎；明确感染的病原微生物。

临床诊断标准为 X 线胸片出现新的浸润阴影或原有浸润阴影增大，并且同时具有下列 3 项中的 2 项或 2 项以上：①体温大于 38℃。②白细胞计数增高或降低。③脓性痰的出现。临床诊断标准可考虑 VAP 的可能，但特异性差，在培养结果出来之前，都不能确诊或除外 VAP。上述临床标准可作为该病的初筛指标，需除外其他具有类似临床表现的疾病，如吸入性肺炎、肺栓塞及梗死、急性呼吸窘迫综合征（ARDS）、肺泡出血、肺挫伤、肺浸润性肿瘤、放射性肺炎。尤其是在机械通气的患者中，ARDS 和上述弥漫性肺损伤在 X 线胸片上表现相似，鉴别诊断较为困难，并且临床研究也表明，肺炎在 ARDS 急性期非常普遍，常常不被认识，因此需要采用下呼吸道分泌物涂片、培养等确定致病菌，从而明确诊断。

另外，临床肺部感染评分（Clinical Pulmonary Infection Score，CPIS）有助于 VAP 的诊断，它包括了临床诊断标准中的体温、血白细胞计数、痰液性状、X 线胸片以及气道分泌物的半定量培养，并加入氧合指数作为诊断标准，每项 2 分，总分 12 分，若 CPIS＞6 分即诊断 VAP。在研究中发现，该评分对于 VAP 的诊断的敏感性和特异性分别为 60% 和 59%。之后有学者将此评分系统进一步简化，去掉气道内分泌物培养结果这一项，总分为 10 分，大于 5 分考虑存在 VAP，简化的 CPIS 评分更便于临床评估。

七、治疗

1. 初始经验经抗生素治疗　早期恰当的抗生素治疗可以提高 HAP、VAP 患者的存活率，这在很多研究中得到证实，并且有研究发现，对于接受了不正确的初始治疗的患者，就算根据病原学证据调整了药物的使用，仍不能改善其较高的病死率。因此，在临床诊断 VAP 时，早期正确的经验性抗生素治疗显得非常重要。在开始抗生素选择时，需要考虑到该患者是否存在发生多重耐药菌（multi – drug – resistant，MDR）感染的危险因素，包括近期抗生素使用情况、ICU 内的定植菌群、基础疾病及可信的近期培养结果，并且留取下呼吸道标本及血标本进行培养。若患者存在 MDR 感染的危险因素，应选择广谱抗生素及多药联合治疗，使用抗生素前留取的培养结果回报后，应根据药敏实验选择敏感抗生素治疗。另外 VAP 的发生时间对于经验性抗生素治疗亦有重要参考意义。对于已知危险因素且无多药耐药的早发型 VAP 患者，可选择头孢曲松或喹诺酮类药物治疗；对于存在多药耐药危险因素的晚发性 VAP 患者应选择具有抗假单胞菌活性的头孢菌素、碳青霉烯或 β – 内酰胺类/β – 内酰胺酶抑制药加上抗假单胞菌活性的氟喹诺酮类或氨基糖苷类治疗，对于耐甲氧西林金黄色葡萄球菌（MRSA）患者，可选择氨基糖苷类加上利奈唑胺或万古霉素治疗。

目前有临床研究证实，并非所有耐药菌感染患者均需要联合用药，联合用药并不能降低病死率或提高临床治愈率，反而可能会导致过度治疗及伴随的二重感染及药物的不良反应。因此，在 VAP 治疗时，需根据当地的细菌耐药情况，选择合适的抗生素进行单药治疗，若细菌耐药率很高，则可能需要使用2种及其以上的抗生素以保证最大限度覆盖可能的致病菌，如治疗铜绿假单胞菌感染时仍建议联合 β - 内酰胺和氨基糖苷类抗生素。

2. 降阶梯治疗 在微生物学检查结果回示后，使用敏感抗生素进行降阶梯治疗，从而减少不必要的广谱抗生素使用，降低耐药率。对于微生物结果阴性，临床高度考虑 VAP 患者，经验性抗感染治疗疗程的选择目前并无指南推荐。部分研究发现，经验性抗感染治疗 VAP 的患者使用抗生素疗程 8d 与15d 比较，病死率、住院时间以及机械通气时间并无显著差异，且对于 VAP 复发患者，8d 组发生多重耐药菌感染的病例少于 15d 疗程组，因此，对于接受适当的初始经验性抗生素治疗的呼吸机相关性肺炎患者，使用抗生素疗程为 8d。

3. 停药时间 感染症状及体征缓解或排除感染因素后，即可停用经验性抗生素治疗。

4. 抗生素的其他应用方式 有研究提及可气管内注入或雾化抗生素治疗 VAP，但研究证明，与静脉给药相比，气管内注入或雾化使用抗生素的方式并不能改善患者预后，并且，局部给药还可能导致细菌耐药率的升高，故不推荐气管内注射及雾化使用抗生素。

八、预防

由于 VAP 诊断困难及合并耐药菌感染风险高并且病死率高，因此，预防工作显得极为重要。研究证实实施呼吸机相关性肺炎预防策略能降低 VAP 的发病率。许多研究推荐了一系列预防措施，总结如下：

1. 非药物性预防措施

（1）半卧位：研究显示，半卧位可以减少呼吸机相关性肺炎的危险。有研究提出，床头应抬高到45°，但这一体位在一些患者中很难达到。并且目前有研究发现床头抬高10°和45°对 VAP 的发生率影响无明显差异，因此目前床头抬高具体高度并无定论。

（2）持续声门下吸引：临床试验证实，声门下分泌物引流能够减少呼吸机相关性肺炎的危险。但目前研究显示其并不改善患者病死率，同时考虑到持续声门下吸引可能增加口咽部及气道周围黏膜组织损伤的概率以及其并无经济效益优势，故目前并未广泛应用于临床。

（3）气管插管途径：Holzapfel 的研究表明，与经鼻气管内插管相比，经口气管内插管能够减少呼吸机相关性肺炎。此外其他4项研究也显示，经口气管内插管能够减少鼻窦炎的危险，没有发生鼻窦炎的患者呼吸机相关性肺炎的发病率较低。

（4）银被膜导管：研究表明使用表面含有抗菌材料的气管导管，能有效预防 VAP 的发生以及延迟VAP 发生时间。但目前并无研究显示这一方法与降低机械通气时间、住院时间及病死率有明显关系。

（5）其他措施：包括尽早拔出气管导管和鼻胃管，制订并实施感染控制措施，充分营养支持，避免未潴留和腹胀，定时清除呼吸机管路中的冷凝水，保持足够的气管内囊压等可能对预防 VAP 的发生有效。

（6）无效的预防措施：目前研究显示无效的预防措施，包括常规更换呼吸机管路、应用一次性吸痰管、常规更换更换密闭式吸痰管、每日更换人工鼻及胸部物理治疗。

2. 药物预防措施

（1）有效的预防措施：口腔去污染，口腔内使用氯己定能减少发生 VAP 的危险，且该操作简单易行，易广泛开展。避免滥用抗生素；限制制酸药物的应用；粒细胞缺乏的发热患者使用抗生素。

（2）无效的预防措施：雾化吸入抗生素，选择性肠道去污染。

（3）效果尚不明的预防措施：酸化胃肠营养液，昏迷患者常规使用抗生素，肠道益生菌的使用，糖皮质激素的冲击治疗。

（甫拉提·吐尼牙孜）

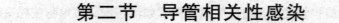

第二节　导管相关性感染

在 ICU 中，血管内置管是普遍且不可或缺的治疗手段，多种形式的导管成为血流动力学监测、静脉输液及静脉营养支持的主要途径，但是，随之产生的导管相关并发症亦日益突出。导管相关性感染（catheter – related infection，CRI）及导管相关性血流感染（catheter – related bloodstream infection，CRBSI）是 ICU 患者院内感染中常见的感染之一，是导致住院患者出现重症感染及死亡的常见原因之一。

一、流行病学

在美国，每年有 250 000 患者发生院内获得性直流感染，约 90% 以上是由于血管内导管感染所致。使用血管内装置相关的感染占所有院内感染的 10% ~ 20%。欧洲重症监护感染流行病学调查报告报道，在 1417 个 ICU 单位的 10 038 位患者中，血液感染占 12%。美国 ICU 中每年约 8 万患者出现导管相关性血流感染，使住院患者病死率增加 30%。导管相关性感染不仅威胁着患者的安全，并且增加了住院时间及治疗费用。

1. 导管病原菌定植　导管尖端、导管皮下节段或体外端定量培养微生物生长超过 15 个菌落形成单位（colony – forming units，CFU）。

2. 导管出口部位感染　指导管出口 2cm 内出现红斑或硬结，不伴随血流感染，也无局部化脓。

3. 静脉炎　沿着插入导管的静脉出现的硬结、红斑、热、痛、触痛。

4. 隧道感染　导管出口部位沿导管隧道的触痛、红斑和（或）大于 2cm 的硬结，伴或不伴有血行感染。

5. 皮下囊感染　完全置入血管内装置皮下囊内出现感染性积液；常有表面皮肤组织触痛、红斑和（或）硬结；自发地破裂或引流或表面皮肤的坏死，可伴或不伴有血行感染。

6. 输液相关性血流感染　从输注液和经皮肤采集的血标本培养出一致的微生物，无其他确定的传染源。

7. 导管相关血流感染（CRBSI）　留置血管内装置的患者出现菌血症，经外周静脉抽取血液培养至少 1 次阳性结果，并与导管血培养结果一致。同时伴有感染的临床表现，且除导管外无其他明确的血行感染源，需除外继发于手术切口感染、腹腔内感染、院内获得性肺炎、泌尿系感染等所致的菌血症，可行导管尖端培养，结果为与血培养一致的病菌。

二、微生物学

革兰阳性菌是 CRI 最主要的病原菌。常见的致病菌有表皮葡萄球菌、凝固酶阴性葡萄球菌、金黄色葡萄球菌、肠球菌等。表皮葡萄球菌感染主要是由于皮肤污染所致，约占 CRBSI 的 30%。金黄色葡萄球菌曾是 CRBSI 最常见的病原菌，目前约占院内血行性感染的 13.4%，耐药万古霉素肠球菌感染的发生率也在增加。革兰阴性杆菌在 CRBSI 中亦有报道，主要有铜绿假单胞菌、鲍曼不动杆菌、嗜麦芽窄食单胞菌等，铜绿假单胞菌和阴沟杆菌在大面积烧伤患者中比较多见。随着广谱抗生素的应用逐渐增多，真菌在院内获得性血行感染重的比例逐渐增高。念珠菌引起的血行感染率为 5.8%，长期接受全肠外营养的患者，念珠菌感染的机会增加，在骨髓移植患者中可达到 11%。免疫低下患者，尤其是器官移植后接受免疫抑制药治疗者，还可发生曲霉菌感染。

三、危险因素

1. 导管的类型　研究显示不同类型的导管发生 CRBSI 的风险不一，外周静脉导管发生 CRBSI 的风险比中心静脉导管发生风险低，在中心静脉导管中，PICC 导致 CRBSI 的风险最低。另外，研究发现，无针血管内留置导管的使用使 CRBSI 发生的风险增高，可能跟全胃肠外营养、存在中心静脉导管隧道、多腔导管、频繁打开导管后盖有关。

2. 导管穿刺的部位　对于外周静脉导管，上肢较下肢发生局部感染及 CRBSI 的风险低，对于中心静脉导管，发生导管相关性感染的风险从高到低依次为：股静脉、颈内静脉、锁骨下静脉。所以，为降低导管相关性感染的风险，推荐锁骨下静脉穿刺作为危重症患者中心静脉置管或肺动脉导管留置的首选部位。

3. 操作者的技术相关　若操作者技术不佳，穿刺成功率低，多次穿刺，污染的机会增加，局部组织损伤、出血、血肿亦会增加 CRBSI 的风险。

4. 导管留置时间　导管留置时间长短是 CRBSI 的危险因素之一。研究表明，对于周围静脉置管时间超过 3~4d，中心静脉导管留置时间超过 6d，肺动脉漂浮导管留置时间超过 4d，动脉置管时间超过 3~4d，会明显地增加 CRBSI 的风险。

5. 导管材料　导管材料对于促进血栓形成和微生物附着有重要作用，如聚氯乙烯导管的使用可增加血栓的形成、增加感染的发生，而硅胶和聚氨酯导管可减少 CRBSI 的发生率。

四、发病机制

（1）穿刺时感染：置管时，皮肤表面定植的细菌或操作者手上的细菌污染导管，随后引起局部或全身感染，病原菌直接入血或在皮内或皮下沿导管外壁移动入血。

（2）留置导管的患者，局部皮肤表面的致病菌经皮下隧道沿导管外表扩散至管尖入血。

（3）医务人员打开导管管口操作时，污染导管接头，细菌沿导管内壁扩散，引起管腔内表面定植、入血，长期留置导管的患者，这一致病机制较为常见。

（4）远处感染病灶病原菌血源性播散，在导管上黏附定植而致病。

（5）输入原已污染的液体，经导管播散。

五、临床表现

1. 局部表现　即插管部位的炎症表现：红肿、硬结或有脓性液体渗出、触痛。为部分患者导管感染的首发表现，但是亦有患者无明显局部炎症反应，直接表现为菌血症反应。局部表现可以作为每日观察导管情况的指标之一。

2. 全身表现　发热（体温大于 38℃）、寒战及低血压 [收缩压≤90mmHg（11.97kPa）]、少尿（尿量小于 20ml/h）等感染性休克的表现。

3. 导管相关并发症　感染性心内膜炎、感染性血栓性静脉炎、骨髓炎和其他迁徙性病灶。

六、诊断

1. 导管培养原则

（1）如果怀疑患者存在 CRBSI，应该先留取血培养标本后拔出导管，并送检导管进行病原学监测，若患者不存在 CRBSI 的症状和体征，无须对所有拔出的导管进行常规性病原学检查（A-Ⅱ）。

（2）对于中心静脉导管，应该对导管尖端进行病原学培养，而不是导管皮下潜行段（B-Ⅲ）。不推荐对导管尖端进行定性的肉汤培养（A-Ⅱ）。

（3）如果怀疑存在导管相关感染，并且穿刺点处有渗液或分泌物，应使用拭子取样送检病原学培养和革兰染色（B-Ⅲ）。

（4）对于短期留置的血管内导管，建议常规临床病原学检查（A-Ⅱ），对于长期留置的血管内导管，如果穿刺点和导管头半定量培养菌落计数均小于 15cfu/plate，考虑血管内导管不是血流感染的感染源（A-Ⅱ）。

2. 血培养

（1）在启动抗生素治疗前留取用于培养的血液标本（A-Ⅰ），若条件允许，应由专业的静脉穿刺小组来抽取血标本（A-Ⅱ）。

（2）经皮静脉穿刺取血时，应仔细消毒穿刺点皮肤，可以使用乙醇、碘酒或者氯己定溶液（大于

0.5%），应保证消毒剂的风干时间；可减少血培养污染的发生（A-Ⅰ）。

（3）如果通过血管导管取血，应仔细清洁消毒导管端口，可以使用乙醇、碘酒或者氯己定溶液（大于 0.5%），保证消毒剂风干时间，可减少血培养污染的发生（A-Ⅰ）。

（4）如果怀疑患者存在 CRBSI，应在给予抗感染药物之前抽取双份血培养，1 份由血管内导管取，1 份由外周静脉取（A-Ⅱ）。

3. 导管病原菌定植的条件　将 5cm 长导管尖端进行半定量培养，如果菌落计数超过 15cfu，可以判断导管尖端存在病原菌定植。对导管尖端进行定量肉汤培养时，如果菌落计数超过 10^2cfu，可以判断导管尖端存在病原菌定植（A-Ⅰ）。

4. 拟诊

（1）具有导管相关的严重感染表现，在拔出导管和适当抗生素治疗后症状消退。

（2）菌血症或真菌血症患者，有发热、寒战和（或）低血压等临床表现，且至少有 1 个血培养阴性（导管血或外周血均可），其结果为皮肤共生菌，但导管节段培养阴性，且无其他引起血行感染的证据。

具有以上任意 1 项者，不能除外导管为感染的来源。

5. 临床诊断

（1）具有严重感染的临床表现，并且导管头或导管节段的定量或半定量培养阳性，但血培养阴性，除了导管无其他感染来源可寻，并且在拔出导管 48h 内未使用新的抗生素治疗，症状好转。

（2）菌血症或真菌血症患者，有发热、寒战和（或）低血压等临床表现，且至少 2 个血培养阳性（其中一个来自外周血）。其结果为同一株皮肤共生菌（如类白喉、芽孢杆菌、凝固酶阴性葡萄球菌、念珠菌等），但导管节段培养阴性，且无其他血行感染证据。

具备上述任意 1 项，可为 CRBSI 的临床诊断。

6. 确诊 CRBSI 的条件

（1）有 1 次半定量导管培养阳性（每导管节段大于等于 15cfu）或定量导管培养阳性（每导管节段大于等于 1000cfu），同时外周血与导管末端培养出同种微生物，可诊断 CRBSI。

（2）定量血培养时，导管血流培养结果是静脉血液培养结果的 3 倍或 3 倍以上可以确诊 CRBSI。

（3）中心静脉导管血培养阳性报警时间比外周静脉血液培养阳性报警时间早 2h 或以上可以确诊 CRBSI。

（4）从导管和外周静脉同时抽血做定量血培养，两者菌落计数比（导管血∶外周血）大于等于 5∶1 可诊断 CRBSI。

（5）外周血和导管出口部位脓液培养均为阳性，并为同一株微生物，可诊断 CRBSI。

七、治疗

（一）血管内导管的处理

1. 拔出导管

（1）周围静脉留置导管，若考虑 CRBSI，立即拔除，并行导管血及外周血培养。

（2）在诊断 CRBSI 后，存在以下情况时，需立即拔出导管：严重脓毒症；血流动力学不稳定；心内膜炎或迁徙性感染的证据；由于化脓性血栓性静脉炎导致的脓性分泌物或红斑；敏感抗生素治疗 72h 后仍然持续的菌血症。

（3）短期置管（置管时间小于 14d）的患者在出现金黄色葡萄球菌、肠球菌、革兰阴性杆菌、真菌、分枝杆菌等的感染所致的 CRBSI 时需拔出血管内导管。

（4）长期置管患者（置管时间大于 14d）CRBSI 由金黄色葡萄球菌、铜绿假单胞菌、真菌以及分枝杆菌引起，需拔出导管。

（5）无论长期或短期留置的血管内导管，如果致病微生物毒力很低但难以清除（如芽孢杆菌、微球菌属等），如果多次血培养为阳性（至少 1 次血标本经外周静脉抽取），排除血培养污染后，一般应该拔除导管。

（6）念珠菌导致的导管相关性菌血症时，建议拔除中心静脉导管。

2. 不拔导管的情况

（1）仅有发热的患者，如果直流动力学稳定，在缺少血流感染的证据以及没有血管内假体（如人工瓣膜、起搏器或人工血管）存在时可不常规拔除血管内导管。

（2）患者单个血培养阳性并且是血浆凝固酶阴性葡萄球菌，则需要再启动抗微生物治疗和（或）拔除导管前再分别从怀疑的导管和外周静脉抽取血液进行培养。

（二）抗生素治疗

1. 经验性治疗　　初始抗生素治疗需根据患者疾病的严重程度、可能病原菌及当时、当地病原菌流行病学特征，进行经验性治疗。

（1）在既往调查研究中显示，葡萄球菌是导管相关性感染最常见的病原，且存在高耐药性，故在MRSA高度流行的单位，糖肽类抗菌药物应作为CRBSI的首选药物，推荐万古霉素作为经验性治疗药物。利奈唑胺不作为经验治疗的首选药物，例如患者只是怀疑存在CRBSI但尚未证实。

（2）怀疑患者存在CRBSI感染或者病情危重，患者留置股静脉导管，经验性抗感染治疗时，不仅要覆盖革兰阳性球菌，还应该考虑覆盖革兰阴性杆菌和念珠菌属（A－Ⅱ）。

（3）对可能存在革兰阴性杆菌感染进行经验治疗时，应根据本病房或者医院的细菌耐药情况选择抗菌药物种类，如第四代头孢菌素、碳氢霉烯类或β－内酰胺类加酶抑制药，必要时联用氨基糖苷类药物（A－Ⅱ）。

（4）若患者存在粒细胞缺乏、严重感染存在脓毒症症状等，考虑发生CRBSI，则需考虑存在多重耐药的革兰阴性菌（MDR）感染，或者患者已经定植了这些耐药菌，经验治疗时应该考虑联合用药，直至病原学结果回报，再根据病原学结果降阶梯治疗。

（5）若考虑CRBSI的患者存在以下任一危险因素时应该考虑患者可能存在血管内导管相关的念珠菌血症，应给予经验性抗真菌治疗：完全静脉营养，长期广谱抗生素的使用，血液系统恶性肿瘤、骨髓移植或器官移植患者，或多部位存在念珠菌属定植者。

（6）对拟诊血管内导管相关念珠菌血症患者进行经验性抗真菌治疗时，建议使用棘白菌素类药物，对于存在以下情况时可以使用氟康唑进行经验治疗：患者既往3个月内没有接触过三唑类药物，本医疗单位克柔念珠菌、光滑念珠菌感染发病率很低。

2. 目标性治疗　　CRBSI一旦确诊，病原微生物明确后，应根据病原菌及药敏结果调整抗生素，使经验性治疗迅速转为目标性治疗。目标性抗菌药物治疗可进一步提高导管相关感染的治疗成功率。

治疗疗程取决于感染的严重程度、是否发生严重并发症及病原菌的种类。

（1）对于病情轻的CRBSI患者，在拔出导管和恰当的抗生素治疗后血培养迅速转阴者，整个治疗疗程10～14d（疗程计算从阴性血培养结果得到的第1d开始计算）。

（2）若拔出导管后72h以上仍持续存在菌血症表现的患者，疗程应持续4～6周。

（3）对于出现了菌血症相关并发症的CRBSI患者，如化脓性血栓性静脉炎、心内膜炎、骨髓炎、迁徙性感染等，治疗疗程需与感染的种类相关，一般4～6周，骨髓炎患者需要治疗6～8周。

（4）置入隧道式深静脉导管或置入装置的患者并发导管相关感染，如表现为隧道感染或者置入口脓肿，需要移除导管和置入装置，并且进行7～10d的抗菌药物治疗。

（5）凝固酶阴性葡萄球菌致病力相对偏低（如表皮葡萄球菌、腐生葡萄球菌），单纯拔管后感染有可能得到控制，但多数专家仍建议抗菌治疗5～7d。对于长期置管患者，发生导管相关性感染时，若病原菌为凝固酶阴性葡萄球菌，而且全身情况相对稳定时，可暂不拔管，全身抗菌药物应用的同时联合局部抗菌药物"封闭"治疗。

（6）金黄色葡萄球菌导致的CRBSI，在拔除导管后应使用敏感抗菌药物治疗至少2周。甲氧西林敏感的金黄色葡萄球菌（MSSA）所致CRBSI应根据药敏选择耐酶的青霉素或头孢菌素类，MRSA导致的CRBSI可选择糖肽类或利奈唑胺。

（7）肠球菌感染导致的 CRBSI，一般在拔除导管后必须使用敏感抗生素治疗 7~14d。

（8）一旦确诊为念珠菌所致 CRBSI，应立即进行抗真菌治疗，疗程至临床症状消失和血培养最后一次阳性后 2 周。

（9）危重患者，怀疑存在 CRBSI，且近期发现存在 MDR 阴性菌定植，经验治疗时应该使用 2 种不同作用机制的抗阴性菌药物，待病原学结果回报后，可实施降阶梯治疗，改为敏感单药治疗。

（三）抗生素药物封管治疗

抗生素封管的治疗方法不能单独应用于 CRBSI 的治疗，仅作为全身抗感染治疗的辅助治疗方法，2 种治疗方法的疗程均为 7~14d。抗菌药物封管的药液的给药间隔通常不应超过 48h，如果 CRBSI 的致病菌为金黄色葡萄菌和念珠菌属时，应拔出导管，不推荐使用抗生素封管。使用万古霉素封管时，万古霉素药液浓度应达到致病菌 MIC 值的 1000 倍以上。

八、预防

（1）培训与管理：建立专业化、固定的医护队伍，持续对医护人员进行导管相关操作的培训与质量控制。

（2）置管及护理：根据病情与治疗需要、医生操作熟练程度、相关导管并发症的多少来确定导管置管位置。不建议定期更换静脉导管，如果怀疑有污染，应随时更换。

（3）全身抗生素预防无预防优势，局部抗生素软膏预防可能增加念珠菌感染的风险，不常规推荐抗生素涂层导管。

（4）进行导管操作时，严格无菌操作，血管内导管置管和局部换药室的皮肤消毒，宜选择 2% 氯己定或 1%~2% 碘酊，建议使用半透明敷料。

（5）紧急导管置管，若无严格无菌操作，导管留置不宜超过 48h。

（张　宏）

第三节　中枢神经系统感染

中枢神经系统感染是指各种病原微生物，包括病毒、细菌、真菌、螺旋体、寄生虫、立克次体和朊病毒等侵犯中枢神经系统实质、被膜和血管等，从而导致的急慢性炎症性（或非炎症性）疾病。

根据起病急缓及病程特点可分为急性、亚急性和慢性感染。根据感染部位分为：①脑炎、脊髓炎或脑脊髓炎。②脑膜炎、脊膜炎或脑脊膜炎。③脑膜脑炎。根据特异性致病因子不同，分为病毒性脑炎、细菌性脑膜炎、真菌性脑膜炎和脑寄生虫病。

一、微生物学及感染途径

1. 病毒　可分为 DNA 病毒和 RNA 病毒两大类。前者包括单纯疱疹病毒、水痘－带状疱疹病毒、巨细胞病毒等；后者包括脊髓灰质炎病毒、柯萨奇病毒等。目前，中枢神经系统病毒感染以病毒性脑炎为主，80% 患者由肠道病毒引起。非流行脑炎中以单纯疱疹病毒脑炎（HSE）最常见，大样本推测 HSE 的年发病率为（2~4）/100 万，占所有脑炎的 2%~19%。巨细胞病毒感染引起的脑炎多继发于肾移植、应用免疫抑制药或 HIV 患者。流行性腮腺炎常并发脑炎，少数可并发急性小脑共济失调。

2. 可传染性朊病毒　研究发现，朊病毒致病因子不是病毒，而是异常朊蛋白，朊蛋白是正常神经细胞膜的组成成分，其异常变构可引起朊蛋白病。

3. 细菌

（1）引起脑膜炎的细菌：脑膜炎双球菌、肺炎球菌等。

（2）引起中毒性脑病的细菌：伤寒杆菌、百日咳杆菌等。

化脓性脑膜炎常见病原菌种类与患者的年龄和发病季节有关，美国疾病控制中心调查认为流感杆菌是最常见的化脓性脑膜炎的感染源，约占 45%，其他有肺炎球菌占 18%，脑膜炎双球菌占 14%。新生儿（小于 1 个月）以 B 族链球菌为主（如缺乳链球菌）。婴幼儿（1 个月至 4 岁）以流感杆菌为多。儿童及一般成每人则以肺炎球菌及脑膜炎双球菌较多。结核性脑膜炎的发病率近年有回升趋势。

4. 真菌　　新型隐球菌、曲霉菌、白念珠菌、非白念珠菌等。新型隐球菌多由肺部病灶进入脑内，造成脑膜或局限性病灶，也发生于 HIV 感染、器官移植术后、长期使用皮质激素的患者。

5. 螺旋体　　梅毒螺旋体、钩端螺旋体等，钩端螺旋体较常见。

6. 寄生虫

（1）原虫：弓形虫、疟原虫等。

（2）蠕虫：血吸虫、囊尾蚴等。

7. 感染途径　　血行感染；直接感染；神经干逆行感染（嗜神经病毒）。

二、发病机制

正常生理状况下，血－脑屏障结构功能完整，病原体难以进入中枢神经系统。病理状态下，血－脑屏障被破坏，为病原体的入侵提供条件。中枢神经系统本身抵抗感染的免疫力较差，而外周抗炎细胞和抗体不易通过血－脑屏障发挥抗感染作用，因此毒力较低的病原菌亦可引起严重的脑或脑膜炎。

CNS 感染时常有髓鞘的破坏：髓鞘的破坏可继发于神经元的受损，即神经元溶解性脱髓鞘（neuronolyticdemyelination），另外一种称为轴周脱髓鞘（periaxialdemylination）。后者可见于病毒感染时，也可见于脱髓鞘疾病时。炎性过程中引起脱髓鞘的视制可能有以下几种：病毒对少突胶质细胞的直接细胞病理效应；免疫介导的病毒对少突胶质细胞向性的改变；免疫介导的对感染的少突胶质细胞的破坏；病毒诱导的自身免疫性脱髓鞘；"旁观者"脱髓鞘。伴随脱髓鞘可能出现髓鞘再生，导致症状的缓解。

在脑膜炎过程中某些细胞因子起重要的炎性反应介导作用，如肿瘤坏死因子（TNF－α；cachectin）以及白细胞介素－1。这 2 种物质均刺激血管内皮细胞黏附及促使中性粒细胞进入 CNS 而触发炎性过程。血小板活化因子、花生四烯酸代谢物及其他白细胞介素亦参与这一炎性过程。而在 CSF 中体液因子及吞噬细胞的不足，病原体迅速分裂衍殖，并释出细菌胞壁或膜的成分，导致脑膜炎的迅速演变并损伤血管内皮细胞，血－脑屏障通透性亦因而增加，产生血管性水肿。由于大量多核白细胞进入蛛网膜下隙，释出毒性物质，这些毒性物质虽然是用以防御对抗病原体，但出于对"外来"及"自体"的鉴别能力的不足也引起细胞毒性水肿。这些情况都会进一步影响 CSF 动力学、脑代谢及脑血管的自我调节，如炎症不能得到控制，则将会产生严重脑水肿、颅内压增高及脑血循减少，进而导致神经元的损害，发生不可逆转的局灶性或弥散性脑损害。

三、临床表现

1. 病毒感染性疾病

（1）病毒性脑炎：单纯疱疹病毒性脑炎最常见。临床常见症状包括头痛、呕吐、局灶性神经系统损害体征、意识障碍。重者出现昏迷、惊厥持续状态和神经系统局灶体征。伴有颅压高的患者可有瞳孔大小异常、呼吸异常等。

（2）病毒性脑膜炎：主要症状为发热、头痛、呕吐、脑膜刺激征。

2. 朊蛋白病　　Creutzfeldt－Jakob 病为最常见的人类朊蛋白病，典型表现为迅速进行性智力丧失伴肌肉阵挛。

3. 细菌性脑膜炎　　临床表现包括全身感染症状、脑膜刺激征、颅内压增高及局灶性神经系统损害体征。结核性脑膜炎是特殊类型的细菌性脑膜炎，表现为结核中毒症状、脑膜刺激征、颅内压增高、脑实质损害及脑神经损害症状等。

4. 真菌性脑膜炎　　新型隐球菌脑膜炎是中枢神经系统最常见的真菌感染，表现为以高颅压为特点的亚急性脑膜炎，首发症状多为发热、头痛、呕吐，神经系统检查可见脑膜刺激征和颅内压增高体征。

毛霉菌病：为条件致病感染，可分为全身型与鼻眼脑型。全身型多发生于免疫功能低下时，鼻眼脑型则多见于糖尿病酸中毒患者。毛霉菌侵犯血管，发生血管炎导致血管闭塞，造成干性坏死，因而药物不易达到病灶处。毛霉菌病病死率极高，必须早期诊断，配合外科切除病灶，积极抗霉菌药物治疗。

5. 螺旋体感染性疾病

（1）神经梅毒：分为无症状型神经梅毒、脑膜神经梅毒，脑膜、脊髓膜血管梅毒，麻痹性痴呆、脊髓结核、先天性神经梅毒，常见症状为瞳孔异常和局灶性神经系统损害体征。

（2）神经莱姆病：表现为脑膜炎、神经根炎、脑病和脊髓病等。

（3）神经系统钩端螺旋体病：早期出现感染中毒症状，中期表现为脑膜炎症状和体征，后期可出现脑膜炎型和钩端螺旋体脑动脉炎等并发症。

6. 脑寄生虫病　表现为颅内压增高、癫痫发作、局灶性神经系统损害体征等。

四、诊断与鉴别诊断

1. 病毒感染性疾病　依据流行病学资料、典型临床表现、神经影像学异常、CSF 检查（压力增高或正常，颜色清，细胞数为 $5 \sim 1000/mm^3$，淋巴细胞为主，蛋白 $0.5 \sim 1g/L$，脑脊液/血浆含糖量比值正常）、病原学检查发现病毒可诊断。神经系统以外的伴随症状常可为诊断提供线索，如腮腺炎病毒脑炎常有腮腺及颌下腺肿痛，肠道病毒感染常有皮疹，EB 病毒感染常有肝脾大和淋巴结大，主要与化脓性脑膜炎、脑肿瘤、急性脱髓鞘疾病等鉴别。

2. 朊病毒病　朊病毒病（CJD）的诊断依赖于：2 年内发生的进行性痴呆，并伴有下列症状和体征 2 种以上者，高度怀疑此病：①肌阵挛。②视力障碍、小脑症状。③无动性缄默。④脑电图特征性周期性同步放电。⑤锥体系或锥体外系症状，需与 Alzheimer 病和帕金森病鉴别。

3. 细菌性脑膜炎

（1）典型临床表现；CSF 特征性改变，压力高，白细胞升高，可达 $(1000 \sim 10000) \times 10^{12}/L$，中性粒细胞占 $80\% \sim 90\%$，外观浑浊呈脓性，蛋白质明显增高，可大于 $1000mg/L$（$100mg/dl$），糖明显降低，氯化物稍低。脑脊液中乳酸、乳酸脱氢酶、溶菌酶的含量及免疫球蛋白 IgG，IgM 明显增高。细菌学涂片或培养阳性可诊断。李斯特菌属、肠杆菌和葡萄糖非发酵菌等细菌，只能用培养法确定，并且可做药物敏感试验。

（2）脑电图：弥漫性慢波，无特异性。

结核性脑膜炎可根据结核病史或接触史，出现头痛、呕吐、脑膜刺激征，结合 CSF 淋巴细胞增多及糖含量减低等特征性改变，CSF 抗酸涂片、结核分枝杆菌培养和 PCR 检查等可诊断。需与隐球菌型脑膜炎、病毒性脑膜炎鉴别。

4. 真菌性脑膜炎　根据病史及病程，临床表现脑膜炎症状体征及 CSF 检查（压力高，颜色可浑浊，$(0 \sim 1000) \times 10^{12}/L$，淋巴细胞为主，脑脊液/血质含糖量比值正常或增高，蛋白 $0.2 \sim 5.0g/L$）可确诊。CSF 墨汁染色检出隐球菌可确诊新型隐球菌脑膜炎。常与结核性脑膜炎、脑脓肿鉴别。

5. 螺旋体感染性疾病

（1）神经梅毒：根据性乱交、艾滋病和先天性梅毒感染史，脑膜、脑血管损害症状体征及 CSF 检查可诊断。需与脑膜炎、脑血管病、痴呆鉴别。

（2）神经莱姆病：根据流行病学、脑膜炎、神经根炎、脑病等表现和特异性血清学诊断试验可诊断。常与特发性面神经炎、无菌性脑膜炎、多发性硬化等鉴别。

6. 脑寄生虫病　根据患者疫区接触史、临床表现颅内高压、癫痫发作、局灶性神经系统损害体征等及神经影像学表现可诊断。

五、治疗原则

病因治疗、对症支持治疗及防止并发症。早诊断、早治疗与预后密切相关，选择通透性好、敏感性高的抗生素足量治疗，针对病原菌使用敏感药物治疗，不能明确病原菌时，应选用广谱抗生素，首选静脉给药，降颅压、对症和全身支持治疗。

1. 病毒感染性疾病

（1）抗病毒治疗应尽早开始，可用金刚烷胺、阿昔洛韦（无环鸟苷）。

（2）脱水减轻脑水肿。

（3）免疫治疗：干扰素及其诱生剂、皮质类固醇用于病情危重患者。

（4）对症支持治疗：营养支持及维持水、电解质平衡，预防压疮及呼吸道感染等并发症。

2. 朊病毒 暂无特效治疗，主要采取对症治疗。

3. 结核性脑膜炎

（1）抗结核治疗：异烟肼、利福平、吡嗪酰胺、乙胺丁醇、链霉素是结核性脑膜炎最有效的联合用药方案。

（2）皮质类固醇：用于脑水肿引起的颅内高压、伴局灶性神经体征和脊髓蛛网膜下隙阻塞的重症患者。

（3）重症患者：在全身用药同时可行鞘内注射、脱水降压。

4. 真菌性脑膜炎

（1）抗真菌治疗：可选用两性霉素B、氟康唑、氟胞嘧啶。

（2）对症治疗及全身支持：颅内压增高患者可用脱水剂，并注意预防脑疝；有脑积水者可行侧脑室分流减压术，并注意水电解质平衡。注意患者全身营养、全面护理和防治肺部感染、泌尿系统感染。

5. 螺旋体感染性疾病

（1）病因治疗，应用敏感抗生素。

（2）对症治疗。

6. 脑寄生虫病

（1）药物治疗，脑型血吸虫病首选吡喹酮。

（2）手术治疗。

（3）其他治疗，癫痫发作可用抗癫痫药控制。

六、预防

（1）预防血行感染，防治昆虫叮咬和动物咬伤，保护损伤的皮肤黏膜；使用一次性注射器，严禁不洁注射器使用；严格规范血制品输入流程，防止输入过程的污染；避免挤压面部感染时出现的疖肿；防治母婴垂直感染。

（2）颅脑外伤者应积极创面处理，防止污染菌直接导致颅内感染；积极创面邻近组织感染灶的清除。

（3）积极对单纯疱疹病毒感染、狂犬病等病毒感染性疾病进行综合治疗，防止病毒的神经干逆行感染。

（刘 阳）

第四节 血行性感染

血行感染（hematogenous infection）是指通过血液途径传播的感染，感染类型以细菌性感染为主。临床上表现为多种情况。

一、流行病学

目前，血行性感染中溶血性链球菌及肺炎链球菌均已少见，由于葡萄球菌易对抗生素产生耐药性，因此仍是血行感染的主要病原菌之一。革兰阴性杆菌血行感染的发生率在多数地区均高于革兰阳性杆菌，其中，大肠埃希菌、肺炎克雷伯杆菌、铜绿假单胞菌最为多见。有数据表明，血培养阳性的血行感染中金黄色葡萄球菌、表皮葡萄球菌、肠球菌、肺炎链球菌等革兰阳性球菌约占39%，大肠埃希菌、铜绿假单胞菌属和克雷伯菌属占35%，复合菌混合感染达21%，余下5%为真菌、厌氧菌、分枝杆菌等。

二、入侵途径

（1）浅表组织化脓性感染。
（2）深部组织化脓性感染。
（3）手术及创伤。
（4）内脏破裂或穿孔。
（5）各种插管、导管检查。
（6）各种注射、刺。
（7）继发于其他疾病。
（8）输注污染液体。
（9）原因不明。

三、临床表现

无特异性临床表现，主要由以下各方面的症状体征组成。
（1）原发感染病灶的临床表现。
（2）病原菌血行播散所致皮肤黏膜的瘀点、瘀斑及在组织脏器内形成的迁徙性感染灶的表现。
（3）全身性炎症反应引起的一系列症状包括畏寒发热、脉搏加快、呼吸急促或通气过度、高代谢状态等一般性症状及失控的全身性炎症反应持续恶化所致的低血压、休克、脏器功能不全。

此外，不同的病原菌，例如，革兰阳性化脓性球菌与革兰阳性杆菌血行感染的临床表现各有特点；而不同群体，如老年人、婴幼儿、妊娠妇女及烧伤、ARDS患者等的血行感染也有临床差异。

四、实验室检查

1. 血尿常规　外周血白细胞总数明显升高，一般为（10～30）×10⁹/L，中性粒细胞为主。当发现血小板减少，如无原发疾病可解释（如肝硬化、血液病）应警惕DIC可能性。尿常规常见蛋白尿，红细胞和管型的出现说明肾已有实质性损害。

2. 血生化　肝功能常有轻度异常，胆红素、碱性磷酸酶、转氨酶高于正常值2～3倍者，占患者总数的30%～50%。多伴随病情好转而消失，并不提示肝有原发性感染，也无预后意义。但更高的异常值则需要考虑有原发肝疾病。重症尿毒症可并发低血糖，控制血糖在正常水平，尤其在糖尿病病例，对控制感染和改善预后非常重要。其他如淀粉酶、肌酐、磷酸激酶也需要在初诊时测定其基础值。

3. 血气分析、血浆乳酸和水电平衡　典型的早期病例即有呼吸性碱中毒，继而出现代谢性酸中毒。酸中毒程度与严重感染严重性呈正相关。当出现低氧血症时可能预示ARDS的到来。监测动脉和混合静脉血氧饱和度和氧分压可了解氧的传递和消耗情况。在重度血行感染时乳酸值可为正常值的3～5倍，与组织缺血缺氧密切相关。它不仅有利于诊断和病情估计，也是评价治疗反应的一个良好指标。电解质测定中特别要关注血钾，血钾增高不仅提示肾功能障碍，还可能是严重感染的一个严重并发症，即骨骼肌溶解综合征的重要依据。

4. C-反应蛋白和降钙素原　急性期蛋白在发生严重细菌感染、组织损伤、炎症反应后6～8h血中C-反应蛋白（CRP）即可上升。虽然CRP升高难以区分是感染还是非感染，但在明确感染的患者高水平的CRP见于感染性休克早期，且反复多次测定有助于治疗反应的判断。近年来发现降钙素原在细菌感染时升高，较CRP更敏感，尚待在实际应用中考验其临床价值。

5. 肺部X线片　血行感染原发病灶不少是来自肺，它也是血行感染病程中经常出现迁徙性病灶的部位；同时ARDS早期发现和诊断也需要系列的胸片。

6. 病原学检查

（1）血培养：最为重要，宜在抗菌药物应用前及寒战、高热时采血。1 次培养不一定能获得阳性结果，为最大限度找到病原体，要至少 1 次经皮抽吸和 1 次经血管留置通道抽吸留取血培养（除非停留小于 48h），还要有 2 次外周血培养。每次抽血量至少为培养基的 1/10（为 5~10ml），总血量需要 20~30ml。必须强调指抽血量不足是培养失败最常见的原因。分离到的细菌应做药物试验和（或）MIC 测定，以供选择抗生素的参考。

（2）尿液、痰、脓液和分泌物培养：所有患者应做尿液、咽分泌物和痰培养，不仅有利于搜寻病原菌，也为抗菌药物治疗过程中了解菌群交替情况提供基础资料。

（3）其他：病原菌的基因诊断阳性率明显高于培养，且不受抗菌药物应用的影响，也便于组织内病原体的检出，很有应用前途，但就目前而言，其特异性和实用性尚未解决。

五、治疗

目前，血行感染时消除病原菌和积极控制感染仍是改善预后的主要措施。但是提高生存率必须采取综合治疗措施。其中早期诊断和早期有效治疗，如能避免发生 1 个或数个脏器功能衰竭则生还的希望大为增加。

1. 液体复苏及脏器功能支持

（1）严重感染常有血管扩张和毛细血管渗漏，因而血容量下降，必须随时给予纠正。恢复和维持适当的血流动力学指标非常重要。快速、大量的静脉内液体输注对于感染性体竟是最初常用的治疗，但需排除该患者同时并发有充血性心力衰竭。

（2）如果足量的液体复苏不能恢复患者的有效的血流动力学功能时，就有必要使用血管活性药物、血管加压药物或影响心肌收缩力的药物，如多巴胺、去甲肾上腺素、肾上腺素、去氧肾上腺素等。目前推荐使用去甲肾上腺素或多巴胺作为治疗的一线药物。在治疗感染性休克患者时把 AVP 作为一种辅助用药正在引起人们的兴趣。最新的证据显示，治疗难治性休克时可考虑使用 AVP，但不能作为一线药物或全替代治疗，其使用剂量应限制在 0.01~0.04IU/min。

（3）酌情给予输血浆、人血清蛋白等支持疗法纠正低蛋白血症。血行感染和感染性休克时所发生的严重贫血常通过输入红细胞悬液进行治疗。当血红蛋白小于 70g/L 时，考虑输注红细胞，以维持血红蛋白在 70~90g/L。但这种方法可能伴随有某些并发症。

（4）给予适量营养及维生素，保持水、电解质及酸碱平衡。

（5）加强护理，注意口腔卫生，防止真菌性口腔炎、继发性肺炎、压疮等。

（6）密切监测血压、尿量、心肺等脏器功能，所有血行感染患者都应给予吸氧并进行持续的血氧饱和度监测。

2. 抗菌药物 早期有效的抗生素治疗和原发病的控制是血行感染治疗的基础，抗菌药物应用的原则和方法：要进行及时的抗菌治疗，通常抗菌治疗的方案是尽早静脉应用经验性抗生素治疗。使用策略就是最大限度地发挥抗生素的有效性；进行患者病情的分级；限制抗生素使用的级别；定期更换抗生素；联合抗生素治疗，轮换抗生素治疗；控制感染的时间。为了能选用敏感抗菌药物，要努力争取分离培养到病原菌，不能怀有使用高效广谱抗菌药物就定能控制感染的盲目心态。一旦明确了病原菌和药敏结果，就应相应地调整抗生素，这有助于合理使用抗生素并减少细菌耐药的发生。

（1）强调抗生素在血行感染来势最凶猛时应用，并在最短的时间内经静脉使用能有效改善患者预后。

（2）应用敏感杀菌型抗生素能尽快彻底杀灭体液和感染病灶病原菌，而不是暂时被抑制。

（3）有效的抗生素浓度必须让病原菌接触到超过最小抑菌浓度（MIC）的敏感抗生素，力求感染部位抗生素浓度数倍于 MIC 值。所有的患者都应该接受一个足量、足疗程的抗菌治疗。

（4）抗菌药物经验治疗失败要冷静全面考虑，切忌不加考虑而盲目更换所谓"高档"抗菌药物。需要从临床诊断、病原学诊断以及抗菌药物应用是否合理等因素考虑。

（5）何时停用抗生素治疗计划应该在每48～72h根据微生物学和临床资料评估1次，尽量达到使用窄谱抗生素的目标。一旦致病病原体确认，没有证据证明联合抗生素疗法优于单一使用者，常根据炎症消退情况，如发热和感染脏器所特有的临床症状和体征以及末梢血白细胞、C－反应蛋白等检测来决定。如治疗顺利，无迁徙性病灶，则可在退热后4～5d考虑停药。但在免疫功能低下宿主，在容易复发的一些感染以及存在病原菌难以清除的病灶（心瓣膜、骨关节）等情况下，抗生素使用期必须适当延长，至少3周以上；或在体温下降正常，临床症状基本消失后继续用药7～10d，如有迁徙性病灶或脓肿，则可穿刺或切开引流，疗程需要再延长。如果目前的临床症状不是由于感染引起的，抗菌治疗就应该迅速停止，以减少耐药菌的产生和其病原体引起的严重感染。

3. 感染灶控制

（1）对感染灶进行评估，以控制感染的源头。腹腔内脓肿、脓胸、腐败性关节炎、肾盂肾炎、胆管炎等需行引流；坏死性筋膜炎、感染性坏死性胰腺炎、肠梗死、纵隔炎等需行清创；受感染的血管导管、尿管、气管内导管、受感染的子宫内避孕装置等需要移除装置；憩室炎行S形切除术、坏疽性肌囊炎行胆囊切除术等。

（2）控制感染源的特殊干预方法应对其权衡利弊，因为一些控制感染源的干预方法可以导致严重并发症，如出血、瘘或意外的器官损伤。应该使用对生理功能影响小而又可以达到控制感染源的方法。例如，对一些脓肿病灶可以考虑使用经皮穿刺的方法代替外科引流。

（3）当检查发现一个明确的引起严重感染或严重感染休克的感染源头时，例如，腹腔脓肿、胃肠道穿孔、胆管炎或肠道缺血，在初始复苏后应该尽快采取措施控制感染源头。

（4）如果血管通道装置被认为是引起重症血行感染或感染性休克的潜在感染源时，在建立起新的血管通道后就应该马上把它拔除。

4. 生物反应调整疗法　感染的机体反应以免疫反应为中心，受病原体及其产物的刺激所产生的细胞因子或化学介质作用于靶细胞发生炎症反应等一系列生物学反应。其中失控的SIRS将构成生命威胁，因而有必要调整或修饰有害生物学反应。近年来生物学反应调整疗法是治疗学研究热点。目前应用于临床治疗严重感染的免疫增强药如下：

（1）输注静脉用免疫球蛋白制剂，可提高抗感染体液免疫功能和中性粒细胞的吞噬功能，但有人认为制剂中所含抗体量过少，不足以对抗血行感染的无数菌体。

（2）严重的粒细胞减少症继发血行感染病例，可考虑使用巨噬细胞粒细胞集落刺激因子，以促进中性粒细胞增殖和增强其吞噬功能。这在骨髓移植过程中的使用价值已经确认。

（3）胸腺素的应用可能提高细胞免疫有利于防治真菌感染。

5. 其他辅助治疗

（1）重组人活化蛋白C。

（2）血糖控制。

（3）糖皮质激素的应用。

（4）肾替代治疗。

六、预防

（1）加强原发感染病灶的治疗和预防是关键措施，务求控制炎症扩散，防止病原菌进入血液和导致血行感染，特别是加强大面积烧伤、肺部感染等治疗。

（2）医院感染管理机构应严格实施抗生素使用监控条件，合理地预防性使用抗菌药物可减低一些手术的术后血行感染发生率，但切忌滥用广谱抗菌药物。避免造成肠道二重感染伪膜性肠炎而导致死亡。

（3）尽可能提高患者机体免疫力，对免疫力低下患者进行保护性隔离，严格隔离耐药菌株感染患者，实行统一病房管理，防止患者获得院内多重耐药菌株的感染，加强支持疗法，少用或不用糖皮质激素等削弱抗感染免疫力的药物。

（4）执行严格的洗手制度，任何操作或检查前后都必须洗手，防止从医务人员获得感染耐药菌株，切断耐药菌株的传播途径。

（5）防止静脉导管诱发血栓形成，减少导管在血管内长度、缩短插管时间、良好的导管固定、避免使用聚乙烯塑料管等是预防导管引起的血行感染的重要措施。

（6）加强对危重患者皮肤血管护理，加强各种诊疗措施的无菌操作技术，如皮肤消毒、配制液体应在无菌台上操作，配好液体应在 4h 内输入。尤其是呼吸机、留置导尿管的消毒，尽量减少不必要的介入性操作。各种留置导管时间不宜过长，可能感染应立即拔除并做细菌培养。

（7）对污染后危害性大的操作实行感染控制管理，建立专业组进行导尿、静脉切开、呼吸机使用等。气管切开吸痰时，应戴手套，一次性使用吸痰管。

（闫百灵）

第五节　尿路感染

尿路感染（urinary tract infection，UTI）是指病原体侵犯尿路黏膜或组织引起的尿路炎症。

一、流行病学

尿感以女性居多。男性极少发生尿路感染，50 岁以后因前列腺肥大才较多发生。老年男女的尿路感染发病率可高达 10%，但多为无症状细菌尿。

二、病因

尿路感染最常见的致病菌是肠道革兰阴性杆菌，95% 以上是由单一细菌引起的。其中 90% 的门诊患者和 50% 左右的住院患者，其病原菌是大肠埃希杆菌，多见于无症状菌尿或无并发症的尿路感染。变形杆菌、产气杆菌、克雷伯肺炎杆菌、铜绿假单胞菌、粪链球菌等见于再感染、留置导尿管、有并发症的尿感者；白念珠菌、新型隐球菌感染多见于糖尿病患者及使用糖皮质激素和免疫抑制药的患者及肾移植后。金黄色葡萄球菌多见于皮肤创伤及吸毒者引起的菌血症和败血症。病毒、支原体感染虽属少见，近年来有逐渐增多趋向。多种细菌感染见于留置导尿管、神经源性膀胱、结石、先天性畸形和阴道、肠道、尿道瘘等。

三、分类

尿路感染可分为上尿路感染和下尿路感染，前者为肾盂肾炎，后者主要为膀胱炎。肾盂肾炎、膀胱炎又有急性和慢性之分。根据有无基础疾病，尿路感染还可分为复杂性尿路感染和非复杂性尿路感染。

四、发病机制

（1）感染途径：通常尿感是上行感染引起的。

（2）细菌从体内感染灶侵入血流，到达肾引起肾盂肾炎，称为血行感染，很少见。严重尿路梗阻者或机体免疫力极差者，多为金黄色葡萄球菌菌血症所致。

（3）机体抗病能力：虽然细菌常可进入膀胱，但并不都引起尿路感染，因为人体有以下自卫能力：①在尿路通畅时，尿液可冲走绝大部分细菌。②尿液的尿素浓度高、渗透压高、有机酸含量多、pH 低，均不利于细菌生长。③尿路黏膜有杀菌能力，如可分泌 IgG、IgA 及通过吞噬细胞的作用来杀菌。④男性在排尿终末时，前列腺收缩，排泄前列腺液于后尿道，有杀菌作用。

（4）易感因素：在各种易感因素影响下，尿路抵抗力会被削弱。容易发生尿路感染：①尿路有复杂情况而致尿流不通畅。②泌尿系统畸形和结构异常，如肾发育不良、肾盂及输尿管畸形。③尿路器械的使用，不但会将细菌带入尿路，而且常使尿路黏膜损伤，因而易引起尿路感染。④尿道内或尿道口周围有炎症病灶，如妇科炎症、细菌性前列腺炎等均易引起尿路感染。⑤机体免疫力差，如长期卧床的严重慢性病、艾滋病患者，长期使用免疫抑制药（如肿瘤化学治疗、肾移植后等），均易发生尿路感染。⑥局部使用杀精化合物避孕，使阴道菌群改变，大肠埃希菌显著增加，易发生尿路感染。⑦遗传因素。

（5）细菌的致病力：细菌进入膀胱后，能否引起尿路感染与它的致病力有很大关系。

五、病理生理

（1）解剖因素可能是女性尿路感染比男性更普遍的原因。女性尿道相对短，肛门距离尿道口近。容易感染。

（2）阴道乳酸杆菌、正常尿流和黏膜防御因子可以提供抗感染保护。绝经前阴道内有产过氧化的乳酸杆菌群，可以预防尿路病原增殖。因绝经后雌激素水平下降，导致乳酸杆菌减少，阴道 pH 值上升，两者易引起病原增殖。

（3）引起尿潴留的机械性异常因素易导致尿路感染，包括盆腔器官脱落或抗尿失禁手术相关的尿路梗阻、下尿路憩室或结石。功能异常导致的尿潴留，如逼尿肌收缩功能低下或神经源性膀胱导致的膀胱排空不全同样也可引起尿路感染。

六、临床表现

1. 急性膀胱炎　即通常所指的下尿路感染，占尿路感染的 60%。成年妇女膀胱炎主要表现是尿路刺激，即尿频、尿急、尿痛，白细胞尿，约 30% 有血尿，偶有肉眼血尿，膀胱区可有不适。一般无明显的全身感染症状，但少数患者可有腰痛、低热（一般不超过 38℃），血白细胞计数常不增高。约 30% 以上的膀胱炎为自限性，可在 7~10d 自愈。

2. 急性肾盂肾炎　表现包括以下 2 组症状群：①泌尿系统症状，包括尿频、尿急、尿痛等膀胱刺激征，腰痛和（或）下腹部痛。②全身感染的症状，如寒战、发热、头痛、恶心、呕吐、食欲缺乏等，常伴有血白细胞计数升高和红细胞沉降率增快。一般无高血压和氮质血症。

3. 慢性肾盂肾炎　慢性肾盂肾炎的病程经过很隐匿。临床表现分为以下 3 类：①尿路感染表现，仅少数患者可间歇发生症状性肾盂肾炎，但更为常见的表现为间歇性无症状细菌尿和（或）间歇性尿急、尿频等下尿路感染症状，腰腹不适和（或）间歇性低热。②慢性间质性肾炎表现，如高血压、多尿、夜尿增加，易发生脱水。③慢性肾病的相关表现。

4. 不典型尿路感染　①以全身急性感染症状为主要表现，而尿路局部症状不明显。②尿路症状不明显，而主要表现为急性腹痛和胃肠道功能紊乱的症状。③以血尿、轻度发热和腰痛等为主要表现。④无明显的尿路症状，仅表现为背痛或腰痛。⑤少数人表现为肾绞痛、血尿。⑥完全无临床症状，但尿细菌定量培养，菌落大于等于 10^5/ml。

七、实验室和其他检查

1. 尿常规检查　见相关叙述。

2. 尿白细跑　有症状的尿感常有脓尿（又称白细胞尿）。即清洁尿标本尿沉渣的白细胞大于等于 5 个/高倍视野，更为准确的是用血细胞计数板计算大于等于 8×10^6/L。

3. 尿细菌学检查　尿感诊断的确立，主要依靠尿细菌学检查。

（1）尿细菌定量培养：其临床意义为尿含菌量大于等于 10^5/ml，为有意义的细菌尿，常为尿路感染；$10^4 \sim 10^5$/ml 者为可疑阳性需复查；如为小于 10^4/ml，则可能是污染。

（2）尿沉渣镜检细菌：平均每个视野大于等于 20 个细菌（包括动或不动的），即为有意义的细菌尿，其符合率可达约 90% 以上。

（3）细菌学检查的假阳性和假阴性：上述培养、镜检和化学性检查等几种细菌学检查法，都可能假阳性和假阴性。假阳性可见于：①中段尿的收集不规范，尿标本被白带污染。②尿标本在室温下放置超过 1h 才做检验。③检验的技术有错误，假阴性主要可见于患者在近 7d 内用过抗菌药物；尿液在膀胱内停留不足 6h，细菌没有足够的时间繁殖；收集中段尿时消毒药不慎混入尿标本内。

4. 其他实验室检查　急性肾盂肾炎血白细胞升高，中性粒细胞核左移。红细胞沉降率可增快。

5. 影像学检查　尿感急性期不宜做 X 线静脉肾盂造影检查（IVP），可做 B 超检查以排除梗阻程结石。女性 IVP 的适应证为：①复发的尿路感染。②疑为复杂性尿路感染。③拟诊为肾盂肾炎。④感染持续存在，对治疗反应差。男性首次尿路感染亦应做 IVP。IVP 的目的是寻找是否能用外科手术纠正的易感因素，从小儿就有尿感反复发作史者，除 IVP 外，还应做排尿期膀胱 – 输尿管反流检查。

八、诊断

常不能依靠临床症状和体征，而要依靠实验室检查，特别是细菌学检查。凡是有真性细菌尿者，均可诊断为尿路感染。真性细菌尿是指：①在排除假阳性的前提下，清洁中段尿细菌定量培养大于 $10^5/ml$；如临床上无症状，则要求 2 次细菌培养均为有意义的细菌尿且为同一菌种。②膀胱穿刺尿细菌定性培养有细菌生长，但女性有明显尿急、尿频、尿痛，且尿白细胞增多，便可疑为尿路感染，如尿细菌定量培养大于等于 $10^5/ml$，且为尿路感染常见致病菌则可拟诊为尿路感染。

尿路感染的定位诊断：临床表现为膀胱炎的患者，约有 1/3 是肾盂肾炎，故不能依靠症状和体征定位。临床上如患者发热大于 38℃，有明显肋脊角疼痛和叩痛，血白细胞增加者，可诊断为肾盂肾炎。但不少肾盂肾炎没有上述典型表现，故妇女如仅有膀胱炎症状者，可先给 3d 抗菌疗法，如能治愈，则常为膀胱炎，如复发，则多为肾盂肾炎。此外，复杂性尿路感染和致病菌为铜绿假单胞菌、变形杆菌者，多为肾盂肾炎。

九、鉴别诊断

1. 全身性感染疾病　有些尿路感染的局部症状不明显而全身急性感染症状较突出，易误诊为流行性感冒、疟疾、败血症、伤寒等发热性疾病。如能详细询问病史，注意尿路感染的下尿路症状及肾区叩痛，并做尿沉渣和细菌学检查，不难鉴别。

2. 慢性肾盂肾炎　需与反复发作尿路感染做鉴别诊断，目前认为影像学检查发现有局灶性粗糙的肾皮质瘢痕，伴有相应的肾盂变形者，才能诊断为慢性肾盂肾炎，否则尿路感染病史虽长，亦不能诊断为本病。本病常有一般慢性间质性肾炎表现，并有间歇的尿路感染发作病史，在尿路无复杂情况时极少发生慢性肾盂肾炎，尿路有功能性或器质性梗阻时才会发生。尿路功能性梗阻常见于膀胱 – 输尿管反流，而器质性者多见于肾结石等。

3. 肾结核　本病尿频、尿急、尿痛更突出，一般抗菌药物治疗无效，晨尿培养结核杆菌阳性，尿沉渣可找到抗酸杆菌，而普通细菌培养为阴性。结核菌素试验阳性，血清结核菌抗体测定阳性。静脉肾盂造影可发现肾结核病灶 X 线征，部分患者可有肺、附睾等肾外结核，可资鉴别。但要注意肾结核常可与尿路感染并存。尿路感染经抗菌药物治疗后，仍残留有尿路感染症状或尿沉渣异常者，应高度注意肾结核的可能性。

4. 尿道综合征　患者虽有尿频、尿急、尿痛，但多次检查均无真性细菌尿，可资鉴别。尿道综合征分为：①感染性尿道综合征，占约 75%，患者有白细胞尿，是由致病的微生物引起，如衣原体、支原体感染等。②非感染性尿道综合征，约占 25%，无白细胞尿，病原体检查亦阴性，其病因未明，有人认为可能是焦虑性精神状态所致。

十、治疗

在未有药物敏感试验（简称药敏）结果时，应选用对革兰阴性杆菌有效的抗菌药物。尿路感染疗效的评定标准：①见效：治疗后复查细菌尿阴转。②治愈：完成抗菌药物疗程后，细菌尿阴转，在停止抗菌药物后 1 周和 1 个月再追踪复查 1 次，如没有细菌尿或虽有细菌尿，但仅为重新感染，则可认为原先的尿路感染已治愈。③治疗失败：在治疗后仍持续有细菌尿或复发。应根据尿路感染的部位和类型分别给予不同的治疗。

1. 急性膀胱炎　用 3d 疗法，约 90% 尿路感染可治愈。但应指出：在男性患者、孕妇、复杂性尿路感染或拟诊为肾盂肾炎者均不宜用3d疗法。

复诊时处理：停服抗菌药物7d后。复诊时患者可能表现为下述2种情况。

（1）患者已没有尿急、尿频、尿痛，但仍需做清洁中段细菌定量培养：①结果如为阴性，则表示患者原先患的是细菌性急性膀胱炎，且已治愈，如有可能应嘱患者1个月后再来复诊1次，虽然复发绝大多数发生于停药7d后，但有很少数病例，可在停药后7d至1个月之间才复发。②如果清洁中段尿细菌培养的结果是大于等于10^5/ml且为同样的致病菌，则为尿路感染复发，患者患的是肾盂肾炎，这时，应给予14d抗菌药物疗程，并按致病菌的药敏选用抗菌药物。

（2）如复诊时仍有尿急、尿频、尿痛，则需要做清洁中段尿细菌定时培养和尿常规：①如仍有细菌尿且有白细胞尿，则可诊为症状性肾盂肾炎。如经14d抗药物疗程，仍未能使细菌尿转阴，必须按药敏选用强有力的抗生素，使用允许范围内的最大剂量，口服治疗6周，同时应做IVP，以了解尿路有否解剖上的异常，如果有（如尿路结石）则应设法解除，否则肾盂肾炎极难治愈。②如已无细菌尿，但患者仍有白细胞尿，则可能为感染性尿道综合征。③如患者没有细菌尿，也没有白细胞尿，但仍有尿频和排尿不适，则很可能为非感染性尿道综合征。

2. 急性肾盂肾炎

（1）轻型急性肾盂肾炎：经3d法治疗失败的尿路感染，或有轻度发热和（或）肋脊角叩痛的肾盂肾炎，宜口服有效抗菌药物14d疗程。

（2）较严重的急性肾盂肾炎：体温大于38.5℃，血白细胞升高等全身感染中毒症状较明显者，宜静脉输注抗菌药物。静脉用药至患者退热72h后，可改用口服有效的抗菌药物，完成2周疗程。

（3）重症急性肾盂肾炎：有寒战、高热、血白细胞显著增高、核左移等严重的全身感染中毒症状。甚或出现低血压、呼唤性碱中毒，疑为革兰阴性细菌败血症者，这些患者多是复杂性肾盂炎，致病菌常为需氧革兰阴性杆菌，在未能获得致病的药物敏感试验结果之前，可选用抗菌药物联合治疗。患者退热72h后，可改用口服有效的抗菌药物，完成2周疗程。肾盂肾炎患者在病情允许时，应尽快做有关尿路影像学检查，以确定有无尿路梗阻，特别是尿路结石引起的梗阻。如不纠正尿液引流不畅，肾盂肾炎是很难彻底治好的。

3. 再发性尿路感染的处理　再发性尿路感染是指尿路感染经治疗后，继菌尿阴转，但以后再次发生细菌尿。再发可分为复发和重新感染。复发是由原先的致病菌再次引起尿路感染，通常是在停药1个月内发生。重新感染则是另外一种新的致病菌侵入尿路引起的感染。故对常再发者，平均每年发作超过3次，应考虑用TMP 50mg、呋喃妥因50mg、氧氟沙星100mg或复方磺胺甲噁唑半片，通常使用6个月，如停药后仍再发频繁，则再给予此疗法1～2年或更长些。

如用3d疗法后治疗失败，应按药敏选用有效的强有力的杀菌性抗菌药物在允许的范围内用最大的剂量，治疗6周，希望能达到治愈目的。如不成功，可考虑延长疗程或改为注射用药。复发者应做IVP等检查尿路有否异常。

4. 妊娠期尿路感染　宜选用毒性较小的抗菌药物。治疗后要复查以确证治愈。以后每个月要做尿细菌培养，直至分娩。

5. 男性尿路感染　50岁以后，由于前列腺增生，易发生尿路感染，应4d 1个疗程。

6. 留置导尿管的尿路感染　使用导尿管引起尿路感染是医院内获得性感染的最常见的原因。

7. 无症状细菌尿

（1）妇女无症状细菌尿不给予治疗。

（2）妊娠妇女的无症状细菌尿必须治疗。

（3）学龄前儿童的无症状细菌尿要给予治疗。

（4）老年人无症状细菌尿不给予治疗。

十一、预防

尿路感染的再发可分为复发和重新感染。一般认为，在尿路感染痊愈后的2周之内再次出现同一种细菌的感染则为尿路感染复发；相反，在尿路感染痊愈后的 2 周之后再次出现的感染，则无论致病菌是否与前一次相同，则均诊断为重新感染，可采取如下预防措施。

1. 一般措施　①多饮水，每天入量最好在 2000ml 以上，每 2 ~ 3h 排尿 1 次。②性生活相关的患者，于性交后及时排尿，必要时需向妇产科医师咨询并选择适宜的避孕方式。③尽量避免尿路器械的使用。④蔓越橘汁（cranberry juice），试验研究显示蔓越橘汁可以阻止大肠埃希菌黏附在尿路上皮细胞上，可有助于预防尿路感染。

2. 抗生素预防　抗生素预防可以明显减少女性尿路感染复发的机会。对于在 6 个月内尿路感染复发 2 次或 2 次以上，或者 1 年内复发 3 次或 3 次以上的女性患者，推荐使用抗生素治疗（A 级）。预防方案包括持续性给药法和性交后服药法，疗程 6 ~ 12 个月。这些方案必须在原有尿路感染痊愈后（停药 1 ~ 2 周后复查尿培养阴性）方可采用，并可根据以往的药敏试验结果及患者的药物过敏史选择抗生素。和持续性给药方法相比，性交后服药法更方便，更易于被性生活相关的患者接受，可于性生活后 2h 内服用头孢氨苄或环丙沙星或呋喃妥因。

3. 绝经女性患者的预防　阴道局部应用雌激素软膏可以恢复阴道局部环境，可减少尿路感染的复发机会（A 级）。

4. 频繁尿感再发的患者　应详细检查其泌尿系统有无解剖畸形、基础病变（如结石、多囊肾、髓质海绵肾等）及整体免疫系统异常。

（张　雷）

第六节　腹腔感染

腹腔感染（intra - abdominal infection，IAI）指的是一系列腹腔感染性疾病，主要包括腹腔单个脏器的感染（如急性胆囊炎、急性阑尾炎等）、腹膜炎以及腹腔脓肿。也可根据其感染涉及范围和严重程度分为非复杂腹腔感染（uncomplicated intra - abdominal infection，u - IAI）和复杂腹腔感染（complicated intra - abdominal infections，c - IAI）。非复杂腹腔感染只局限于单个受累的腹腔脏器，往往没有消化道结构的破坏，如非穿孔急性阑尾炎，一般预后较好，治疗也相对简单；而在危重病患者中形成挑战的往往是复杂腹腔感染。复杂腹腔感染并不局限于腹腔脏器，往往有消化道结构的破坏，如穿孔、缺血坏死，造成消化道细菌及内容物通过破口或坏死肠壁污染腹腔，造成腹膜炎或者包裹局限后形成腹腔囊肿。这种类型的腹腔感染往往伴随多种并发症，甚至最终发展为严重脓毒症（severe sepsis）、脓毒症休克（septic shock）及多器官功能衰竭（multi - organ dysfunction syndrom，MODS），是危重病患者中常见的死亡原因之一。因此本文重点介绍复杂腹腔感染的有关内容。

一、解剖生理学

腹膜是由一层间皮细胞组成的表面积几乎与全身面积相等的浆膜，可分为 2 部分，即壁层和脏层。而腹腔即是由腹膜壁层和腹膜脏层所构成的腔隙，除在女性中通过输卵管、子宫、阴道与外界相通外，整个腹腔可以看作是一个密闭的空腔。腹腔分为腹膜腔和网膜囊 2 部分，两者仅由网膜孔相通。网膜囊上部肝肾隐窝为平卧时腹内腔隙最低的部位，因此在弥漫性腹膜炎时，患者应采取半坐位，以防止腹腔内脓液通过网膜孔引流入网膜囊，在该处形成隐匿性的脓肿。正常的腹腔也含有 50 ~ 100ml 的液体，而其中有大量巨噬细胞和淋巴细胞。腹腔后面的区域被称为腹膜后间隙，其主要内容物包括胰腺、部分肠管肠壁（如十二指肠、升降结肠、直肠）、肾上腺、肾、输尿管及一些大血管等。

腹腔内的感染刺激会引起一系列炎症反应，如血管通透性的增加、富含细胞因子及趋化因子的液体渗高、单核细胞和中性粒细胞等大量炎症细胞迁入。炎症反应的活化使得腹膜内组织因子表达，从而活化了凝血级联反应，加速了形成粘连和脓肿囊壁的纤维蛋白的合成。因此，当致病菌侵入原本无菌的腹腔后，一般有 3 种可能的结局：①被机体的免疫反应清除。②引起腹膜炎。③形成包裹性脓肿。另外，腹膜壁层神经属于体神经系统，对触痛敏感性强，疼痛定位准确，故腹膜炎发生时会在炎症刺激最剧烈的部位引起剧烈疼痛，腹壁肌反射性收缩，产生腹肌紧张，而腹膜的移动会加重这种疼痛，临床则表现为反跳痛。

二、临床分类

1. 腹膜炎　腹膜炎分为原发性腹膜炎、继发性腹膜炎和第3类型腹膜炎。

（1）原发性腹膜炎：也称为自发性细菌性腹膜炎，较少见，腹腔内无原发疾病或感染灶存在，消化道完整性未受到破坏，在危重病患者中常见于肝硬化失代偿期、晚期肿瘤伴大量腹腔积液、肾病综合征的患者，也可见于年轻女性。这些患者由于腹腔内有大量漏出液，其中缺乏抗体、补体等免疫蛋白，细菌很容易在其中繁殖，同时消化道常水肿，肠黏膜屏障功能受损，通透性增加，容易导致细菌移位，进入腹腔并大量繁殖，从而引起弥漫性腹腔感染；而年轻女性原发性腹膜炎的细菌则大多来源于生殖道。其症状和体征包括发热、腹痛、消化道动力障碍及原有疾病恶化如肝性脑病、肾功能衰竭等，也可以不表现症状或症状轻微。原发性腹膜炎通常为单一的细菌感染。革兰阴性菌和肠球菌最常见，而在危重病患者中革兰阳性球菌甚至耐甲氧西林金黄色葡萄球菌（methicillin - resistant staphylococcus aureus，MRSA）也十分常见。如果怀疑为原发性腹膜炎，应该在治疗前行诊断性腹腔穿刺检查，并将腹腔积液送检腹腔积液常规、生化、培养及革兰染色。腹腔积液培养阳性可以明确诊断，而腹腔积液白细胞计数大于 $500 \times 10^{12}/L$，乳酸浓度增加，葡萄糖浓度减少则支持原发性腹膜炎的诊断。其中若多形核白细胞（polymorphonuclear neutrophils，PMN）计数大于 250/L 时（若为血性腹腔积液可以根据红细胞计数校正）高度怀疑原发性腹膜炎的可能。在怀疑原发性腹膜炎时应在得到培养结果之前就开始经验性抗生素治疗。得到培养和药敏结果后，应调整抗生素方案。一般情况不需要手术，除非考虑有继发性腹膜炎的可能。因为原发性腹膜炎的患者往往病情十分危重，所以病死率十分高。

（2）继发性腹膜炎：临床上最为常见，是指腹腔脏器感染、穿孔、坏死或者手术等后，肠道细菌及内容物通过破口或坏死肠壁污染腹腔引起的腹腔急性炎症反应。当穿孔发生在远端消化道时常为多种需氧菌和厌氧菌的混合感染，而穿孔若发生在胃或十二指肠厌氧菌却不常见。当然在原发性腹膜炎的易感人群中，如肝硬化患者，继发性腹膜炎也会发生。此时若腹腔积液培养结果显示多种细菌感染或者存在厌氧菌都支持继发性腹膜炎的诊断。继发性腹膜炎的典型临床表现为发热、腹痛、压痛、反跳痛及腹膜刺激征。而在老年患者中这些表现可能不明显，使用皮质醇类药物也会掩盖这些临床症状。同时，在那些意识水平发生改变的患者中，如接受镇静药的机械通气患者，当出现难以解释的炎症反应或者出乎意料的器官功能持续恶化时才会发现危及生命的感染存在。诊断大多要借助于腹部 X 线平片和扫描（如 CT、MRI、超声检查）的结果以明确腹膜炎病灶，必要时也需行开腹探查手术。对于那些不能经受开腹手术病情较稳定的患者，CT 是诊断腹腔感染的主要影像学检查手段，而对于那些不能完成到 CT 检查室转运的不稳定的患者，床旁的超声的价值显得尤为重要。

（3）第3类型腹膜炎：第3类型腹膜炎是指继发性腹膜炎患者在接受适当的抗生素治疗和感染源控制48h后，腹腔感染症状难以控测，仍然持续存在或复发的一类腹膜炎。第3类型腹膜炎的并发症发生率与病死率极高，死亡原因多为难以控制的脓毒症和继发性肺、肾、肝等多脏器的功能障碍。

2. 腹腔脓肿　腹腔内感染性液体可以积聚于腹腔内的某些间隙，然后逐渐被周围的纤维组织或脏器包裹从而形成脓肿。腹腔脓肿通常是继发性腹膜炎的后遗症或者是腹部污染或污染性手术的并发症。脓肿可发生于腹腔内的任何间隙，多位于病变脏器的附近，如十二指肠溃疡急性穿孔并发的右肝下脓肿，或者发生于感染性液体因重力关系流向的部位，如平卧位流向膈下、半卧位沉积于盆腔。其病原菌大多与继发性腹膜炎一样，多来自消化道，以大肠埃希菌为主，常伴有厌氧菌和其他革兰阴性杆菌的混合感染。腹腔脓肿可引起发热、腹膜炎、脓毒症和多器官功能衰竭。CT 是诊断和定位脓肿最常用的影像学检查，而超声检查可在床边进行，方便快速，对那些病情不稳定无法完成到 CT 室转运的患者诊断价值很大。如果腹腔脓肿位置隐蔽，诊断和治疗都较复杂，病程较长，拖延时日，对患者的消耗和危害很大。

三、治疗

非复杂性腹腔感染只局限于受累的腹腔脏器，如非穿孔性急性阑尾炎等，这一类患者一般预后较好，治疗方面往往只需要手术切除感染坏死组织或者仅使用抗生素。而危重病患者中最常见的是复杂性腹腔感染，这类患者往往有消化道结构的破坏，如穿孔、缺血坏死，造成消化道细菌及内容物通过破口或坏死肠壁污染腹腔，造成腹膜炎或者包裹局限后形成腹腔囊肿，常可能发展为严重脓毒症、脓毒症休克及多器官功能衰竭等棘手的结局。关于复杂性腹腔感染的治疗方面主要包括：全身的支持治疗、合理使用抗生素及有效的控制感染源。

1. 全身支持治疗　在腹腔感染诊断确立后，应该积极开始全身的支持治疗。早期禁食，放入鼻肠管行持续胃肠减压，以防止或缓解肠瘀胀，对上消化道穿孔可减少或抑制消化液溢出，起到一定治疗作用。复杂腹腔感染的患者因腹腔内有大量液体渗出，加之发病后不能进食并常伴有呕吐，多数患者均有严重的脱水，为确保内稳态平衡，应恢复腹腔感染患者的有效血容量。对于没有低血容量表现的患者，也应建立静脉通道，为后续的液体治疗做准备，并急查血电解质和血气，及时纠正水、电解质及酸碱失衡。控制在血糖水平在 9.99mmol/L（180mg/dl）以下。同时积极维护重要脏器的生理功能和全身氧供，在应激期过后及早进行营养支持，纠正低蛋白血症和营养不良。

对于并发严重脓毒症或脓毒症休克的患者，应在组织低灌注发现后的 6h 内应及时实施早期目标导向性治疗（early goal – directed therapy，EGDT），初始时可使用 30ml/kg 晶体液复苏，若患者对补液反应良好则可继续补液，必要时可同时使用一定量人血清蛋白等天然胶体，尽量避免使用羟乙基淀粉等人工胶体复苏。需要血管活性药物维持血压时，去甲肾上腺素应作为首选，也可以同时联合肾上腺素或者血管加压素等。

2. 合理使用抗生素　一旦建立诊断或者高度怀疑腹腔感染，就应尽早开始经验性的抗生素治疗，值得注意的是在经验性抗生素治疗前应该进行血培养，保证在进行感染源控制的相关介入时拥有足够的抗生素血药浓度。由于耐药菌感染发生可能性的不同，根据患者与医疗机构的关系或使用抗生素的情况，还可以将复杂腹腔感染分为：社区相关性腹腔感染和医疗机构相关性腹腔感染。住院早期发生的腹腔感染，如患者近期未使用抗生素，且未长期住在医疗机构，则发生耐药的可能性较小。而与之相对，医疗机构相关性腹腔感染或者近期接受抗生素治疗的腹腔感染患者，就可能由耐药细菌引起，在选择经验性抗生素治疗时应该考虑当地医院或者科室致病菌流行特点及耐药情况。[会与美国感染病学会发布的第 2 版的《复杂腹腔感染诊治指南》推荐的社区相关性和医疗机构相关性腹腔感染的经验性抗生素使用方案。]为了保证有效覆盖所有可能致病菌，常需要多种广谱抗生素联合应用。培养结果和药敏试验结果明确时，广谱抗生素的使用应调整，以减少药物的数目和抗菌范围。

3. 有效控制感染源　感染源控制是指所有能够清除感染源以及避免持续污染的措施，包括去除感染病灶和充分引流。去除感染病灶从源头上避免腹腔持续污染，包括切除缺血坏死的肠道、清除感染坏死组织、修补消化道穿孔及临时造口等一系列去除原发感染病灶的手术措施；而充分引流及时清除了腹腔感染坏死组织及炎性物质，从而减少了毒素吸收，避免了残余感染的发生。有效控制病源应根据患者具体情况全方面地权衡利弊，选择清创手术和引流方式。如果脓液已经局限，可以选择 CT 或者超声引导下的经皮穿刺引流。如果为了清除坏死组织或异物需要进行病灶切除等手术操作，可以通过腹腔镜或开腹手术完成。对于弥散性腹膜炎的患者，如果患者条件允许，应尽快选择手术去除感染病灶，同时充分引流。而对于无法充分引流全腹腔的患者，应选择开腹引流。重症胰腺炎患者，在胰腺坏死后感染并发腹膜炎时首先考虑 CT 或超声引导下的经皮脓肿或炎性积液的引流，而胰周坏死组织清除应待坏死界限清楚后进行。

（臧会玲）

第七节　医院感染控制

医院感染（nosocomial Infection 或 hospital acquired Infection）是指：①患者在住院期间发生的感染（不包括入院前已开始或入院时已存在的感染）。②患者在医院内获得，出院后发生的感染。③医院工作人员在医院内获得的感染。

一、医院感染

（1）无明确潜伏期的感染（如肺炎、尿路感染、败血症、伤口感染、感染性腹泻等），入院48h后发生的感染。

（2）有明确潜伏期的感染（主要指法定传染病，如病毒性肝炎和流行性感冒等），自入院时起超过其平均潜伏期后发生的感染。

（3）本次感染直接与上次住院有关。

（4）在原有感染基础上出现其他部位新的感染（除外脓毒血症迁徙灶），或在原感染已知病原体基础上又分离出新的病原体（排除污染和原来的混合感染）的感染。备注：培养到的细菌和真菌并不一定是感染病原体，可能是污染或定植，需结合临床判断。

（5）新生儿在分娩过程中和产后获得的感染。

（6）由于诊疗措施激活的潜在性感染，如疱疹病毒、结核杆菌等的感染。

（7）医务人员在医院工作期间获得的感染。

二、非医院感染

（1）皮肤黏膜开放性伤口只有细菌定植而无炎症表现。

（2）由于创伤或非生物性因子刺激而产生的炎症表现。

（3）新生儿经胎盘获得（出生后48h内发病）的感染，如单纯疱疹、弓形虫病、水痘等。

（4）患者原有的慢性感染（如慢性胆囊炎、慢性鼻窦炎、慢性阑尾炎，但不包COPD）在医院内急性发作。

三、ICU 医院感染目标监测

为动态监测各 ICU 医院感染发病率，发现医院感染流行和暴发，减少呼吸机相关肺部感染（VAP）、中心静脉相关血流感染（CR－BSI）、导尿管相关尿路感染（CA－UTI）的发生，于2010年始全院开展 ICU 医院感染目标监测。

1. 监测对象　住进 ICU 超过48h 的患者；从 ICU 转出到其他病房后，48h 内确定的感染仍属 ICU 感染。

2. 监测内容　ICU 医院感染病例的监测与普通病房的监测方法相同。重点应加强导管相关感染的监测，包括呼吸机相关肺部感染（VAP）、中心静脉相关血流感染（CR－BSI）、导尿管相关尿路感染（CA－UTI）的监测。

3. 监测方法

（1）ICU 医院感染病例监测：重点需关注有留置中心静脉导管、导尿管和使用呼吸机的患者，观察尿的颜色、澄明度以及痰的性状、颜色和量，如患者出现中心静脉插管局部疼痛、不明原因的发热，或其他提示发生局部或血流感染的迹象，这时应该去掉敷料，检查插管部位。

（2）ICU 日志填写：每日需定时填写新住进患者数、每日住在 ICU 患者人数，使用呼吸机、中心静脉插管、尿道插管人数，当日医院感染患者数。

4. 数据的整理、分析、比较及反馈　院感科专人负责对 ICU 医院感染目标监测资料的整理、分析、比较及反馈。每月小结得出 ICU 医院感染发病率、导管感染率和使用率，并及时与临床沟通。

5. 其他 呼吸机相关肺部感染、中心静脉导管相关血流感染及导管相关尿路感染监测流程图见图 5 - 2、图 5 - 3、图 5 - 4。

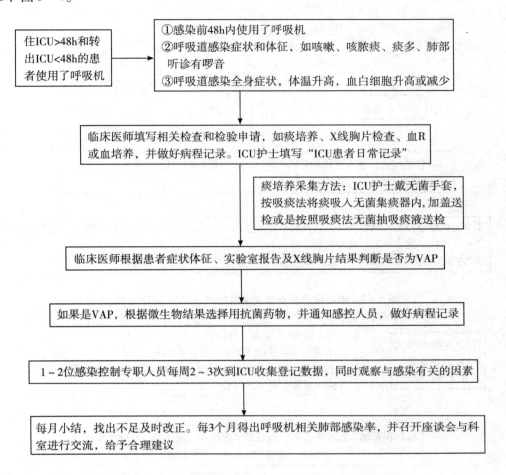

图 5 - 2 呼吸机相关肺部感染（VAP）监测流程

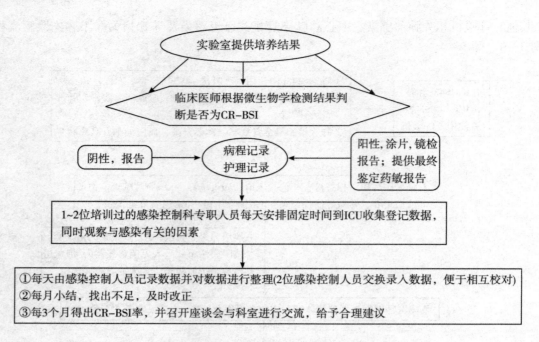

图 5 - 3　中心静脉导管相关血流感染（CR - BSI）监测流程

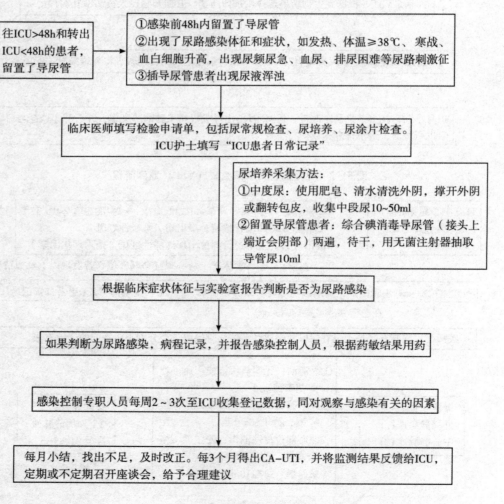

图 5 - 4　导尿管相关尿路感染监测流程

四、预防措施

（一）医院感染隔离技术标准操作规程（SOP）

隔离技术是预防微生物在患者、医务人员及媒介物中播散的重要措施。正确的隔离技术，对控制感染源、切断传播途径、保护易感宿主起着重要作用。

1. **标准预防措施** 认为患者的血液、所有体液（汗液除外）、分泌物和排泄物都可能具有传染性。具体要求如下：

（1）预计会接触到患者的血液、体液、分泌物和排泄物的操作，要戴手套。

（2）接触不同患者时要换手套，脱手套后要洗手。

（3）进行任何有血液或体液溅出的操作时，要加穿不透水的隔离衣、戴口罩、戴护目镜或者面罩。

2. **接触传播预防措施** 主要用于预防多重耐药菌如 MRSA、VRE、PDR－AB 等的传播，要求如下：

（1）隔离于单间或单独区域，床间距应大于等于 1m，并拉上病床边的围帘。

（2）医护人员应相对固定，设置专职隔离护士，穿隔离衣上岗。

（3）床尾、病历牌贴"接触隔离"标志。

（4）严格手卫生：接触患者前后、接触患者周围环境后、脱手套及隔离衣后，须立即洗手，或用快速手消毒剂擦手。

（5）加强物品管理：常规医疗器械（如听诊器、体温表或血压计等）应专用；重复使用的医疗用品（如湿化瓶、深静脉穿刺包）应彻底消毒灭菌或送供应室处理；换下的床单、被套、衣物等用医疗垃圾袋密封，由洗涤室回收处理；床单元所有垃圾按特殊感染性医疗垃圾处理，用双层医疗垃圾袋密闭盛装，专人收取。

（6）做好环境清洁消毒，床单元每天用含氯剂 1000mg/L 进行擦拭和拖地，每日 2 次，早、晚各 1 次。

（7）限制探视人群，探视者严格执行隔离制度。

（8）多重耐药菌培养阳性患者转科或去其他部门检查，应通知接诊科室。接收方须执行接触隔离措施，用后的器械、设备须消毒灭菌。

（9）床单元终末消毒：床单元用含氯剂 1000mg/L 擦拭和拖地；最后用床单位消毒机对床上用品进行密闭消毒 1h。

（10）患者标本连续 2 次（间隔应大于 24h）耐药菌培养阴性或感染痊愈，方可解除隔离。

（11）如果采取以上控制措施，传播仍然继续，该病区应暂停收治患者，对环境进行彻底消毒。

3. **飞沫传播预防措施** 主要用于预防结核、SARS、禽流感、甲型 H1N1 流感、流脑等，在接触隔离的基础上，做好以下措施。

（1）病历夹封面贴黄色"飞沫隔离"标签。

（2）隔离于单间，也可让相同病种、处于同病期的患者同居一室，室内空气必须直接排出室外。

（3）给患者佩戴外科口罩防止飞沫溅出。

（4）在患者的房门挂上"飞沫隔离"警告标识牌。

（5）工作人员进入隔离房间，应戴手套和外科口罩。

（6）尽量限制探视人群，并嘱探视者执行严格的戴口罩、洗手或手消毒制度。

（7）患者出院或转院后，应对房间里所有物体表面以及空气进行彻底消毒。

（8）建议接触严重开放性肺结核的医务人员首先要进行结核感染的初步检查，在此之后 3 个月要复查。对于结核菌试验由阴转阳的医务人员应进行胸部 X 线检查，并进行预防治疗。

4. **保护性隔离** 是保护易感人员如肿瘤化学治疗、烧伤、粒细胞缺乏等免疫功能严重受损患者免受感染的防护措施。

（1）患者：放置在正压病房内；注意口腔卫生，建议采用氯己定溶液漱口，每天至少 4 次；尽量不与其他无关人员接触。

（2）工作人员：严格执行手卫生规范；正确穿戴口罩、帽子及穿隔离衣（接触患者面为清洁面）；患感染性疾病期间，不得进入隔离室；无关人员不得进入隔离室；治疗、护理应有计划地集中进行，减少出入室的次数。

（3）家属及访客：尽量不进入隔离室内探视；必要时，应做好手卫生。并戴口罩；疑患感染时，不得探视；不得携带鲜花、宠物入室。

（4）环境管理：保证隔离室内压力高于走廊；定期对室内环境进行消毒。

（二）导管相关血流感染预防 SOP

血管内留置导管广泛应用于各临床科室，尤其是重症监护病房（ICU）。因导管插入、护理等不当，导致导管相关血流感染（CR - BSI）十分常见，部分患者因此而死亡。根据国家卫生部医院感染控制项目组的相关要求和我院的具体情况，特制定预防 CR - BSI 措施如下：

1. 插管时的预防控制措施

（1）深静脉置管时应遵守最大限度的无菌操作要求，插管部位应铺大无菌单。

（2）操作人员应戴帽子、口罩及穿无菌手术衣。

（3）认真执行手消毒程序，戴无菌手套，插管过程中手套意外破损应立即更换。

（4）插管过程中严格遵循无菌操作技术。

（5）使用的医疗器械以及各种敷料必须达到灭菌水平，接触患者的麻醉用品应当一人一用一消毒。

（6）权衡利弊后选择合适的穿刺点，成年人尽可能选择锁骨下静脉。

（7）严格消毒穿刺点皮肤：2% 碘酒涂擦，75% 乙醇脱碘。

（8）建议选用抗菌定植导管。

（9）患有疖肿、湿疹等皮肤病，患感冒等呼吸道疾病，感染或携带有 MRSA 的工作人员，在未治愈前不应进行插管操作。

2. 插管后的预防控制措施

（1）用无菌透明专用贴膜或无菌纱布敷料覆盖穿刺点。

（2）定期更换穿刺点覆盖的敷料，更换间隔时间：无菌纱布为 2d，专用贴膜可至 7d，但敷料出现潮湿、松动、沾污时应立即更换。

（3）接触导管接口或更换敷料时，须进行严格的手卫生，并戴手套，但不能以手套代替洗手。

（4）保持三通锁闭清洁，如有血迹等污染应立即更换。

（5）患者洗澡或擦身时要注意对导管的保护，不要把导管浸入水中。

（6）输液管更换不宜过频，但在输血及输入血制品、脂肪乳剂后或停止输液对应及时更换。

（7）对无菌操作不严的紧急置管，应在 48h 内更换导管，选择另一穿刺点。

（8）怀疑导管相关感染时，应考虑拔除导管，但不要为预防感染而定期更换导管。

（9）由经过培训且经验丰富的人员负责留置导管的日常护理。

（10）每天评价留置导管的必要性，尽早拔除导管。

3. 其他预防措施　　定期对医护人员进行相关培训。

4. 循证医学不推荐的预防措施

（1）不提倡常规对拔出的导管尖端进行细菌培养，除非怀疑有 CR - BSI。

（2）不要在穿刺部位局部涂含抗菌药物的药膏。

（3）不要常规使用抗感染药物封管来预防 CR - BSI。

（4）不推荐通过全身用抗菌药物预防 CR - BSI。

（5）不要为了预防感染而定期更换中心静脉导管和动脉导管。

（6）不要为了预防感染而常规通过导丝更换非隧道式导管。

（7）不要常规在中心静脉导管内放置过滤器预防 CR - BSI。

（三）医院内肺炎的预防与控制 SOP

医院获得性肺炎（HAP），又称医院内肺炎（NP），是我国最常见的医院感染类型，呼吸机相关肺炎（VAP）尤为严重。根据国家卫生部医院感染控制项目组的相关要求和我院的具体情况，特制订预防 HAP/VAP 措施如下：

（1）如无禁忌证，应将床头抬高 30° ~ 45°。

（2）对存在 HAP 高危因素的患者，建议氯己定漱口或口腔护理，每 2 ~ 6h 1 次。

（3）鼓励手术后患者（尤其胸部和上腹部手术）早期下床活动。

（4）指导患者正确咳嗽，必要时予以翻身、拍背，以利于痰液引流。

（5）严格掌握气管插管或切开适应证，使用呼吸机辅助呼吸的患者应优先考虑无创通气。

（6）对气管插管或切开患者，吸痰时应严格执行无菌操作。吸痰前、后，医务人员必须遵循手卫生规则。

（7）建议使用可吸引的气管导管，定期（每小时）做声门下分泌物引流。

（8）呼吸机螺纹管每周更换 1 次，有明显分泌物污染时则应及时更换；湿化器添加水可使用无菌蒸馏水，每天更换；螺纹管冷凝水应及时做为污水清除，不可直接倾倒在室内地面，不可使冷凝水流向患者气道。

（9）对于人工气道/机械通气患者，每天评估是否可以撤机和拔管，减少插管天数。

（10）正确进行呼吸机及相关配件的消毒

①消毒呼吸机外壳、按钮、面板，使用 75% 乙醇擦拭，每天 1 次。

②呼吸机管道及附件送供应室低温灭菌，湿化罐周转数量不够时，可采取含氯消毒剂浸泡。

③不必对呼吸机的内部进行常规消毒。

（11）尽量减少使用或尽早停用预防应激性溃疡的药物，包括 H_2 受体阻滞药如西咪替丁和（或）抑酸剂。

（12）对于器官移植、粒细胞减少症等严重免疫功能抑制患者，应进行保护性隔离，包括安置于单间，医务人员进入病室时须戴口罩、帽子，穿无菌隔离衣等。

（13）有关预防措施对全体医务人员包括护工定期进行教育培训。

（四）导尿管相关尿路感染预防 SOP

尿路感染（UTI）是第 2 位常见医院感染类型，75% ~ 80% 与留置导尿管相关。为有效预防导尿管相关尿路感染，特制订以下控制措施。

1. 插管前准备与插管时的措施

（1）尽量避免不必要的留置导尿。

（2）仔细检查无菌导尿包，如过期、外包装破损、潮湿，不得使用。

（3）根据年龄、性别、尿道情况选择合适的导尿管口径、类型。通常成年男性选 16F，女性选 14F。

（4）规范手卫生和戴手套的程序：详见手卫生 SOP。

（5）常规的消毒方法：用 0.1% 的苯扎溴铵（新洁尔灭）消毒尿道口及其周围皮肤黏膜，程序如下：男性，自尿道口、龟头向外旋转擦拭消毒，注意洗净包皮及冠状沟；女性，先清洗外阴，其原则由上至下，由内向外，然后清洗尿道口、前庭及两侧大、小阴唇，最后洗会阴、肛门，每一个棉球不能重复使用。

（6）插管过程严格执行无菌操作，动作要轻柔，避免尿道黏膜损伤。

（7）对留置导尿患者，应采用密闭式引流系统。

2. 插管后的预防措施

（1）保持尿液引流系统通畅和完整，不要轻易打开导尿管与集尿袋的接口。

（2）导尿管不慎脱落或导尿管密闭系统被破坏，需要更换导尿管。

（3）疑似导尿管阻塞应更换导管，不得冲洗。

（4）保持尿道口清洁，日常用0.1%的苯扎溴铵消毒尿道口，每日两次。

（5）患者洗澡或擦身时要注意对导管的保护，不要把导管浸入水中。

（6）不主张使用含消毒剂或抗菌药物的生理盐水进行膀胱冲洗或灌注来预防泌尿道感染。

（7）悬垂集尿袋，不可高于膀胱水平，并及时清空袋中尿液。

（8）长期留置导尿管患者，定期更换导尿管，每2周更换1次，集尿袋每周更换2次，康维抗反流引流袋每周更换1次。

（9）疑似出现尿路感染而需要抗菌药物治疗前，应先更换导尿管。

（10）每天评价留置导管的必要性，尽早拔除导管。

3. 其他预防措施　定期对医务人员进行宣教。

五、控制措施

（一）多重耐药菌患者隔离技术（SOP）

隔离技术是预防微生物在患者、医务人员及媒介物中播散的重要措施。正确的隔离技术，对控制感染源、切断传播途径、保护易感宿主，起着重要作用。

1. 隔离对象　耐药菌感染者，如多重耐药鲍曼不动杆菌、铜绿假单胞菌、耐甲氧西林的金黄色葡萄球菌等。

2. 接触隔离技术

（1）隔离于单间或单独区域；设置专职隔离护士，穿隔离衣上岗。

（2）床尾、病历牌贴"接触隔离"标志。

（3）严格手卫生。进入隔离房间或接触该患者时须戴手套，离开时须将防护用品脱下；脱手套、隔离衣后，须用抗菌皂液洗手，或用快速手消毒剂擦手。

（4）加强物品管理。一般医疗器械（如听诊器、体温表或血压计等）应专用；重复使用的医疗用品（如深静脉穿刺包）须在床旁用双层医疗垃圾袋密封，标识清楚，送供应室处理；换下的床单、被套、衣物等用医疗垃圾袋密封，由洗涤室回收处理；床单元所有垃圾按感染性医疗垃圾处理，用双层医疗垃圾袋密闭盛装，专人收取。

（5）做好环境清洁消毒。床单元每天用含氯剂1000mg/L进行擦拭和拖地，每日2次，早、晚各1次。

（6）限制探视人群，探视者严格执行隔离制度。

（7）患者转科或去其他部门检查，应有工作人员陪同并向接收方说明。接收方须执行接触隔离措施，用后的器械、设备须清洁消毒。

（8）床单元终末消毒：床单元用含氯剂1000mg/L擦拭和拖地，最后用床单位消毒机对床上用品进行密闭消毒1h。

（二）院感暴发控制措施

医院感染暴发是指在医疗机构或其科室的患者中，短时间内发生3例以上同种同源感染病例的现象。具体控制措施如下：

（1）临床科室必须及时查找原因，积极协助调查并执行控制措施。

①科室医院感染管理小组及时组织力量查找发生医院感染的原因，并及时向医院感染管理科报告。

②医务部负责组织医院感染监控医师工作组的相关专家对可疑病例进行会诊，并共同制订相关控制措施，指导、监督科室执行。

（2）医院感染管理科必须立即组织相关人员进行流行病学调查，具体步骤为如下：

①立即组织专职人员进行流行病学调查，并与临床科室协调配合，认真收集流行病学资料。

②查找感染源：对感染患者、接触者以及可疑感染源、环境、物品、医务人员及陪护人员等进行病

原学调查，认真收集微生物学资料。

③证实医院感染暴发：对怀疑同期发生的同类感染病例，立即组织医院感染监控医师工作组的专家进行会诊，及时确诊，并向主管院长汇报。

④与科室、医院感染监控医师工作组的专家讨论制订相应的控制措施。

a. 对患者做适当的积极治疗。

b. 进行正确的消毒处理，发现下列情况时须隔离感染患者甚至暂停接收新患者、限制出院、限制探视、限制工作人员并加强医护人员的个人防护等：高发病率和死亡率的疾病；传染性很强且暂时不知控制措施的疾病；采取控制措施后仍有新病例出现时；病房内大多数患者都已暴露时。

c. 分组护理，将护理感染患者和非感染患者的工作人员分开，并将感染病人安排在相对集中的病室。

d. 加强洗手和无菌操作技术。

e. 合理使用抗感染药物，控制某些特殊抗菌药物的应用。

f. 加强诊疗器械的消毒与灭菌。

g. 重视环境卫生与消毒。

h. 隔离感染患者或保护易感患者，如果医院感染病例是传染病，按照《传染病防治法》相关规定进行管理。

⑤分析调查资料，对病例的科室分布、人群分布和时间分布进行详尽的描述；分析暴发的原因，推测可能的感染源、感染途径或易感因素，结合实验室检查结果和控制措施的效果做出初步评价。

⑥写出调查报告，总结经验，制订防范措施。

（3）医院感染管理委员会经调查核实发生以下情形时，应当按《医院感染管理办法》的规定由医院感染管理科于12h内向卫生行政部门和疾病预防控制中心报告。

①5例以上医院感染暴发。

②由于医院感染暴发直接导致患者死亡。

③由于医院感染暴发导致3人以上人身损害后果。

（4）发生以下情形时，应当按照《国家突发公共卫生事件相关信息报告管理工作规范（试行）》的要求进行报告。

①10例以上的医院感染暴发事件。

②发生特殊病原体或者新发病原体的医院感染。

③可能造成重大公共影响或者严重后果的医院感染。

（5）发生的医院感染属于法定传染病的，应当按照《中华人民共和国传染病防治法》和《国家突发公共卫生事件应急预案》的规定进行报告和处理。

（徐正芹）

第六章

人工呼吸机应用技术进展

第一节　无创正压通气

无创正压通气（NPPV）是指无须建立人工气道，常通过鼻塞、鼻罩、面罩等方法连接人工呼吸机与患者的正压通气。临床研究显示，对某些病变能在短时间内好转或病情较轻的病例中，NPPV可以减少急性呼吸衰竭的气管插管率或气管切开率，改善预后；减少慢性呼吸衰竭呼吸机的依赖，减少患者的痛苦和医疗费用，提高患者生活的质量。

无创机械通气的主要优势在于充分保留了上呼吸道的温化、湿化，生理性气道保护机制，患者可以讲话交流、进食，避免了建立人工气道带来的并发症等。

一、适应证和禁忌证

（一）适应证

患者出现较为严重的呼吸困难，呼吸费力、频快，动用辅助呼吸肌参与呼吸，常规氧疗方法（鼻导管和面罩）不能维持机体呼吸通气、氧合的基本需要或呼吸通气、氧合障碍并有恶化趋势，且患者具备较好的意识状态、自主呼吸能力和咳痰能力较强、血流动力学稳定、无恶心呕吐和良好的配合NPPV呼吸的依从性等条件。因此，对外科术后预防呼吸衰竭、神经肌肉疾病的康复治疗、任何轻中度呼吸衰竭无明显的禁忌证者如COPD、急性哮喘、急性肺炎、急性肺水肿、睡眠呼吸暂停综合征等均可使用无创机械通气。

（二）禁忌证

意识障碍、呼吸微弱或停止、无力排痰、顽固性气道痉挛、上消化道大出血、频繁呕吐、血流动力学不稳定、未经引流的气胸或纵隔气肿、严重腹胀、一周内有腹部手术史者、上气道或颌面部损伤、术后或畸形、不能配合NPPV或面罩不适等均为无创机械通气的禁忌证。

二、呼吸机的选择

要求能提供双水平正压通气模式，能提供的吸气压力达到 $20 \sim 30 cmH_2O$（$1.96 \sim 2.94 kPa$），能满足患者吸气需求的高流量气体大于 $100L/min$，能具备基本的报警功能；如果用于 I 型呼吸衰竭，则需要能提供较高的吸氧浓度（大于50%）和更高的流速。

三、通气模式与参数调节

无创机械通气常用的是 BiPAP 模式（常适用于 I 型、II 型呼吸衰竭）、CPAP 模式（多用于 I 型呼吸衰竭，如效果不佳则可改为 BiPAP）。近期有一些新的通气模式，如压力调节容积控制通气（PRVCV）、比例辅助通气（proportional assisted ventilation）等，这些通气模式的临床效果有待进一步的研究证实。患者开始应用无创呼吸机时，由于是从完全的自主呼吸过渡到正压通气，需要有一个适应的过程，呼吸机参数大多需要先行初始化设置，逐渐过渡到按病情需要设置。所以，可以在初始时给予较低的吸气压力；当患者逐渐适应正压通气后，需要逐渐增加吸气的压力，以保证辅助通气的效果。最后达到"患者可以耐受的最高吸气压"，此程序有利于提高患者的机械通气舒适性和依从性以及保证足够的辅助通气效果。一般的处理方法：从 CPAP [4～5cmH$_2$O（0.39～0.49kPa）] 或低压力水平 [吸气压 6～8cmH$_2$O（0.59～0.78kPa），呼气压 4cmH$_2$O（0.39kPa）] 开始，经过 5～20min 逐渐增加到合适的治疗水平，常用的通气参数如表 6-1 所示。同时根据患者病情的变化随时调整通气参数，最终达到缓解气促、减慢呼吸频率、增加潮气量、改善通气和换气的治疗呼吸衰竭目的。

表 6-1 NPPV 常用的通气参数参考值

参数	参考值
潮气量	6～12ml/kg
呼吸频率	16～30 次/min
吸气流量	峰值 40～60L/min，需排除漏气后
吸气时间	0.8～1.2s
吸气压力	10～25cmH$_2$O（0.98～2.45kPa）
呼气末正压（PEEP）	4～5cmH$_2$O（0.39～0.49kPa），具体视情况而定，I 型呼吸衰竭需增加
持续气道内正压（CPAP）	6～10cmH$_2$O（0.59～0.98kPa）

四、无创机械通气存在的问题及注意事项

1. 误吸 误吸是无创机械通气的并发症之一，可以造成吸入性肺炎，严重者甚至导致窒息，所以应注意避免饱餐后使用，适当的头高位或半坐卧位和应用促进胃动力的药物，有利于减少误吸的发生。

2. 呼吸管路漏气、潮气量不能保证 无创机械通气经常遇到的另一问题是呼吸整体管路（包括体外管路及其连接处）密封性差、漏气，往往出现触发困难、人机不同步和气流过大等问题，使患者感觉不舒服、潮气量难以达标，影响治疗效果。监护、检查是否存在漏气并及时调整合适的鼻罩、面罩，调整鼻罩、面罩的位置和固定带的松紧等，用鼻罩时使用下颌托协助口腔的封闭，可以避免明显漏气。

3. 提高患者依从性 对患者详细讲解无创呼吸机使用的原理、如何配合等技术要领，必要时做适当的心理治疗以提高患者的依从性，使无创通气取得最理想的效果。

4. 胃肠胀气 无创机械通气治疗患者较多出现胃肠胀气的并发症，这主要是通过鼻罩、面罩的无创气道管路正压通气使部分气体经食管进入胃肠或较多的吞咽动作使气体进入胃肠，导致胃肠胀气。一般情况下，不致产生严重后果。

5. 清除气道分泌物困难 对无创通气患者大多依赖自身咳嗽、咳痰能力，因此对气道深部的分泌物难以较为彻底的清除，导致维持气道通畅较为困难，影响了通气功能和换气功能的正常发挥。因此，对于病变较为严重，咳嗽咳痰能力逐渐转差或病情迅速恶化的患者宜撤除无创机械通气、立即建立人工有创气道、强制机械通气。

6. 皮肤等软组织压迫坏死 如果鼻罩、面罩或鼻塞长时间压迫局部组织，可导致所压部位皮肤等软组织坏死、局部溃疡等，需注意局部组织的保护和护理。

7. 密切观察病情 对无创通气患者应严密观察患者病情变化，做指端氧饱和度肺通气氧合功能监测、生命体征监测，随时根据病情变化建立有创人工气道、机械通气。

8. 无创机械通气改有创机械通气的时机选择 对于无创机械通气改有创机械通气的时机选择，一般原则是应用无创机械通气 1～2h，病情不能改善或咳嗽咳痰能力逐渐转差以及出现呕吐频繁、腹胀严重、神志不清等急剧加重恶化征象时，应当机立断立即建立有创人工气道、强制有创机械通气。

（乔元元）

第二节　常见疾病的人工呼吸机治疗策略

一、慢性阻塞性肺病的人工呼吸机治疗策略

慢性阻塞性肺病由于大多存在小气道病变，多有肺气肿、呼吸器官炎症等，严重者甚至有肺源性心脏病、肺动脉高压、严重右心衰竭等表现。

1. COPD 严重度分级

0 级（高危级）：肺功能正常，有慢性咳嗽、咳痰症状。

Ⅰ级（轻度）：$FEV_1/FVC < 70\%$，$FEV_1 \geq 80\%$ 预计值，有或无症状。

Ⅱ级（中度）：$FEV_1/FVC < 70\%$，$FEV_1 \geq 50\%$ 但小于等于 80% 预计值，有或无症状。

Ⅲ级（重度）：$FEV_1/FVC < 70\%$，$FEV_1 \geq 30\%$ 但小于等于 50% 预计值，有或无症状。

Ⅳ级（极重度）：$FEV_1/FVC < 70\%$，$FEV_1 \leq 30\%$ 预计值，有或无症状。

2. 阻塞性肺部疾病急性加重期（AECOPD）患者机械通气的目的　①减少患者呼吸做功，让呼吸肌休息。②增加通气，使动脉二氧化碳分压下降。③治疗低氧血症。④有利于排痰。AECOPD 应用无创正压通气的适应证见上无创机械通气部分。

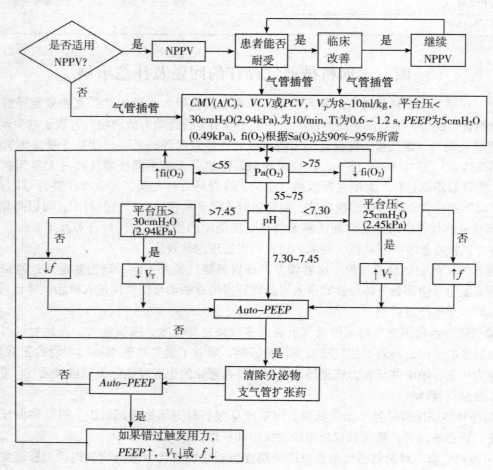

图 6-1　COPD 患者机械通气流程

3. 慢性阻塞性肺病机械通气特点　COPD 患者压力-容积曲线特点为 FRC 大大增加，呼气末肺泡压（$PEEP_i$）陡直段明显缩短，小气道呈动态性陷闭。故在使用调节人工呼吸机参数时，必须注意过大的潮气量极易产生气道压力过高，而较高的 $PEEP_i$ 较易产生人-机不协调、吸呼时相不一致等不良后

果。因此，对慢性阻塞性肺病患者治疗策略宜采用小潮气量、适当 $PEEP$，尽可能使 $PEEP_i$ 处于50%～80%即可，使气道峰压处于适宜范围，增强人 - 机协调性，且不影响血流动力学。其后随 FRC 的逐渐下降，逐步增加潮气量。另外，值得注意的是慢性阻塞性肺病患者在生活能自理的基础状态时，血二氧化碳分压即可处于较高状态［严重者动脉血气分析 Pa（CO_2）可达 120～130mmHg（15.96～17.29kPa）以上］，且大多存在肾脏的代偿状态，故大多患者处于呼吸性酸中毒、代谢性碱中毒的代偿状态。因此，在发生肺性脑病等严重并发症时，早期可采用完全机控呼吸，使患者机体和呼吸肌得到充分休息，纠正重症急性呼吸衰竭，适当降低 Pa（CO_2）（不必完全降至正常水平，能纠正失代偿状态即可）。

AECCOPD 患者呼吸机参数初始设置：潮气量 8～10ml/kg，维持平台压小于 30cmH$_2$O（2.94kPa），吸气时间为 0.60～1.25s（定容通气时，峰流量大于等于 60L/min），PEEP≤5cmH$_2$O（0.49kPa）或抵消 Auto - PEEP，流速波：减速波。

二、重症哮喘的呼吸机治疗策略

重症支气管哮喘患者多存在严重的平滑肌痉挛、气道黏膜炎症、水肿性病变。压力 - 容积曲线陡直段肺容积更小，$PEEPi$ 较高，一般情况下外加 $PEEP$ 不仅不能使气道扩张，反而可能使气道肺泡压明显升高。因此，对重症支气管哮喘患者呼吸机治疗策略宜采用小潮气量（一般采用 6～8ml/kg 即可）、10～15次/min 慢频率、吸呼时比小于 1：2 的长呼气周期机控呼吸，外加 $PEEP$ 宜适当控制，一般不宜超过 3～5cmH$_2$O（0.29～0.49kPa），且大多数患者需要镇静剂辅助治疗。

危重型哮喘患者呼吸机参数初始设置：①潮气量 4～8ml/kg，平台压小于 30cmH$_2$O（2.94kPa）。②吸气时间 1.0～1.5s，避免 Auto - PEEP。③PEEP 的应用是有争论的，可试用 PEEP 对抗 Auto - PEEP。④开始时为 1.0，随后维持足以维持 Pa（O_2）>60mmHg（7.98kPa）的 Fi（O_2）。⑤流速波：减速波或方波。

在人工呼吸机参数初始设置后，宜根据肺功能的检测数据、动脉血气分析等做进一步的调整，以达最适宜参数的设置应用于患者，促使疾病早日恢复。

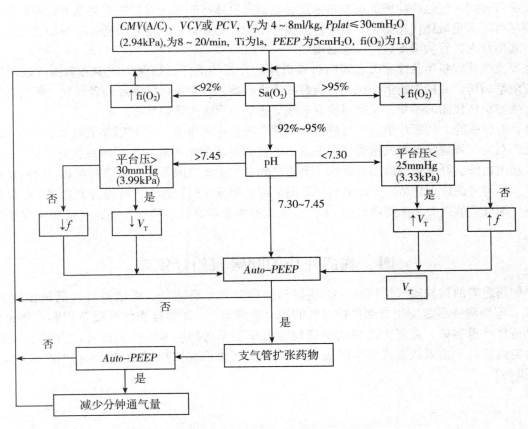

图 6-2 重症哮喘机械通气流程

三、并发支气管胸膜瘘的人工呼吸机治疗策略

支气管瘘按照瘘口的位置在段支气管以上者称为中央型支气管瘘，瘘口位置在段支气管以下者称为外周型支气管瘘。

有报道，人工呼吸机治疗后 24h 内发现的支气管胸膜瘘称为早发型支气管胸膜瘘，其死亡率达 45%；在呼吸及治疗 24h 后发现的支气管胸膜瘘称为晚发型支气管胸膜瘘，死亡率可达 94%。并发支气管胸膜瘘的急性呼吸衰竭需要进行人工呼吸机治疗的患者，总死亡率可达 67% ~ 94%。

并发支气管胸膜瘘的急性呼吸衰竭的患者常伴持续不愈的气胸表现，严重者可表现为张力性气胸、严重纵隔气肿及纵隔摆动等，甚至心跳呼吸骤停，预后大多较差。

对于并发支气管胸膜瘘的急性呼吸衰竭的人工呼吸机治疗策略：

首先要进行胸膜腔的通畅引流。这是最基本的治疗措施之一，主要作用是将漏入胸膜腔的气体及时引出，防治张力性气胸等威胁生命的征象。如不进行引流，较易出现张力性气胸而威胁生命；如果说已经进行胸膜腔引流，仍然出现张力性气胸，很有可能引流胸管过小所致。根据相关临床研究，胸膜腔引流管的直径直接影响引流效率，如对漏气量超过 15L/min 的支气管胸膜瘘者，应用 $10cmH_2O$（0.98kPa）负压吸引，胸膜腔引流管的最小直径至少应大于等于 6mm。

其次，人工呼吸机治疗时必须考虑胸膜腔引流对胸肺力学特性、通气换气功能及其呼吸力学的影响，主要是人工呼吸机参数的设置必须考虑潮气量的漏失量、PEEP 漏失、通气不足可能性、通气换气面积的下降、换气效率的下降、吸气触发紊乱、人 - 机拮抗较难消除等问题。另外，必须时刻注意胸膜引流管是否引流通畅，以免出现人工呼吸机使用时引流不畅导致出现张力性气胸等加重病情的风险。因此，对并发支气管胸膜瘘的急性呼吸衰竭的患者机械通气参数的设置应遵循以下原则：即最大限度地降低支气管胸膜瘘的漏气量，以最有力的措施促进瘘口愈合的可能性。具体的参数设置宜做好以下几点：①尽可能低的有效潮气量。②尽可能低的呼气末正压（PEEP）。③尽可能低的呼吸机机控频率。④尽可能缩短吸气时间。但这些原则的前提是必须保证提高机体呼吸系统对氧输送的基本代谢需要即通气换气功能需尽可能满足机体代谢需要。有条件的医疗单位，必要时可采用单肺通气、分侧通气或高频喷射通气等方式治疗支气管胸膜瘘急性呼吸衰竭。

对并发支气管胸膜瘘急性呼吸衰竭的患者尚应配合其他治疗，如保持减少瘘口漏气的适当强制体位、严密观察病情，并根据病情变化随时调整呼吸机参数，达到不仅能满足患者通气、换气、氧合和排出二氧化碳对机体代谢的需要，又能尽快有效地促进瘘口愈合的理想状态。

此外，有技术能力的医疗单位，可进行支气管介入治疗封堵支气管胸膜瘘的瘘口，加快病变康复。一般来说，对支气管胸膜瘘需机械通气者不宜用常规的封堵剂对引流支气管所属肺叶、肺段进行封堵，如自体血加凝血酶、纤维蛋白原加凝血酶、聚乙二醇等。主要原因是这些封堵剂在必要时很难被立即取出或清除。但可考虑使用封堵器如球囊导管单向活瓣支架或支气管塞等，可能会更有利于此类患者的恢复，可减少潮气量的损失、维持适当的 PEEP，大大改善患者通气、换气功能，并可加快支气管胸膜瘘的痊愈。

四、胸部外伤的呼吸机治疗策略

胸部创伤患者的机械通气适应证：①连枷胸伴胸壁的矛盾运动，呼吸急促，低氧血症，高碳酸血症（注：连枷胸并不是应用有创机械通气的独立适应证）。②肺挫伤伴呼吸急促和严重低氧血症；③肋骨骨折伴严重胸痛，需要大剂量的镇痛药物治疗。④剖胸手术后。⑤血流动力学不稳定，尤其是呼吸功能储备处于边缘状态或发生呼吸衰竭（如低氧血症和高碳酸血症）。⑥伴严重的其他损伤（如颅脑损伤）。

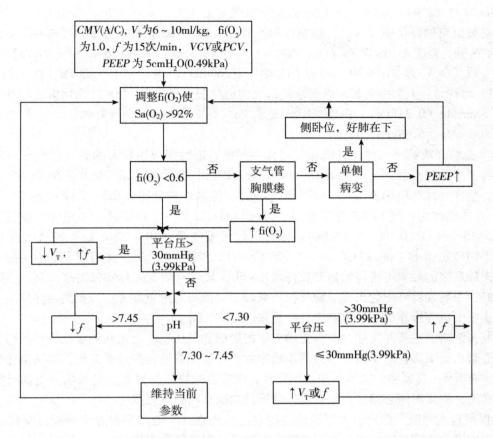

图 6 - 3 胸部创伤患者的机械通气程序

五、急性呼吸窘迫综合征（ARDS）

机械通气是救治 ARDS 的关键措施，但 ARDS 患者的机械通气是机械通气中最难的，也是争议最多的。其困难之处在于顽固性缺氧常较难纠正，同时要避免呼吸机相关肺损伤（VALI）的发生。ARDS机械通气总的原则是采用保护性肺通气策略、肺开放策略、尽量保留自主呼吸等。

1. 保护性肺通气策略　即尽量避免高潮气量和高气道平台压、选择性使用最佳 PEEP、允许性高碳酸血症。与以往传统方法主要不同之处在于：①目标：传统方法的目标是正常血气，而新策略则是要求适当的血气值，避免 VALI，有利于损伤的肺组织愈合。②吸入氧浓度 Fi（O_2）：传统方法要求 Fi（O_2）<0.5，新策略认为 Fi（O_2）≤0.6，以维持血氧饱和度大于等于 85% 为最低目标，必要时可允许增加。③Pa（CO_2）：传统方法要求 Pa（CO_2）≤45mmHg（5.99kPa），新策略则允许高碳酸血症。④通气模式：传统方法偏向于选择定容通气模式，而新策略则认为定压型通气模式更佳。⑤参数设置：传统方法潮气量预设 10 ~ 15ml/kg，通气频率 10 ~ 15 次/min，PEEP 为达到适当的 Pa（O_2）或 Pa（O_2）/Fi（O_2）所需的水平，肺泡峰压（平台压）为达到 PEEP 和潮气量的目标值所需的水平，吸呼比 1：（1.5 ~ 2.5）。而新策略认为潮气量为 5 ~ 8ml/kg，通气频率 15 ~ 25 次/min，PEEP 的设置应防止肺泡潮气性开 - 闭周期和过度充气，达到适当的 Pa（O_2）/Fi（O_2）比例，以 P - V 曲线的低拐点和闭合压做参考［平均 10 ~ 15cmH$_2$O（0.98 ~ 1.47kPa）］，肺泡峰压（平台压）不应超过 30 ~ 35cmH$_2$O（2.94 ~ 3.43kPa），吸呼比延长吸气时间，甚至可反比通气。总的来说，如果 ARDS 患者的气道平台压在 30 ~ 35cmH$_2$O（2.94 ~ 3.43kPa）以下，则不必降低潮气量；目前不主张为了达到较低的气道平台压而使潮气量低于 6ml/kg。因为过低的潮气量和气道平台压将会导致肺膨胀不全，从而引起呼吸频率增快或必须应用较高的 PEEP 来维持氧合；并可能引起二氧化碳分压异常升高及 pH 值下降，从而导致颅内压和肺动脉压增高、心肌收缩力下降、肾灌注下降及内源性儿茶酚胺类物质释放增多等。所以，在气道平台

压在 30～35cmH$_2$O（2.94～3.43kPa）以下时降低潮气量是无益的。⑥体位：传统方法一直为仰卧位，新策略认为必要时可俯卧位通气〔注：根据今年 5 月发表的 ARDS 柏林新标准，以摒弃了急性肺损伤的概念，将 ARDS 分为轻度 ARDS 即 Pa（O$_2$）/Fi（O$_2$）为 201～300mmHg（26.73～39.90kPa）；中度 ARDS 即 Pa（O$_2$）/Fi（O$_2$）为 101～200mmHg（13.43～26.60kPa），重度 ARDS 即 Pa（O$_2$）/Fi（O$_2$）≤ 100mmHg（13.30kPa）。上文中的新策略要求的适当的血气值主要为 Pa（O$_2$）目标值，轻度 ARDS 要求 Pa（O$_2$）>70mmHg（9.31kPa），中度 ARDS 要求 Pa（O$_2$）>60mmHg（7.98kPa），严重 ARDS 要求 Pa（O$_2$）>50mmHg（6.65kPa）〕。

2. 定期实施肺开放策略　即在机械通气过程中间断、短时间应用较大的潮气量或维持较高的气道平台压以获得更多的肺泡复张（recruitment maneuver，RM），随后使用相对低水平的 PEEP 维持肺泡的开放。目前，临床具体的应用方法有：深呼吸（sigh）、控制性肺膨胀（SI）、PEEP 递增法、压力控制法（PCV）。具体操作为：将 PEEP 升高至 25～35cmH$_2$O（2.45～3.43kPa），采用压力控制通气将吸气压设定为 10～15cmH$_2$O（0.98～1.47kPa），或采用较大潮气量（10～20ml/kg）使吸气压达到上述水平，使气道平均压达到 45～60cmH$_2$O（4.41～5.88kPa），维持 45～60s，然后恢复到 RM 前的水平。一般来说，一次肺复张的效果可维持肺泡开放持续 4～6h，故应定期实施肺复张治疗，且以 ARDS 早期肺复张效果较好，中后期肺纤维化出现后肺复张效果较差。值得急危重症专业人员高度注意的是在进行吸痰或重新更换呼吸机等操作后，应重新进行肺复张。

实施肺复张策略的主要并发症为对血流动力学的影响和气压伤，上述几种复张手法均可能会导致平均动脉压及心输出量下降，对于血流动力学不稳定的患者应注意血容量是否充足，在保障血容量充足的前提下才可实施 RM，且需密切监测，如出现明显异常应及时终止肺复张。复张压力过高可能会造成气压伤，但不常见，临床医师必须结合患者具体情况设置适当的肺复张压力。

3. 尽量保留自主呼吸　保留自主呼吸的主要益处体现在：①通过保留自主呼吸可维持膈肌的正常运动，而膈肌的主动收缩可以增加肺重力依赖区的通气，促进肺重力依赖区塌陷肺泡的复张。②保留自主呼吸可减少患者对呼吸机的依赖，降低气道峰压，从而可能会减少对循环的影响、增加心排量。③有利于顺利脱机。④可减少镇静剂和肌松剂的用量、机械通气时间及住 ICU 的时间。⑤提高了患者的自主排痰能力和自主运动能力，有助于减少并发症。但自主呼吸可导致胸腔内压力下降，使肺泡跨壁压升高，增加了气压伤的危险，压力预设通气为减速气流，可减少气压伤发生的可能性。

六、重症颅脑疾病的呼吸机治疗策略

重症颅脑疾病的人工呼吸机辅助通气治疗策略：一般来说，人工呼吸机辅助通气模式宜选用容量控制强制通气加适应性自动气流容量保障通气模式。人工呼吸机的呼吸参数调节应根据患者疾病性质、严重程度、有无自主呼吸强度与频度、颅内压高低程度、有无脑疝发生可能、循环状态、有无肺部疾病及其肺功能等状况采用个体化治疗原则进行设置。从笔者多年的临床实践经验体会到，一般患者即使自主呼吸频率基本正常，也应严防呼吸节律紊乱、呼吸强度不稳定、呼吸暂停，严重者甚至随时有可能出现呼吸停止等。因此建议：人工呼吸机机控呼吸频率宜保持在 12～15 次/min，吸呼比 1∶（1.5～2.0）；而对自主呼吸频率较快患者（即自主呼吸频率超过 25 次/min），为防止出现人 - 机拮抗现象，宜采用设置人工呼吸机机控频率适当提高。

目前，大多学者不主张采用过度通气方式达到降低颅内压的目的，除非是发生颅高压危象或脑疝危象又无其他合适方式来紧急降低颅内压的特殊情况。因为通过过度通气方式降低颅内压常常使脑血管发生收缩或痉挛，影响颅脑组织细胞的代谢和代谢废物的及时清除，有可能更进一步加重脑损伤或使缺血缺氧性脑损伤加重，即继发性脑损伤的加重，严重者有可能发生继发性脑梗死。

另外，对重症颅脑疾病的患者，设置 PEEP 应慎重，因有研究发现随 PEEP 的增加可使胸膜腔内压升高，CVP 与 PEEP 呈直线正相关，应严防人工呼吸机的正压通气参数设置不当加重颅高压，导致继发性损伤加重。因此，有条件的单位，应尽可能进行气道内压力、颅内压的动态监测，以便指导呼吸机参数的调节。

一般来说，在初次设置人工呼吸机通气模式和基本参数后，应密切观察患者病情变化，动态监测动脉血气分析变化，以便指导呼吸机参数的调节。

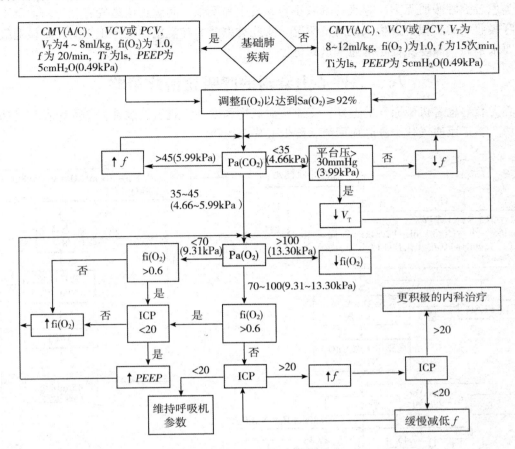

图6-4 头颅损伤患者机械通气的程序

七、重症神经肌肉疾病的呼吸机治疗策略

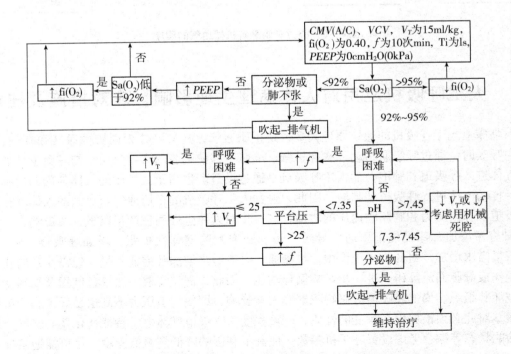

图6-5 神经肌肉疾病和没有基础肺疾病患者的机械通气程序

针对此类患者：①需保证气道通畅：因这类患者咳嗽吞咽反射障碍或消失容易发生痰液潴留或误吸。②此类患者因呼吸肌无力、呼吸动度减小容易发生肺不张，间歇正压通气有利于防治肺不张。③此类患者因呼吸肌无力，很少发生人机对抗情况。④此类患者的肺实质往往是正常的，机械通气的技术和通气条件要求不高，只要保证足够通气量即可。

八、急性心力衰竭的呼吸机治疗策略

针对心力衰竭患者机械通气的益处：①改善血氧饱和度，心肌氧供改善。②使患者呼吸功减小，减轻心脏做功。③正压通气减少静脉血回流，降低心房充盈压。

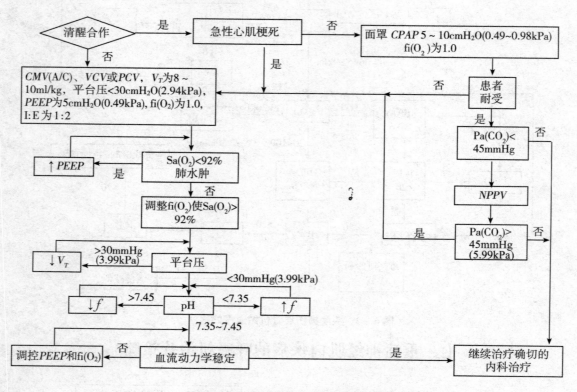

图 6-6　心力衰竭患者机械通气的程序

（乔元元）

第三节　人工呼吸机应用对人体病理生理影响、应对措施及注意事项

目前，临床上人工呼吸机的通气原理大多数是正压通气，其又可分无创机械通气和有创机械通气。正常人自主呼吸时，通过呼吸肌运动、胸廓扩张、膈肌下移使胸腔内产生负压，与呼吸道外的大气压产生压差，气体进入呼吸道和肺泡；而人工呼吸机是通过设备产生高于大气压的气体与胸廓内肺与气道形成压力差，推动气体进入呼吸道和肺泡。因此，这种人工呼吸机的正压通气与自然的人体呼吸力学的不同；使呼吸道、肺内压力和胸膜腔内压的增加，进一步对人体生理病理产生以下主要影响：

1. 胸肺容量增加　呼吸机正压通气导致气道、肺泡和胸壁弹性扩张，增加呼吸道、肺、胸容量，使肺泡通气量需求增加。对此临床工作中，机械通气时应适当增加肺泡通气量，但需注意防止气道压过高导致气压伤或静脉回流障碍，进一步影响循环功能。因此，需注意避免通气过度损及循环功能，或因肺部病变破坏肺组织、局部呼吸道分泌物积聚等因素影响，即使气道压力不高也易导致肺泡破裂形成气胸等并发症，对此必须根据患者病变的性质、严重程度、呼吸道气体力学特征变化及心肺肝肾脑胃肠等其他脏器功能状态等综合考虑设置呼吸机参数，使其不利影响降低到最低程度，尽可能地发挥呼吸机治疗的最大作用。

2. **肺泡充气不均匀** 按照呼吸力学原理，在相同压力下，气道阻力低和弹性好的肺泡量先充气，充气量也较多；而气道阻力高、弹力差的肺泡充气慢，充气量也少。在呼吸道、肺泡或胸部病变的情况下，呼吸道、肺泡、胸壁顺应性多随局部阻力和弹性发生改变，进一步影响气体的分布。因此，临床调节呼吸机参数时，如病情和气道气体动力学允许的情况下，可适当延长吸气时间或吸气末加压，则可使吸入气体分布均匀。

3. **通气血流比例失调** 由于重力影响，一般肺血流在解剖位置较低的部位，如站立位时两下肺血流分布较多，而仰卧位时背部肺血流分布较多，所以机械通气时较自然呼吸时更易产生较大的通气/血流比例失调。在临床工作中，可通过适当地翻身、拍打胸背部、充分吸痰、保持呼吸道通畅、呼吸末正压通气等措施改善通气、换气、通气血流比例。

4. **对循环系统的影响** 由于呼吸机的正压通气有别于自然人体呼吸，使胸膜腔内压增高，进而使静脉血回流减少和心输出量降低，故应在保证肺泡通气及氧合的前提下，尽可能缩短吸气时间，使气道内压、平均压、胸膜腔内压尽可能地降低至适当水平，对循环的影响降至最低，一般吸气与呼气的比值为 1 ：（1.5~2）。对此，对于那些隐性休克、血容量相对或绝对不足，或使用镇静剂、肌松剂、扩血管药等的患者，必须在应用呼吸机之前或使用呼吸机的同时，适当补充血容量，以避免低血压等的发生，防治加重或加快疾病的发生发展。

但另一方面，临床上也可利用呼吸机正压的作用治疗疾病，使不利影响变为有利作用。如严重的急性左心衰竭或急性肺水肿等，可利用呼吸机的正压通气提高胸膜腔内压，降低静脉血液回流，减轻肺水肿，改善肺通气和换气功能、降低心脏负荷，改善全身状况。

5. **对中枢神经系统的影响** 首先是由于呼吸机的正压通气或加用 PEEP 功能时（如 PEEP > 1.96kPa，即 14.7mmHg），胸膜腔内压可明显升高，经颈部直接增高颅内压，同时因中心静脉压也增加，可直接影响大脑静脉血的回流，尤其是对急危重症患者大多处于仰卧位，更加容易影响头部血液回流，使颅内压升高。为减少呼吸机增高颅内压的影响，临床上在病情许可的情况下，可采用适当抬高患者床头 30°，以抵消这一不利影响。

其次，临床上使用呼吸机时值得注意的是，当气道内压力、PEEP 突然降低时，可导致颅内中小静脉突然陷闭，也可能影响颅内静脉回流，进而使颅内压增加。故如要停用 PEEP，则宜以 0.196 ~ 0.490kPa（1.470 ~ 3.657mmHg）的量逐渐降低 PEEP，使呼吸机应用对人体的不利作用降至最低。

另外，对于利用过度通气降低颅内压的问题有必要做一提醒。既往曾有人利用机械通气的过度通气，降低 Pa（CO_2），使脑血流量减少，同时降低脑脊液压力，以达降低颅内压、减少头部创伤等病变后脑水肿及降低颅高压、防治脑疝的目的 ［一般需 Pa（CO_2）低于 2.67kPa 即 20mmHg］。但现在临床上不主张应用机械通气、减少脑血流量来达到降低颅内压的目的，因在降低 Pa（CO_2）时脑血流量减少，进而可影响脑代谢、脑功能，甚至加重加快颅内疾病的发生和发展。

6. **对肾功能的影响** 机械通气时心输出量减少和血压降低，可使肾血流量、肾血流灌注、肾小球滤过率下降和尿量减少，尤其是在血容量相对或绝对不足的情况下加用 PEEP 时更加容易产生对肾功能的不利影响。同时，机械通气可影响肾交感神经活动，血中抗利尿激素、肾素和醛固酮水平可升高，这些均能影响尿液生成和排出，进而影响肾功能。

此外，应对使用呼吸机的患者加强监管，防止意外问题的出现。对使用人工呼吸机的患者，应严密观察注意防止脱管、堵管、呼吸机故障、气源和电源等故障，并随时做好应急处理的心理准备。因此，在人工呼吸机旁应备有复苏设备，如简易人工加压气囊、简易呼吸器、气囊和气管导管之间的接头、必要的气管插管器材等。

（王 标）

第四节　机械通气患者的监测

一、患者全身情况监测

对使用人工呼吸机的患者需注意监测患者的全身情况，如生命体征、指端氧饱和度、神志、瞳孔、肤色、末梢循环状态、有无心律失常、尿量、24h 进出量、血生化、电解质、血乳酸、肝肾功能、免疫功能、营养状态等，必要时，动态监测有创血压、中心静脉压、混合静脉血氧饱和度、足背动脉搏动等。

二、患者呼吸监测

医护人员需观察患者的呼吸力度、咳嗽排痰能力、呼吸音和气道分泌物的颜色、性状和量的变化特点，并做血气分析、呼吸道病原学动态监测和床边胸肺部影像学、超声学检查，必要时予相关部位的 CT 动态检查，观察病变变化。

三、人工气道监测

重点监测气囊压力有无过高或过低及人工气道位置是否合适、有无移位等，气道管路有无漏气、有无冷凝水积聚过多、温化湿化是否适宜。一般要求人工气道气囊压力维持在 20 ~ 30cmH_2O （2.66 ~ 3.99kPa），既能维持气道在正压通气时不漏气，又能让气道黏膜得到有效的血流灌注，避免气道黏膜缺血性、机械性损伤、坏死，进而产生气管 - 食管瘘，或拔管后出现气管狭窄、气管软化等并发症。

四、人工呼吸机监测

主要监测、检查人工呼吸机报警值设置是否合理、患者气道压力、潮气量、送气气流速度、机控频率、分钟通气量、压缩空气压力、空氧混合器调节吸入气氧浓度、进出气道阀门、人工呼吸机运转是否正常等。

五、肺功能监测

一般高档人工呼吸机均设有肺功能检测装置。肺功能的动态监测对人工呼吸机使用参数的调整设置有重要指导作用。一般随着患者病情的变化（好转或恶化），肺功能会出现相应改变。因此，有条件的单位和一个高级的急危重症医学专业人员必须根据患者的病情变化、肺功能的监测状态，对人工呼吸机参数做及时、适当调整，以更适宜于患者对应的人工呼吸要求，以更有利于病变恢复。

（一）压力监测方法

1. 气道压（Pao 或 Paw）的监测　自主呼吸时，Pao 的测定是通过接口器连接压力传感器来测定的。压力传感器位置对检测结果有一定的影响，例如，位于通道的送气端，将会受到湿化器和通道阻力的影响，对相关专业人员应有所了解。

2. 胸膜腔压（Ppl）的监测　采用食管囊管法检测食管中下 1/3 交界处附近的压力来代替胸膜腔的压力变化。

3. 内源性呼气末正压（$PEEP_i$）　$PEEP_i$ 测定方法有多种：如呼气末阻断法：对机械通气患者，在呼气末阻断气道，肺泡将与气道的压力达到平衡，此时气道压等于肺泡压，即 $PEEP_i$（stat）。在测定过程中患者的呼吸肌肉必须保持放松。另外，还有从开始吸气到出现气流的食管压变化值即 $PEEP_i$（dyn）。这种方法要求在呼气末患者的呼吸肌肉必须松弛。

（二）压力监测的临床应用

1. 对人工呼吸机参数设置的指导作用和人机不同步的监测作用　在机械辅助通气时，如镇静程度不过深或未用肌松剂等时，患者吸气肌肉等长收缩触发呼吸机后仍然继续收缩，由于患者吸气肌肉收缩的影响，气道压力－时间曲线呈一定的形状变化。①当已经触发呼吸机并出现气流，气道压力继续降低时，提示呼吸机设置的送气流速不足。②当已经触发呼吸机并出现气流，气道压力快速上升时，提示呼吸机设置的气体流速相对于阻力过大。③当吸气末气道压力迅速上升并超过呼吸机设置的压力上限时，提示呼吸机设置的吸气时间可能过长。

2. 监测 $PEEP_i$ 的意义　通过监测 $PEEP_i$，有利于设置合理的外源性 $PEEP$，减少患者触发呼吸机的呼吸做功，改善人机同步性。

（三）气体容量和流量监测

1. 气体容量监测　气体容量监测受容量传感器安置的部位不同而具有不同的内涵意义。在呼吸机送气端监测的容量代表进入呼吸管道压缩气体容量和进入患者呼吸系统的容量的总和；Y 形接口前监测的容量代表进入患者呼吸系统的容量；呼吸机呼气端监测的容量代表患者呼吸系统排出和储存在呼吸机管道中压缩气体容量的总和。呼吸机管路的压缩容积现象是一个重要的环节，特别是对有明显肺异常力学的患者影响更大，值得注意。

2. 流量－容量曲线监测

（1）对内源性 $PEEP$ 的作用：如存在内源性 $PEEP$ 时，呼气末肺容量不能回到松弛位，当应用外源性 $PEEP$ 时，呼气末肺容量和呼气流速没有改变。而对没有呼气流速限制者，应用了外源性 $PEEP$ 后，可引起呼气流速降低和呼气末肺容量增加。

（2）观察疗效：如在控制通气的患者中，使用气管扩张剂有效者的呼气流速增加而呼气末肺容量减少。

（3）协助气道管理：机械通气患者的流量－容量曲线出现锯齿样改变，多提示存在气道分泌物。

（四）肺顺应性监测方法

1. 静态顺应性的监测　多用大注射器法。需先镇静或麻醉，以便使呼吸肌肉完全放松，以便获得准确的压力－容量曲线。先经过几次呼吸机的大潮气量达到吸气极限，极量开放肺单位。然后患者脱离呼吸机，在呼气末，大注射器（1.5～2.0L）与患者的气管插管连接。每次注气 50～200ml，间隔 2～3s，气道压力平衡后，再重复注气，总注气量为 1.7L，或接近吸气极限容量，或气道压力达到 40～50cmH₂O（3.92～4.90kPa）时，停止注气并以同样的方法抽气，直到气道压力为大气压。这个过程为 60～90s，重复 3 次，取平均值。同时，记录每次注气的 Paw、Ppl 和注气量，将每次注气累计总量分别与相应的气道压、经肺压和经胸壁压做图，就是代表呼吸系统、肺和胸壁的静态顺应性的压力－容量曲线。

2. 肺动态顺应性（CL, dyn）监测　同时记录气道压（Paw）、食管压（$Peso$）、潮气量和流量。在同一次呼吸周期中，吸气末和呼气末的流量均为 0，分别确定吸气末和呼气末的经肺压（PL、$Paw-Peso$）和肺容量（V）。

3. 呼吸系统有效静态顺应性（effective CRS）监测　轻度临时过度通气或镇静，甚至使用神经肌肉阻断剂消除自主呼吸。呼吸机送气后，阻塞呼气口使气道压达到一个平衡压力，此时流量为 0，平衡后的气道压为平台压（$PRSplat$），代表在静态吸气末呼吸系统的弹性回缩压（$PRSel$）。同时记录所送的气体容量和 $PEEP$ 的水平。

4. 呼吸系统的有效动态顺应性（effective CRSdyn）监测　方法与呼吸系统有效静态顺应性的测定方法相似，只是记录呼吸机送气后瞬间的气道峰压（$Ppeak$）。同时也记录所送的气体容量和 $PEEP$ 的水平。

（五）肺顺应性监测的临床应用

1. 协助诊断　如果有效动态顺应性降低的程度比总有效静态顺应性大，说明气道阻力增加（支气管痉挛、黏液或痰痂、血痂堵塞或气管插管的扭曲等）或吸气流速的增加。

2. 合理应用呼气末正压通气（$PEEP$）：从静态的压力－容积曲线中可以得出几个参数：①初始顺应性（starting compliance，Cstart），数值低，反映在低容量时，呼吸系统的可扩张性差，打开关闭气道所需的压力高。②充气顺应性（inflation compliance，Cinfl），当所有的复张区域已经开放时，呼吸系统的可扩张性强。③拐点（inflection point，Pflex）：就是 Cstart 和 Cinfl 两条直线交叉所代表的压力。拐点代表气道或肺泡重新开放的压力，且相当于闭合容积。这是目前选择 *PEEP* 水平的常用方法。

3. 判断 *PEEP* 的治疗反应 压力－容积曲线的面积是不闭合的。吸气相和呼气相间的差距，即滞后现象，主要与肺的气体闭陷有关，也受氧耗、CO_2 的产生、气体湿度和温度变化的影响。通过应用 *PEEP* 后，肺的气体闭陷减少，滞后现象可减轻。

4. 判断 ARDS 的病期 ①肺吸气相和呼气相的顺应性正常，基本没有滞后现象，吸气相没有拐点提示多为 ARDS 痊愈且胸片基本正常的患者。②肺吸气相和呼气相的顺应性正常，滞后现象增加，并出现吸气相拐点提示多为 ARDS 早期且胸片示单纯肺泡浸润的患者。③吸气相和呼气相的顺应性下降，有明显的滞后现象和吸气相拐点提示多为 ARDS 中、后期且胸片为混合的肺泡浸润和间质改变的患者。④顺应性明显减少，滞后现象和吸气相拐点消失提示多为 ARDS 末期且胸片有明显的间质改变的患者。

5. 小气道阻塞的早期诊断 频率依赖性／顺应性（Cdyn／Cstat）低于 0.8 提示小气道阻力增加，是反映早期气道阻塞的敏感指标。

6. 协助呼吸机参数的设置 胸壁坚硬度增加的患者（如脊柱后侧突、强直性脊柱炎、肥胖和大量腹腔积液等），其呼吸系统的顺应性减少，而肺顺应性正常，即呼吸系统的顺应性减少是由于胸廓而不是肺的原因所致，其经肺压不增高，气压伤的危险不大。这有助于临床医师合理设置呼吸机参数。

（六）呼吸阻力监测方法

由于气道开口压（Pao）和 F（流速）的检测容易，Palv 的测定是气道阻力（RAW）检测的关键。测定的方法有：气道阻断法、食管压监测法、气道压检测法、吸气末停顿法、体积描记法。

1. 气道阻断法 在呼吸过程中，应用快速开闭的阀门，使气道突然关闭和开放。当气道阻断的瞬间，流量为零，肺泡压与气道开口压达到平衡，可以检测气道开口压（Pao）。测定关闭时瞬间（0.1s）的压力与关闭前或刚开放瞬间（0.1s）的流量的比值计算出气道阻力（RAW）。此检查方法虽然简便，但要求阻断阀门的反应足够快，阻断后的瞬间受试者的呼吸形式没有改变，否则结果会有明显的偏差。由于实际检查过程中难以保证阻断前后患者呼吸形式和呼吸肌肉用力程度保持一致，结果的可重复性和可靠性较差。

2. 食管压监测法 通过食管囊管法测定胸膜腔压（Ppl 或 Peso）：$PL = Pao - Ppl$。当有呼吸气流时，PL 包含肺的弹性回缩力和气道阻力。当气流为零时，PL 反映肺的弹性回缩力。通过 PL 的检测，减去反映弹性回缩力部分，可以计算出用于克服气道阻力的压力消耗。在 PL 与时间或肺容量的曲线上寻找吸气开始和吸气末气流为零的时间点做连线。这一连线反映克服肺弹性阻力的压力，而这一连线与实际的曲线的压力差值反映克服气道阻力所消耗的压力（Pao - Palv）。此法可以在自主呼吸、无须阻断气道的条件下检测气道阻力，但由于需要放置食管囊管，限制了临床的普及应用。

3. 气道压力检测法 此法仅适用于正压机械通气的患者，此法受自主呼吸的影响，必须在镇静麻醉或明确没有自主呼吸肌肉活动的前提下检测。在正压机械通气时，检测气道压与肺容量的关系曲线。在曲线上寻找吸气开始和吸气末气流为零的时间点做连线（其检测原理与食管囊管法相似）。这一连线与实际的压力曲线的差值反映克服呼吸气流的阻力所消耗的压力，主要是气道阻力。

4. 吸气末停顿法 在正压机械通气时，通常在采用恒定流量和定容控制呼吸的条件下，在吸气末阻断气道。由于气流立即降为零，气道峰值压（Ppeak）下降，逐渐出现压力的平台（平台压，Pplat）。Ppeak 与 Pplat 的差值反映克服气道阻力所消耗的压力。气道阻力等于此压力差值除以流量。此法检测的前提条件与气道压力检测法相同。

（七）呼吸阻力监测临床应用

1. 诊断气道病变 ①在 RAW 检测时，如果将流量控制在一定的范围（0.5~1.0L/s）内，则 RAW 的大小可以反映气道半径的变化。所以 RAW 的检测可用于发现气道的病变。②及时发现机械通气时气道阻力增高的常见原因：根据动态观察气道阻力，如气道阻力突然增高，要注意支气管痉挛、分泌物阻塞；如气道阻力逐渐增高，要注意呼吸道黏膜的水肿、充血；如果气道阻力持续很高，且与胸片的表现不符合，要注意气管插管管径过小、痰痂、血痂形成、痰栓堵塞或接口过细等。

2. 指导呼吸机的参数调节　①I：E：由于呼吸时气道半径的变化，呼气阻力大于吸气，机械通气时应适当减少，延长呼气时间，保证充分呼气。②PEEP：气道萎陷时，阻力增加，应用PEEP后，减轻气道萎陷，阻力减少，呼吸阻力的监测有利于调节合适的PEEP。

3. 观察治疗效果　比较治疗前后的气道阻力，判断疗效。

（八）呼吸做功监测方法

呼吸做功监测方法目前常用的是首先检测出静态的PL和PW与肺容量的关系曲线，将两条曲线共同绘制在压力－容量坐标图上，即为Campbell图，PL和PW的测定方法如上述（顺应性的监测方法）。在建立了Campbell图的基础上，将实际检测的PL在Campbell图上做图，可以计算呼吸做功以及其组成成分。呼吸做功计算时分别用PL和PW与肺容量的变化进行积分（计算面积）计算克服肺和胸壁阻力的做功。通过Campbell图可以进一步将呼吸做功区分为吸气做功（Wi）和呼气做功（Wex）。Wi包括气道阻力做功（Wrs）和弹性阻力做功（Wel）。通常取$6 \sim 8$个呼吸周期计算呼吸做功的平均值。在已经检测出完全自主呼吸或完全的机械通气的呼吸做功的基础上，可以计算辅助通气时患者和呼吸机的做功的比例。

（九）呼吸做功监测临床应用

1. 评价呼吸肌功能状态　是反映呼吸肌肉负荷的综合性的指标。通过同时对呼吸做功和呼吸肌肉的功能储备进行检测，可以判断呼吸肌肉负荷与储备能力的失衡，预测呼吸肌肉的疲劳，指导呼吸衰竭的防治。

2. 指导治疗　机械通气时，通过计算患者和呼吸机做功的比例，分析增加的原因，有利于临床治疗对策的设定。例如，PEEPi导致的呼吸做功的增加则需要针对改善PEEPi的处理；阻力做功的增加可以通过改善气道通畅性而得到改善。

3. 指导呼吸机撤机　根据患者病情变化、呼吸肌参与做功的能力进行撤机评估。

六、动脉血气分析监测

动脉血气分析动态监测可有效观察人工呼吸机治疗参数调整是否适合于患者的病情状态。值得指出的是动脉血气分析结果是检验呼吸机参数是否设置合理的相对较为理想的金标准。

（王　标）

第五节　可能出现的并发症及其防治

正因为目前临床上最常使用的是正压通气，机械通气的好处得益于压力，机械通气的不良作用也与压力有关。可能出现的并发症，主要有以下几点：

一、呼吸机相关肺损伤

人工呼吸机相关性肺损伤包括气压伤、容积伤、萎陷伤和生物伤。其产生机制与损伤导致的肺损伤相类似。

1. 呼吸机相关性肺损伤的影响因素　呼吸机相关性肺损伤的影响因素较多，主要有：

（1）呼吸机相关因素：如气道压（包括气道峰压、平台压、平均压、PEEP等）、通气容量、通气方式、吸入气氧浓度等。

（2）患者病变因素：胸壁肺结构发育缺陷如肺大疱、肺囊肿等，肺表面活性物质不足、失活、缺乏等，重度肺部感染破坏肺组织、坏死性肺炎、弥漫性肺纤维化、重度阻塞性肺病（重症哮喘、重症COPD等）。患者因素与呼吸机因素两者需要综合考虑，如在理论上小潮气量通气可防止呼吸机相关性肺损伤，但实际上如果肺部病变严重，即使不用呼吸机也可能出现气胸等并发症。

2. 气压伤　是由于气道压力过高或病变肺泡难以经受较低的气道正压通气压力，肺泡发生破裂，气体漏入胸膜腔、纵隔胸膜腔、肺间质或皮下软组织等。临床表现为皮下气肿、纵隔气肿、肺间质气肿、心包积气、气胸等。

3. 容积伤　是指过大的吸气末容积对肺泡上皮和血管内皮的损伤，临床表现为气压伤和高通透性肺水肿。

4. 萎陷伤　是指肺泡周期性开放和塌陷产生的剪切力引起的肺损伤。

5. 生物伤　即以上机械及生物因素使肺泡上皮和血管内皮损伤，激活炎症反应导致的肺损伤，其对呼吸机相关肺损伤的发展和预后产生重要影响。

6. 防治措施　为了避免和减少呼吸机相关肺损伤的发生，应实施肺保护性通气策略，如在满足机体组织氧合需求的情况下，尽量使用较低的潮气量、通气频率、吸入气氧浓度等。机械通气应避免高潮气量、高平台压，一般情况下吸气末平台压不超过 30 ~ 35cmH$_2$O（2.94 ~ 3.43kPa），尽量选用较为理想的通气方式，如使用压力 - 容量限制通气模式：压力控制通气模式（PCV）、压力增强通气模式（PSV）、适应性支持通气模式（ASV）、压力调节容量控制通气模式（PRVC）、气道压力释放通气模式（APRV）、容量控制通气模式（VSV）、比例辅助通气模式（PAV）、双相气道压力调节通气模式（PRBAP）等，选择适当的 SIGH 或 CPAP 等，以避免气压伤、容积伤，同时尽可能选择设定最佳呼气末正压，以预防萎陷伤。必要时，可适当补充肺表面活性物质，或选用高频振荡通气方式改善肺通气、换气功能，有利于肺部病变的恢复。

二、呼吸机相关肺炎

呼吸机相关肺炎是指机械通气48h后发生的院内获得性肺炎。有报道认为呼吸机相关性肺炎发生率可占 ICU 总感染数的25%，是重症监护病房内最常见的感染之一，大多为并发多种疾病、病情危重、住院时间长、免疫功能下降、多种创伤性操作集一身、暴露于高档抗生素环境的中老年患者，是导致危重症高致残率、高死亡率、高医疗费用的主要原因。

气管内插管或气管切开导致上呼吸道正常温化、湿化、会厌与声门的关闭保护功能等丧失，机械通气患者胃肠内容物反流误吸、气道分泌物的积聚并往下呼吸道渗漏、医院环境的交叉感染等均是发生院内获得性肺炎的主要原因。

防治措施：对呼吸机相关性肺炎的预防措施包括：如病变无维持特殊体位要求，机械通气患者一般没有体位改变的禁忌证，大多应予半卧位（床头抬高 30° ~45°）；应避免镇静时间过长和程度过深，最好每日镇静剂能间断停用一定时间；坚强营养代谢支持治疗，提高免疫力，避免误吸；注意加强气道管理，防止交叉感染，有条件者可行声门下分泌物引流，定期更换消毒呼吸机管路、冷凝器、加温加湿器等；每日评估拔管的可能性，尽早撤机等措施以减少呼吸机相关肺炎的发生；预防消化性溃疡和深静脉血栓形成，加强医务人员的相关教育培训，建立由临床危重症医生、感染科医生、院内感染管理专家、呼吸专科护理人员等多学科专家定期对 ICU 感染多重耐药菌的环境、定植菌监测、环境消毒措施的执行情况、呼吸道管理及其感染防治风险评估。

三、氧中毒

氧中毒即长时间吸入高浓度氧导致的呼吸道、肺泡的损伤。吸入氧浓度［Fi（O$_2$）］越高、时间越长，导致的肺损伤越严重。

防治措施：当患者病情严重必须吸高浓度氧时，应尽量避免长时间吸入。一般情况下，吸入氧浓度不超过 60%，基本的目标要求是以尽可能低的吸入气氧浓度维持动脉血气氧分压在 60mmHg（7.98kPa）以上。但在心跳呼吸骤停等复苏抢救时，一般要求一开始即用纯氧复苏，不必考虑氧中毒的问题，待病情相对稳定后逐渐降低吸入气氧浓度。

四、呼吸机相关的膈肌功能不全

1%～5%的机械通气患者存在撤机困难。撤机困难的原因很多，其中呼吸肌的无力、疲劳、长时间依赖人工呼吸机导致呼吸肌的失用性萎缩、营养不良性萎缩或病变导致呼吸肌钙化、纤维化等均是重要的原因之一。

防治措施：机械通气患者尽可能保留自主呼吸，加强呼吸肌锻炼，以增加肌肉的强度和耐力，同时，加强营养支持可以增强或改善呼吸肌功能。

五、呼吸机相关性肺水肿

人工呼吸机相关性肺水肿大多由以下原因产生：①人工呼吸机使用不当，如气道管路，或管路连接处过小，或人工气道被痰栓、痰痂、血痂等不完全堵塞，引起气道阻力过大，为使设置的潮气量进入肺内，气道压力急剧升高。②人工呼吸机相关参数设置不合理：如潮气量、通气压力设置严重错误等导致气道压力明显升高。③气道管路漏气，或人工气道气囊充气不足或尺寸过小导致气道漏气，患者分钟通气量严重不足，产生严重的人-机不协调。④人工呼吸机送气流速或吸呼时比设置不合理。⑤人工呼吸机阀门故障或进气道滤网灰尘积聚导致堵塞。⑥患者较长时间严重烦躁不安、不合作或谵妄躁动等参与呼吸的肌肉超负荷运动，使胸腔和肺间质负压大大增加；或使左室后负荷明显增大，诱发或加重左心功能不全或衰竭，产生急性肺水肿。⑦护理不当：如吸引气道分泌物，或清除异物，或吸引痰栓、痰痂、气道内血块、血痂等时间过长或吸引负压过大，产生急性肺水肿。⑧医源性因素：如人工呼吸机支持下、纤维支气管镜检查治疗操作不当、时间过长或持续吸引时间过长等均可引起急性肺水肿。

防治措施：人工呼吸机做正常维护保养、使用前必须先调试正常、模拟肺使用运转正常、报警值设置合理、人工气道气囊压力无过高过低［一般20～30cmH$_2$O（1.96～2.94kPa）］，或气道管路检查无漏气、对必要的医疗操作进行规范化培训，对严重烦躁不安、谵妄躁动者予适当镇静处理等。

六、肺不张

使用人工呼吸机患者发生肺不张多系呼吸道分泌物、痰栓、痰痂、血块、血痂、异物等堵塞支气管，或段支气管等所致；另外，气道维护时，长时间的气道内吸引或负压过大均易产生肺不张。除此之外，尚应排除气管支气管损伤或损伤后肉芽增生堵塞气道、气管支气管赘生物等气道内原因和气胸、血胸、胸腔积液等胸膜腔外在压迫原因造成的肺不张。

防治措施：予气道进行必要的温化、湿化和良好的气道通畅性、生理化维护，避免长时间气道吸引等规范护理，在有经验的专业人员指导下进行纤维支气管镜正确的检查、诊断、治疗操作，对较难去除的痰痂、血痂进行充分湿滑再吸引清除，对气道损伤后的肉芽增生等良性气道狭窄予纤维支气管镜下直接切除或激光灯方法切除，必要时植入金属或记忆合金的支气管支架。

七、喉、气管损伤

喉、气管损伤多系建立人工气道时操作损伤，或人工气道尺寸过大，或气囊压力过高、压迫气道时间过长致使气道黏膜发生缺血性、机械性损伤等所致。

防治措施：建立人工气道的操作技术需精湛，动作要轻柔、快捷，气囊压力定时监测，一般维持在20～30cmH$_2$O（1.96～2.94kPa）［尽量不超过30cmH$_2$O（2.94kPa）］，使气囊达到既能使气道不漏气又不影响气道黏膜的正常供血，维持营养供应。

（李　昌）

第七章

常见急重症症状及鉴别诊断

第一节 高热

由于多种不同原因致人体产热大于散热，使体温超过正常范围称为发热（fever），临床上按热度高低将发热分为低热、中等度热、高热及超高热。高热指体温超过 39.1℃。

一、诊断

（一）病史询问要点

详细询问病史，要注意以下几个方面。

1. 诱因　发热前 2～3 周内有无皮肤外伤及疖痈史；近 1～3 周内有无传染病疫区逗留史；1 个月内有无血吸虫病疫水接触史。皮肤外伤及疖痈是诊断败血症线索；有传染病疫区逗留史，考虑急性传染病；腹部手术后发热应考虑腹腔、盆腔感染如膈下脓肿、肠间隙脓肿、空腔脏器瘘等。

2. 发病季节　冬春季节发病，多见于麻疹、流行性脑脊髓膜炎；夏秋季节发病，多见于乙型脑炎、疟疾、伤寒、痢疾、中暑。

3. 热型

（1）稽留热：见于大叶性肺炎、伤寒、斑疹伤寒等。

（2）间歇热：见于疟疾、急性肾盂肾炎、局限性化脓性感染等。

（3）张弛热：见于败血症、风湿热、重症结核、渗出性脑膜炎、化脓性炎症等。

（4）回归热：见于回归热、霍杰金病、鼠疫热等。

（5）波状热：见于布氏杆菌病、恶性淋巴瘤、腹膜炎等。

（6）不规则发热：见于结核病、感染性心内膜炎、风湿热等。

（7）消耗热：见于脓毒血症、败血症等。

（8）双峰热：见于革兰阴性杆菌败血症。

4. 体温升降方式　骤升型发热见于疟疾、急性肾盂肾炎、大叶性肺炎、败血症、输液反应等；缓升型发热见于伤寒初期、结核病、布氏杆菌病等；骤降型见于疟疾、急性肾盂肾炎、大叶性肺炎、输液反应及服用退热药者；渐降型见于伤寒缓解期、风湿热和感染性疾病经抗生素治疗有效时。

5. 伴随症状

（1）发热伴寒战者：多见于败血症、大叶性肺炎、急性胆囊炎、急性肾盂肾炎、流行性脑脊髓膜炎、疟疾、药物热、急性溶血及输液反应、流行性斑疹伤寒、鹦鹉热、天花、流行性出血热、传染性单核细胞增多症。

（2）伴咽痛：多见于上呼吸道感染、化脓性扁桃体炎；伴咳嗽、咳痰，见于急性呼吸道感染及肺部感染。

（3）伴胸痛者：见于肺炎、胸膜炎、心肌梗死、肺脓肿等。

（4）伴腹痛、恶心、呕吐者：见于急性细菌性痢疾、急性胆囊炎、急性肾盂肾炎、急性肠系膜淋巴结炎、急性出血坏死性肠炎、急性胰腺炎、急性胃肠炎等。

（5）伴头痛者：见于脑炎、脑膜炎、脑脓肿等。

（6）伴肌肉痛者：见于肌炎、皮肌炎、旋毛虫病、军团病、钩端螺旋体病、药物热等。

（7）全身关节痛：见于结缔组织病、痛风、银屑病性关节炎等。

（8）伴神经障碍者：见于脑炎、脑膜炎、感染中毒性脑病、脑出血、中暑、颞动脉炎、红斑狼疮脑病等。

（9）发热伴明显中毒症状：见于严重感染，尤其是败血症。

（10）是否伴有皮疹及出疹时间：发热1d出现皮疹见于水痘；2d出现皮疹，见于猩红热；3d出现皮疹，见于天花；4d出现皮疹，见于麻疹；5d出现皮疹，见于斑疹伤寒；6d出现皮疹，见于伤寒。

（二）体格检查

应做全面的体格检查，但应注意以下几点。

1. 一般状况及全身皮肤黏膜检查，注意全身营养状况　恶病质提示重症结核、恶性肿瘤。注意有无皮疹及皮疹类型；斑疹见于丹毒、斑疹伤寒；面部蝶形红斑、指（趾）端及甲周红斑提示系统性红斑狼疮（SLE）；环形红斑见于风湿热；丘疹和斑丘疹见于猩红热、药物热；玫瑰疹见于伤寒和副伤寒；睑结膜及皮肤少许瘀点，指端、足趾及大、小鱼际肌有压痛的osler小结见于感染性心内膜炎；软腭、腋下有条索状或抓痕样出血点，见于流行性出血热；皮肤散在瘀点、瘀斑、紫癜见于再生障碍性贫血、急性白血病及恶性结缔组织病；大片瘀斑提示弥散性血管内凝血；有皮肤疖肿者要考虑败血症和脓毒血症。

2. 注意全身淋巴结有无肿大　局部淋巴结肿大，质软，有压痛，考虑相应引流区域有炎症；局部淋巴结肿大，质硬，无压痛，可能为癌肿转移或淋巴瘤；全身淋巴结肿大见于淋巴瘤、急慢性白血病、传染性单核细胞增多症、系统性红斑狼疮等。

3. 头颈部检查　结膜充血多见于麻疹、出血热、斑疹伤寒；扁桃体肿大，其上附有黄白色渗出物，考虑化脓性扁桃体炎；外耳道流出脓性分泌物为化脓性中耳炎；乳突红肿压痛为乳突炎；颈项强直见于脑膜炎、脑膜脑炎；甲状腺肿大伴突眼伴高热见于甲状腺功能亢进危象。

4. 心脏情况　心脏扩大，新出现收缩期杂音提示风湿热。原有心脏瓣膜病，杂音性质发生改变，要考虑感染性心内膜炎。

5. 肺部检查　侧肺局限性浊音，语颤增强，有湿啰音，提示大叶性肺炎；下胸部或背部固定或反复出现湿啰音，见于支气管扩张伴继发性感染；一侧肺下部叩诊呈浊音，呼吸音、语颤减低，提示胸腔积液。

6. 腹部检查　胆囊点压痛，Murphy征阳性伴皮肤、巩膜黄染，提示为胆囊炎、胆石症发热；中上腹明显压痛，肋腹部皮肤灰紫色斑（Grey－Turner征）或脐周皮肤青紫（Gullen征），见于出血坏死性胰腺炎。右下腹或全腹压痛，有时伴腹块，腹壁或会阴部有瘘管，全身营养差，考虑克罗恩病（Crohn病）。肝肿大，质硬，表面有结节或巨块，提示肝癌发热；肝脾同时肿大，可见于白血病、淋巴瘤、恶性组织细胞病、系统性红斑狼疮等；季肋点压痛，肾区叩击痛，提示上尿路感染。

7. 四肢及神经系统检查　杵状指（趾）伴发热，见于肺癌、肺脓肿、支气管扩张、感染性心内膜炎；关节红肿压痛见于风湿热、红斑狼疮或类风湿性关节炎；克氏或布氏阳性见于中枢神经系统感染。

（三）实验室检查

因发热的病因很多，应根据病因做针对性检查，但应做下列常规检查：

（1）血常规、尿常规、粪常规：中性粒细胞增加伴发热，常见于细菌感染、大出血、组织损伤后；中性粒细胞减少，见于伤寒、副伤寒、急性病毒感染、疟疾、黑热病、急性再生障碍性贫血、恶性组织细胞病、系统性红斑狼疮、急性播散性结核、急性非白血性白血病、急性粒细胞减少症等；嗜酸性粒细胞增加，常见于药物热、血清病；嗜酸性粒细胞减少见于伤寒；高热伴贫血见于急性溶血、急性再生障碍性贫血、急性非白血性白血病。

（2）寒战高热时应做血培养，血涂片检查：血涂片检查对诊断疟疾、回归热、白血病、系统性红斑狼疮、钩端螺旋体病等很有帮助。

（3）高热超过1周，应做肥达氏反应及外斐反应、布氏杆菌凝集试验。

（4）怀疑呼吸系统疾病，应做胸部透视或胸部X线检查，做痰培养及痰涂片检查。

（5）怀疑肝脏疾病，应做肝功能及腹部B超检查。

（6）有出血倾向，应做出凝血时间、血小板、凝血酶原时间测定等。

（7）怀疑泌尿系统感染，应做尿培养。

（8）有关节痛者，应做抗链球菌溶血素"O"试验及C-反应蛋白、抗核抗体、血沉、血清蛋白电泳、免疫球蛋白等检测。

（9）高热原因未明，用抗生素无效者，有必要做淋巴结活检、骨髓活检。

（10）血清学检查：对确定病因有帮助。肥达氏反应阳性，见于伤寒、副伤寒；外斐反应阳性，考虑斑疹伤寒；布氏杆菌凝集试验阳性考虑布氏杆菌病；嗜酸性凝集试验阳性考虑传染性单核细胞增多症；冷凝集试验阳性，考虑支原体肺炎等。

二、鉴别诊断

（一）感染性疾病

1. 败血症　致病菌通过破损的皮肤、黏膜或由其一感染灶中释放出来，经淋巴管及静脉进入血液生长繁殖并产生毒素而致病。常见的是金黄色葡萄球菌败血症和革兰阴性菌败血症。前者起病急，突发寒战、高热，热型多呈弛张热，以多形性皮疹、皮肤黏膜出血点、关节肿痛、心内膜炎及迁徙性化脓病灶为主要临床表现。外周血白细胞及中性粒细胞明显升高。革兰阴性菌败血症常为弛张热、间歇热或双峰热，可伴相对缓脉、坏死性皮疹、肝脾肿大及感染性休克。部分患者外周血白细胞可以不高。多次血培养及骨髓培养有助于致病菌的检出，通常认为最好的取血时间应当在抗生素使用之前及寒战高热出现时。鲎溶解物试验（LLT）阳性提示有革兰阴性杆菌内毒素存在，但也有假阳性和假阴性者。

2. 结核病

（1）粟粒性肺结核：可有高热、寒战、气促及全身中毒症状，胸片示弥漫性小结节影。

（2）浸润性肺结核：可有发热、咳嗽、咳血痰、乏力、钠减、消瘦、盗汗，痰液结核杆菌培养可阳性，胸片示一侧或双侧上肺斑片或斑点状阴影，同时可有纤维化和钙化。

（3）肺外结核：包括结核性脑膜炎、结核性胸膜炎、腹膜结核、淋巴结结核、肾结核等。临床有全身中毒症状及相伴症状。血白细胞一般正常或稍增高，可有血沉增快，结核菌素试验阳性。诊断性治疗有效。

3. 伤寒　起病缓慢，体温呈梯形上升，稽留型持续高热，伴有表情淡漠、相对缓脉、玫瑰疹。典型病例在病程1周末可有脾肿大及肝肿大。血白细胞计数减少，肥达氏反应阳性，血培养分离出伤寒杆菌。近年来由于抗生素广泛使用，伤寒的不典型病例增多，并发症增多且类型复杂，应予重视。

4. 流行性出血热　鼠类是传染源，春夏季和秋冬季可流行。临床分为发热期、低血压期、少尿期、多尿期、恢复期五期。发热期起病急骤，体温一般为39~40℃，热型以弛张热为多，伴有头痛、眼痛、眼眶痛、视力模糊、口渴、恶心、呕吐、腹痛、腹泻等，颜面及眼眶区充血，上胸部潮红，腋下可见散在出血点。血白细胞增多、淋巴细胞增多、血小板数下降。胸片可出现弥漫性渗出性改变。

5. 疟疾　夏秋季发病率高，高热前有明显寒战，体温可达40℃以上，伴大量出汗，可有脾肿大及贫血，血白细胞计数偏低。对于疑为疟疾的患者，如多次血涂片或骨髓涂片中始终未找到疟原虫，可试用氯喹做诊断性治疗。

6. 感染性心内膜炎　原有先天性心脏病或风湿性心瓣膜病者，或于心脏手术后，出现原因不明高热伴有全身乏力、进行性贫血及栓塞现象，体检于皮肤、黏膜、甲床等处可见出血点，心脏听诊出现新的杂音或原有杂音性质改变，或伴有心律时常，需考虑本病的可能性，反复做血培养有助于明确诊断。

7. 艾滋病（AIDS）　高危人群如存在下列两项或两项以上表现者，应考虑艾滋病可能：①间歇或持续发热 1 个月以上。②全身淋巴结肿大。③慢性咳嗽或腹泻 1 个月以上。④体重下降 10% 以上。⑤反复出现带状疱疹或单纯疱疹感染。⑥口咽念珠菌感染。

进一步确诊需做 HIV 抗体和 HIV – RNA 检测以及 CD4$^+$T 淋巴细胞计数等。

8. 流行性感冒　冬春季好发，易暴发流行。多以高热起病，伴头痛、乏力、周身酸痛，体温可达 39 ~ 40℃，持续 2 ~ 3d 逐退，出现鼻塞、流涕、咽痛、咳嗽、血丝痰或合并细菌感染者为脓痰，少数患者可有呼吸困难或消化道症状。血白细胞计数正常、减少或略增加，淋巴细胞比例可增加。

9. 传染性非典型肺炎/严重急性呼吸道综合征（SARS）　病原体可能为一种新型的冠状病毒，传染源为其患者和潜伏期病原携带者，以近距离空气飞沫和密切接触为传播方式。其临床过程急骤，多以发热为首发症状，体温一般在 38℃ 以上，可伴有头痛、全身不适或肌肉痛，可有干性咳嗽，严重者有气促甚至呼吸窘迫。血白细胞计数一般不升高或降低，常有淋巴细胞计数减少。胸部 X 线片呈不同程度片状、斑片状浸润性阴影或网状改变。本类“非典型肺炎”与已知由肺炎支原体、肺炎衣原体、军团菌及常见呼吸道病毒所致的非典型肺炎不同，具有传染性强、聚集性、临床表现较重、病情进展快、危害大等特点，尤以年龄大于 50 岁或合并有基础疾病者预后较差。

10. 军团病　是由军团菌引起的急性呼吸道传染病，传播方式主要为经供水系统、空调和雾化吸入而被吸入。年龄大、有免疫低下等疾病者易发。起病表现为高热、寒战、乏力、肌痛、干咳、腹泻，重者可有呼吸困难及神经精神症状。血白细胞计数多增高，中性粒细胞核左移，可伴有肾功能损害。胸片早期为外周性斑片状肺泡内浸润，继而肺实变，下叶较多见。

11. 急性细菌性肺炎　是细菌感染引起的肺部炎症。根据病变累及范围又分为大叶性肺炎和支气管肺炎。患者有发热、咳嗽、咳脓痰，胸片示肺内炎性浸润性阴影，血白细胞计数或中性粒细胞增高，或合格痰标本培养可分离到有意义的病原菌。

12. 局部性感染　以肝脓肿、胆管与泌尿生殖道急性感染、腹腔内脓肿较为常见，急性感染可引起高热、乏力、腰酸、腹痛、恶心、呕吐及其他相伴症状，应观察其体征变化，并反复做有关实验室检查及辅助检查，对病灶的发现均有重要价值。

13. 真菌感染　长期应用抗生素、糖皮质激素或免疫抑制剂的患者易发生机会性真菌感染。临床表现可发热持续不退，伴有寒战、盗汗、厌食、体重减轻、全身不适或咳嗽、咳血等，应想到口咽或深部真菌感染的可能，有条件做真菌培养或给予抗真菌药物观察治疗。

14. 禽流感　人感染 H_7N_9 禽流感是由 H_7N_9 禽流感病毒引起的急性呼吸道感染性疾病，其中重症肺炎病例常可合并急性呼吸窘迫综合征、感染性休克，甚至多器官功能衰竭。根据流行病学接触史、临床表现及实验室检查结果，可做出人感染 H_7N_9 禽流感的诊断。

（二）非感染性疾病

1. 系统性红斑狼疮（SLE）　多见于年轻女性，发热病程较长。急性发作期有高热，体温可高达 39 ~ 40℃，多伴有关节酸痛、皮损、面部蝶形红斑、日光过敏、贫血、乏力、肢端动脉痉挛、出血点等。临床及实验室检查显示肝、肾、心、肺等多脏器受损，溶血性贫血，白细胞、血小板减少，血沉增快，抗核抗体阳性（阳性率最高），抗平滑肌抗体阳性（特异性最高），骨髓和外周血液中找到狼疮细胞，或皮肤活检阳性。

2. 风湿热　多侵犯青少年，发病前往往先有急性咽炎或扁桃体炎病史，为溶血性链球菌感染后引起的全身性变态反应。患者多有发热，多数为不规则热，常伴有游走性关节疼痛、心率增快、心律失常。部分患者于躯干和四肢内侧出现环形红斑。病变关节区可见皮下结节，坚硬无痛与皮肤不粘连。实验室检查血沉加速、黏蛋白增高、抗链球菌溶血素“O”滴定度升高。

3. 皮肌炎　临床表现多有高热，伴周身不适、极度乏力及对称性全身肌肉剧痛和压痛，患者不能坐立和伸展。

4. 成人斯蒂尔（Still）病　旧名“变异性亚败血症”，以间歇性高热、皮疹及关节症状为主要特征。此外，尚有淋巴结肿大、肝脾肿大、白细胞计数增高、血沉加快、类风湿因子及抗核抗体均阴性、多次血培养阴性、抗生素治疗无效、糖皮质激素治疗有效等特点。

5. 血液病　急性白血病、恶性淋巴瘤、恶性组织细胞增多症、骨髓增生异常综合征、急性再生障碍性贫血、多发性骨髓瘤等血液病可表现为长期发热，发热多为弛张型、间歇型或周期型，发热病程可自数周至数月不退，患者多伴有不同程度的面色苍白、出血倾向、肝脾肿大或淋巴结肿大，往往需做骨髓穿刺、淋巴结活检等检查，有时需反复多次才能确诊。

6. 各种恶性肿瘤　肿瘤患者可出现中度或中度以上的发热，以消化道、呼吸道恶性肿瘤、骨肉瘤及肾癌、肾上腺癌为多见，患者多伴有进行性消瘦、食欲不振和病变脏器的有关症状。

7. 药物热　发热患者使用解热镇痛药、磺胺类、某些抗生素或安眠药等，发热反而持续或又复升，或原先无发热而出现发热者，临床无新的感染证据，伴有多形性皮疹、关节痛、淋巴结肿大及嗜酸粒细胞增多等表现，患者一般情况尚好，无中毒症状者，应考虑药物热的可能。可在严密观察下停用可疑药物，如数日内体温降至正常，则可做出药物热的诊断。

（李　昌）

第二节　头痛、呼吸困难、心悸

一、头痛

头痛是指额、颈、颞及枕部的疼痛，即眉弓以上至枕下部为止范围内的疼痛。

（一）诊断

1. 病史询问要点

（1）发病年龄：典型偏头痛一般发生在青春期；丛集性头痛多发生在 30～50 岁；动脉粥样硬化性脑血管性头痛和高血压性头痛，往往年龄偏大。

（2）起病缓急：起病急骤，头痛剧烈常见于蛛网膜下腔出血、脑膜炎、三叉神经痛、急性闭角性青光眼、中暑、颅脑外伤、脑出血等；慢性反复性头痛，考虑血管性头痛、肌紧张性头痛、丛集性头痛及高血压所致头痛；慢性进展性头痛是颅内肿瘤、结核性脑膜炎的特征；长期慢性头痛，多见于神经衰弱、鼻窦炎、屈光不正和脑外伤后遗症。

（3）头痛部位：额部疼痛多见于鼻窦炎、颅内高压、幕上占位病变、热性疾病；顶部疼痛考虑神经衰弱；枕部疼痛考虑幕下病变、枕大神经痛；一侧颞部搏动性头痛见于偏头痛；眼眶上部疼痛考虑闭角性青光眼；颈部疼痛见于脑膜炎蛛网膜下腔出血；全头疼痛见于全身性或颅内感染性疾病。

（4）头痛性质：搏动性头痛见于血管性头痛、偏头痛、高热等；钝痛多见于肿瘤、发热等；胀痛见于颅内压增高、血管性头痛；压迫痛是肌收缩性头痛特征；电击样头痛，多见于三叉神经痛、舌咽神经痛等；疼痛性质不定，变化较多，考虑神经衰弱。

（5）头痛发生时间：晨起时疼痛加重见于鼻窦炎、颅内压增高等；午后疼痛加重，见于鼻窦炎、颅内高压等；夜间发生疼痛见于丛集性头痛、肌收缩性头痛；阅读时头疼加重见于屈光不正；月经期间发病见于偏头痛。

（6）加重、减轻或诱发头痛因素：咳嗽、打喷嚏、摇头、排便使头痛加重，见于颅内压增高、偏头痛等；吞咽、讲话时疼痛考虑舌咽神经痛；精神紧张、劳累后发生，多见于神经衰弱、肌收缩性头痛、高血压等；颈部运动时疼痛加剧，考虑颈肌急性炎症；直立时可缓解者见于丛集性头痛，麦角胺可缓解者见于偏头痛。

（7）有无头部外伤史：急性头部外伤可见于急性头痛，可伴有神经系统异常体征，如脑挫裂伤、硬膜下血肿等，亦可出现慢性头痛而无肯定的体征。

（8）是否有伴随症状：伴喷射性呕吐，多见于颅内高压；伴高热，多见于各种严重感染、中暑；伴眩晕，多见于内耳及小脑病变，椎－基底动脉供血不足；伴惊厥见于高热、癫痫。伴精神症状者考虑脑炎；伴神志障碍者，多见于高热、颅内出血、脑炎、脑膜炎等。

2. 体格检查 除全面体格检查外，应注意：

（1）头部检查：注意有无颅骨内陷、头皮血肿及局部压痛。头面部各鼻窦投射区是否有压痛及颞部是否有压痛，从而判断有无脑外伤、鼻窦炎及颞动脉炎。

（2）眼部检查：注意视力、眼压是否正常，有无角膜炎、结膜炎、眼底视盘情况，眼球是否突出，有无压痛，以判断有无眼源性头痛。

（3）面部检查：是否充血，面部充血见于乙醇中毒、高热、脑卒中、CO_2 潴留；唇色绯红，见于 CO 中毒。

（4）神经系统体征：视力突然下降，考虑视神经炎所致的头痛，有局限性神经系统体征或脑神经麻痹，提示颅内病变；脑膜刺激征阳性者，提示蛛网膜下腔出血或脑膜炎等；一侧动眼神经麻痹、眼睑下垂，可能为动脉瘤；逐渐出现一侧肢体无力者，考虑颅内肿瘤；突发精神症状伴肢体抽搐，要考虑脑炎的可能；意识障碍者多见于高热、颅内出血、脑炎、脑膜炎等。

（5）血压是否增高：血压升高者考虑高血压病或颅内压增高等。

3. 辅助检查

（1）血、尿、粪便常规；肝、肾功能；血清电解质、血糖、血气分析等。

（2）头颅 X 线检查：包括头颅平片、鼻窦片、颈椎片、脑血管造影、气脑造影。

（3）头颅 CT、MRI。

（4）脑核素检查、脑电图。

（5）必要时做脑脊液、血、尿、呕吐物、毒物检测。

（二）鉴别诊断

头痛要区别是原发性头痛和继发性头痛。继发性头痛是指有明确病因，且往往伴有神经系统定位体征的一组头痛，主要包括：颅内占位性病变、脑血管病、颅内感染、颅脑外伤及眼、耳鼻科疾病。而无明确病因及神经系统阳性体征者，称为原发性头痛，主要包括偏头痛、紧张性头痛、精神性头痛等。

二、呼吸困难

呼吸困难（dyspnea）是指患者感到空气不足或呼吸急促，并出现呼吸用力，呼吸肌与辅助呼吸肌参与呼吸运动，通气增加，呼吸频率、节律与深度都发生变化。

（一）诊断

1. 病史询问要点

（1）年龄与性别：儿童要考虑呼吸道异物、支气管哮喘和先天性心脏病；老年人考虑慢性阻塞性肺病、心力衰竭和肿瘤等；孕妇要考虑羊水栓塞。

（2）发病缓急，以往有无类似发作，与季节、体力活动有无关系：呼吸困难发生较急的有肺水肿、肺不张、呼吸系统急性感染、迅速增长的大量胸腔积液；突然发生严重呼吸困难者有呼吸道异物、高压性自发性气胸、大块肺梗死以及成人呼吸窘迫综合征等；劳动后呼吸困难常是心力衰竭的早期症状，严重时表现为端坐呼吸。

（3）诱发因素：劳动或活动后出现呼吸困难常是心力衰竭的早期表现；剧烈咳嗽后出现伴胸痛，应警惕气胸；长期卧床、手术后、持续性心房纤颤者突然出现胸痛伴气急、呼吸困难要注意肺栓塞或肺梗死；精神刺激后要考虑癔症；吸入有害、有毒气体及过多、过快输血或输液要考虑急性肺水肿。

（4）伴随症状：有无咽痛、咳嗽、咯血、咳痰、胸痛、发热等。伴发热咳嗽考虑为支气管肺脏疾病；咳铁锈色痰为肺炎；大量粉红色泡沫痰考虑肺水肿；伴有胸痛考虑肺炎、气胸、胸膜炎、急性心肌梗死；伴有咯血考虑肺梗死、肺脓肿、肺癌等；伴神经系统症状应注意脑部疾病。

（5）既往相关病史：如支气管哮喘、慢性支气管炎、肺气肿、肺结核等常以呼吸困难为主要临床表现；各种心血管疾病如风湿性心脏病、高血压性心脏病、冠心病、心肌炎、心肌病、心包积液等也可引起呼吸困难；糖尿病或尿毒症引起的代谢性酸中毒是呼吸困难的重要原因；严重感染、创伤、胃内容物误吸、急性坏死性胰腺炎等患者出现呼吸困难，要警惕急性呼吸窘迫综合征（ARDS）。颅脑疾病如脑炎、脑血管病、脑肿瘤、脑外伤等均可出现呼吸困难。

（6）工作环境有无粉尘，有无接触化学毒物等。

2. 体格检查

（1）患者体位、神态及精神状态：端坐呼吸，见于左心衰竭、重症支气管哮喘；患侧卧位，常见于胸腔积液；惊恐躁动，见于肺水肿；扪胸，痛苦表情，见于急性心肌梗死。重度一氧化碳或氰化物中毒、重度酸中毒或肺性脑病常出现不同程度的意识障碍。

（2）颈静脉有无怒张，胸廓外形及扩张情况，注意有无胸廓畸形、不对称或胸壁压痛。咽喉部有无脓肿、水肿或肿瘤等。

（3）皮肤黏膜有无皮下气肿和贫血貌。

（4）呼出气体有无特殊的气味：如呼出气为烂苹果味要考虑糖尿病酮症酸中毒。

（5）呼吸频率、节律及深度变化，有无三凹征：呼吸深大，见于糖尿病或尿毒症酸中毒；呼吸表浅，见于肺气肿、呼吸肌麻痹或镇静剂过量；潮式呼吸，见于脑动脉硬化或颅内压增高。

（6）有无肺部及胸膜病变的体征：有无胸腹矛盾运动或两侧呼吸运动不对称，有无叩诊浊音或鼓音，有无干湿啰音，有无异常呼吸音。

（7）有无心脏病及心力衰竭的体征：注意有无心界扩大、心音异常和病理性杂音等。

（8）有无大量腹腔积液、有无脱水征。

（9）有无发绀、杵状指（趾）及下肢浮肿。

3. 辅助检查　一般常规检查应做血常规、尿常规、电解质、血气分析和胸部 X 线。其他应根据病情选做的检查包括：

（1）疑糖尿病酮症酸中毒查血糖、尿酮体及二氧化碳结合力。

（2）疑尿毒症查血尿素氮、肌酐。

（3）疑心肌梗死查心肌酶谱、心电图。

（4）纤维支气管镜检查可直接观察支气管、肺段及亚肺段的支气管病变。

（5）其他检查还包括超声心动图、肺血管造影及肺放射性核素扫描。

（二）鉴别诊断

1. 根据呼吸频率、节律和深度的鉴别　每分钟呼吸超过 24 次为呼吸频率加快，见于呼吸系统疾病、心血管疾病、贫血、发热等；每分钟呼吸频率在 10 次以下为呼吸频率减慢，是呼吸中枢受抑制的表现，见于麻醉、颅内压增高、尿毒症、肝昏迷等。

深大呼吸见于糖尿病酮症酸中毒；呼吸变浅见于肺气肿、呼吸肌麻痹及镇静剂过量等。

常见节律是潮式呼吸（cheyne – stokes 呼吸），见于颅内压增高、心力衰竭、脑动脉硬化、糖尿病昏迷和尿毒症等。

2. 吸气性、呼气性、混合性、中枢性及精神性呼吸困难的鉴别　吸气性呼吸困难，病变在上呼吸道，为各种原因引起梗阻所致，可见三凹征，常见于喉头水肿、异物、白喉、喉癌等；呼气性呼吸困难，病变部位在小支气管，因水肿、痉挛、狭窄所致，常见于肺气肿及支气管哮喘；混合性是指吸气呼气均感困难，常见于大面积肺炎，大量胸腔积液、腹腔积液、胸膜炎、肋骨骨折等；中枢性呼吸困难为呼吸节律的改变；精神性呼吸困难表现为浅而快的呼吸，因过多的二氧化碳排出，发生呼吸性碱中毒，血 Ca^{2+} 降低而出现手足抽搐。

三、心悸（palpitation）

心悸是一种自觉心脏的不适感觉或心慌感。

1. 病史　询问时应注意患者是否有烟、酒、茶、咖啡摄入史，精神紧张，情绪激动，过度劳累史；可卡因、苯丙胺等药物滥用史，麻黄素、肾上腺素、甲状腺素、氨茶碱等药物应用史；甲状腺功能亢进、贫血、发热、脚气病、低血糖、嗜铬细胞瘤等病史；家族性昏厥史、心律失常、猝死和其他先天性或后天性心血管疾病史。

（1）心悸发作情况：心悸突然发生，突然终止，多见于阵发性室上性心动过速、房扑、房颤等。心悸渐渐发生，渐渐终止多见于窦性心动过速、焦虑状态等。心悸突然发生，反复发作，可见于异位心律。心悸可通过弯腰、屏气、呕吐等动作引起迷走神经反射而立即终止多见于阵发性室上性心动过速。

（2）心悸伴发症状：①心悸伴心前区疼痛：可见于冠心病（心绞痛或心肌梗死）、心肌炎、心包炎或心脏神经官能症。②心悸伴发热：可见于急性感染病、风湿热、心肌炎、心包炎、感染性心内膜炎、甲状腺功能亢进等。③心悸伴晕厥或抽搐：可见于高度房室传导阻滞、心室颤动、阵发性室性心动过速、病态窦房结综合征。④心悸伴出汗：可见于甲状腺功能亢进、低血糖状态、嗜铬细胞瘤、更年期综合征。⑤心悸伴发绀：多见于心力衰竭、休克、先天性心脏病。⑥心悸伴呼吸困难不能平卧：多见于心力衰竭。⑦心悸伴神经官能症：可见于心脏神经官能症。

2. 体格检查　应注意心率、心律、脉搏、血压、心脏大小及杂音情况，甲状腺有无肿大，有无杂音及震颤，有无贫血及发绀、水肿及神志状态。①心悸伴面色苍白：见于各种原因引起的急性失血、贫血。②心悸伴甲状腺肿块：见于甲状腺功能亢进。③心悸伴高血压：见于高血压心脏病，嗜铬细胞瘤。④心悸伴低血压：见于休克、心动过速、心动过缓。⑤心悸伴漏搏：见于期前收缩。⑥心悸伴颈动脉搏动增强，见于主动脉瓣关闭不全、甲状腺功能亢进。⑦心率慢而律不齐：可见于窦性心动过缓、Ⅲ度房室传导阻滞、室性自主节律等。⑧心率快而律齐：多见于阵发性室上性心动过速、室性心动过速、心房扑动、窦性心动过速等。⑨心率慢而律不齐：多见于窦房阻滞、窦性静止、交界性逸搏、Ⅱ度Ⅰ型房室传导阻滞、室率缓慢房颤。⑩心率快而律不齐：多见于房颤、不规则房扑、窦速伴期前收缩。

3. 辅助检查

（1）注意血常规、血糖、血电解质、血儿茶酚胺、醛固酮、甲状腺功能、心肌酶谱、抗"O"、血沉、C－反应蛋白、病毒抗体等检查，有助于诊断感染、低血糖、甲状腺功能亢进、嗜铬细胞瘤、心肌炎、心肌梗死等。

（2）心脏 X 线、心电图、超声心动图、动态心电图、运动试验、临床电生理检查等，有助于发现心律失常及心血管疾病。

四、咯血

喉部以下的呼吸道任何部位的出血，经口腔咯出，称为咯血（hemoptysis），是一种常见症状，常由呼吸、循环系统疾病所致，有时也可由外伤、其他系统的疾病或全身性因素引起。

（一）诊断

1. 病史询问要点

（1）以前有无咯血史：若为多次出血，须询问与以前有无不同。

（2）发病年龄：青壮年咯血注意肺结核、支气管扩张、肺囊肿等疾病；中年以上要考虑支气管癌的可能性。

（3）注意咯血量、颜色、有无痰液混合以及痰量等：反复小量或中量咯血，多见于慢性支气管炎、肺结核、支气管肺癌等；反复急性大咯血常见于肺结核空洞、支气管扩张、肺脓肿等；急性大咯血多见于肺梗死、急性肺水肿。

（4）有无发热、胸痛、咳嗽等伴随症状：如伴随发热，常见于肺结核、肺炎、肺脓肿、流行性出血热等；伴胸痛，可见于大叶性肺炎、肺梗死、肺结核、支气管癌等；老年人伴随刺激性干咳，多见于肺癌，青少年则为支气管内膜结核；伴皮肤黏膜出血，可见于钩端螺旋体病、流行性出血热、血液病、结缔组织病等；伴随黄疸，可见于钩端螺旋体病、大叶性肺炎、肺梗死等。

（5）有无结核病接触史、烟酒嗜好、职业性粉尘接触史等。

（6）女性患者应询问月经史，月经期咯血可能为子宫内膜异位症。

2. 体格检查

（1）患者神志及一般精神状态，有无明显消瘦。

（2）体温、心率、血压等生命体征。

（3）有无杵状指（趾）：常见于支气管扩张、慢性肺脓肿、肺癌、发绀型先天性心脏病。

（4）全面而细致的胸部检查：如肺部有无啰音，局部啰音见于肺部感染、支气管扩张、肺癌等；满布水泡音见于急性左心衰竭。注意有无心脏病体征，如二尖瓣面容、心律不齐、心脏杂音等。

（5）有无全身出血的表现：要注意口腔、鼻咽、齿龈等部位有无出血迹象，这些部位出血不属于咯血。皮肤黏膜出现发绀见于先天性心脏病，有出血点常见于血小板减少性紫癜、白血病、血友病等血液病。

3. 辅助检查　常规应做血常规、胸部 X 线检查，此外还需根据病情选做下列检查：

（1）纤维支气管镜检查：对原因未明的咯血或支气管阻塞，使用纤维支气管镜检查可发现管与支气管黏膜的非特异性溃疡、黏膜下层静脉曲张、结核病灶、肿瘤等，并能直接做病理检查。

（2）胸部 CT：有助于发现细小的出血病灶。

（3）痰涂片、培养检查：有助于发现结核杆菌、真菌、癌细胞、心力衰竭细胞等。

（4）出凝血时间测定：有助于出血性疾病的诊断。

（二）鉴别诊断

口腔、鼻腔和上消化道出血有时易和咯血混淆，鼻腔出血多从前鼻孔流出，并常在鼻中隔前下方可发现出血灶，诊断容易。当鼻后部的出血量较多时，易误诊为咯血，但用鼻咽镜检查可以确诊。此外，还应检查有无鼻咽癌、喉癌、口腔溃疡、咽喉炎及牙龈出血的可能性。

五、呕血

呕血是上消化道出血的典型表现，病变的解剖部位在食管、胃、十二指肠、胃空肠吻合术后的空肠、胰腺和胆管。当血液经胃酸作用后转变为酸化正铁血红素，故呕吐物一般为咖啡渣样或黑褐色。若消化道出血量在 3ml 左右，粪便隐血试验即可呈阳性，出血量在 60ml 左右，进入肠道的血液经肠道细菌作用，而使血红蛋白所含铁转变为硫化铁，故粪便呈黑色，因其黏稠发亮似沥青，故又称柏油样大便。黑粪者可无呕血，而呕血者多同时或继发有黑便。

（一）诊断

1. 详细询问病史并注意　年龄大小，呕血的次数、量、颜色，有无食物残渣，有无慢性周期性节律性中上腹痛，有无肝病，有无过量饮酒史、近期严重创伤及腹部手术史，有无服用非类固醇消炎药史，有无发热，有无与传染病接触史，有无皮肤黏膜出血，有无频繁剧烈呕吐。

（1）青壮年呕血：多见于消化性溃疡，中老年呕血要考虑消化道肿瘤。

（2）慢性周期性节律性中上腹痛：考虑消化性溃疡，有慢性肝病史者考虑肝硬化食管静脉曲张破裂出血。

（3）有过量饮酒史、近期严重创伤及腹部手术史、服用非类固醇消炎药史，要考虑急性胃黏膜病变。

（4）频繁剧烈呕吐后呕血：见于食管贲门黏膜撕裂症（Mallory – Weiss Syndrome）。

（5）皮肤黏膜出血：见于血液病，如血小板减少性紫癜、白血病、再生障碍性贫血及凝血系统疾病等。

2. 体格检查　全面体检并重点注意以下几项：

（1）体温是否正常：体温升高，见于感染性疾病，如流行性出血热、钩端螺旋体病、急性重型肝炎等。

（2）有无淋巴结肿大：左锁骨上淋巴结重大见于胃、肠、胰腺肿瘤。

（3）头面部检查：头面部、黏膜毛细血管扩张见于家族性毛细血管扩张症。嘴唇及口腔黏膜色素沉着见于 Peutz – Jegher 综合征。

（4）心率快慢、节律是否整齐，血压高低，有活动性出血者血压波动、心率加快、肠鸣音活跃。

（5）有无肝病面容、蜘蛛痣、肝掌、腹壁静脉曲张，腹部有无压痛及腹块，有无肝脾肿大及腹腔积液：有肝病面容、蜘蛛痣、肝掌、腹壁静脉曲张、脾肿大考虑肝硬化食管静脉曲张破裂出血；上腹部局限压痛可能为胃溃疡，右上腹局限压痛可能为十二指肠球部溃疡，胆囊肿大合并黄疸，常提示胆总管下端阻塞或乏特壶腹周围癌。肝肿大，质硬，表面不光滑，应想到肝癌。

3. 辅助检查　常规必须做的检查包括：

（1）血常规、大便常规（包括隐血试验）：要注意呕血早期由于血液浓缩，红细胞及血红蛋白可无明显异常，甚至升高，如继续出血则下降。

（2）血钾、钠、氯、二氧化碳结合力。

（3）血小板计数、出凝血时间、凝血酶原时间：可了解有无凝血障碍性疾病。

根据病情选做：

（1）必要时查肝、肾功能。

（2）怀疑胆囊、胃肿块、肝脏、胰腺疾病时做腹部 B 超检查。

（3）内镜检查：对胃、食管、十二指肠出血的病因诊断很有帮助，若无禁忌证，最好做急诊内镜检查。

（4）置胃管可观察胃出血是否停止，便于估计出血量多少。

（二）鉴别诊断

虽然血从患者口中呕出，但究竟是否来自上消化道需与假性呕血和咯血相鉴别。

1. 呕血与假性呕血鉴别　假性呕血是指出血部位在口腔、鼻腔、咽部等部位，咽入胃内的血液又从胃中呕出，所以需要仔细检查这些部位。

2. 呕血与咯血鉴别　咯血是指血来自呼吸道，经口咯出。咯血常先有咳嗽，有胸骨后发热、发痒和呼吸道疾病史。咯出的血呈鲜红色，混杂痰及泡沫，呈碱性，多无黑便。而呕血常先有恶心，有消化道疾病病史，呕出的血多呈暗红色，常混有食物残渣，呈酸性，多有黑便。

（李卫共）

第三节　恶心与呕吐、腹泻、黄疸

一、恶心与呕吐

恶心（nausea）是一种特殊的主观感觉，是指将胃内容物经口吐出。恶心常为呕吐的前奏，多同时伴有流涎与反复吞咽动作，甚至出现苍白、出汗、低血压与心动过缓。呕吐（vomiting）是经一系列的反射动作将胃内容物经口吐出。呕吐从生理意义上讲是一种保护动作，可将有害物质排出体外，但严重的呕吐不仅给患者造成极度不适，又因胃内容物随胃液排出体外引起患者脱水，电解质流失引起低钾、低钠血症，呕吐可引起误吸，特别注意是意识障碍者容易发生。

（一）诊断

1. 病史询问要点

（1）呕吐与进食的关系：餐后短时间内发生的呕吐，如起病急骤、集体发病，应考虑食物中毒；餐后即刻发生的呕吐考虑为幽门前区溃疡、精神性呕吐。

（2）呕吐发生时间、起病缓急以及持续时间的长短：育龄妇女晨间呕吐应想到早孕反应；尿毒症及慢性乙醇中毒也可发生晨间呕吐；刷牙时恶心可能有慢性咽炎；而夜间呕吐常见于幽门梗阻。

（3）呕吐的特点，呕吐前有无恶心：一般来说，精神性呕吐常无恶心，呕吐并不费力；颅内高压者恶心轻，呕吐呈喷射状，并伴头痛。

（4）呕吐物性质、量、颜色、气味：呕吐宿食并伴腐酸味见于幽门梗阻；呕吐物中见大量胆汁者，常见于频繁剧烈呕吐、十二指肠或空肠梗阻、胃空肠吻合术后；大量呕吐见于幽门梗阻或急性胃扩张；呕吐物有恶臭，提示小肠低位梗阻。此外，还应注意呕吐物有无蛔虫、胆石或吞入的异物。

（5）是否伴有腹泻、腹痛：出现腹泻，多见于胃肠道感染或急性中毒；伴随腹痛，多见于与急腹症有关的症状，如急性胰腺炎、急性阑尾炎、急性胆囊炎、胆管蛔虫症、消化性溃疡等。

（6）是否伴头痛与眩晕：伴头痛者，除需考虑引起颅内高压的疾病外，还应想到偏头痛、鼻窦炎、青光眼、屈光不正等；伴眩晕者，应考虑到迷路炎、梅尼埃病以及链霉素、卡那霉素、庆大霉素等药物所致的前庭功能障碍。

（7）有无腹部手术史。

（8）育龄妇女有无手术史，月经史如何。

2. 体格检查

（1）精神状态、意识及营养情况。

（2）有无发热，有无皮肤、巩膜黄染，有无酮味、尿味、肝臭。

（3）全面的神经系统检查：包括瞳孔大小，有无眼球震颤、视盘水肿、颅神经病变、运动与感觉障碍，脑膜刺激征等。

（4）心血管检查：了解有无心肌梗死、充血性心力衰竭、心包炎依据。

（5）腹部检查：重点注意有无肝脾肿大、肠型、上腹蠕动波、胃型、腹部包块、腹部压痛等。特别注意肾区有无叩痛和输尿管压痛，肾和输尿管结石、肾绞痛发作时常伴呕吐。

（6）有无贫血及黄疸。

（7）必要时做妇科检查。

3. 辅助检查　一般常规必须做的检查包括：

（1）血常规、尿常规（包括酮体）检查。

（2）粪便常规及隐血检查。

（3）呕吐物隐血。

（4）血钠、钾、氯、尿素氮和二氧化碳结合力。

其他根据患者情况选做的检查包括：

（1）胃液或呕吐物的毒物检查（毒物鉴定或细菌培养）、血培养。

（2）胃肠道钡餐造影、胃镜检查可了解胃十二指肠病变。

（3）腹部 B 超检查可有助于诊断胆囊、胆管、肝脏、胰腺疾病。

（4）头颅 CT、MRI 可有助于诊断颅内疾病，必要时还需做脑脊液检查。

（5）心电图、心肌酶有助于诊断急性心肌梗死。

（6）肝肾功能。

（二）鉴别诊断

由于恶心呕吐常涉及多个器官系统或全身性多种疾病，应根据临床特征进行鉴别。

二、腹泻

腹泻是指排便次数较平常增加，而且粪便的量、水分较平时明显增加，粪便变稀。可含有异常的成分，如未消化食物、黏液、脓液、血液及脱落的肠黏膜细胞。正常人排便的次数并不一致，可隔 2～3d 排便一次或 1d 排便 2～3 次，粪便成形，无异常成分，排出水量每日在 200ml 以下。

（一）诊断

1. 病史询问要点

（1）发病年龄：儿童腹泻多见于消化不良、轮状病毒肠炎等；年轻患者腹泻，多见于炎症病变所致；老年人腹泻常由于结肠癌、缺血性肠炎等引起。

（2）起病情况与病程：起病急、病程短而腹泻次数频繁者，应考虑各种肠道急性感染或急性食物中毒；起病慢、病程长而腹泻次数相对较少者，多见于慢性炎症性肠病、肠道慢性感染（如血吸虫病、结核）、吸收不良综合征或肿瘤等。功能性腹泻，病程可长达数 10 年，但一般情况较好。

（3）腹泻次数与粪便性质：腹泻次数较多，提示病变较重。腹泻多集中在上午而下午较少，夜间无腹泻者，见于功能性腹泻；晨起时腹泻，见于慢性痢疾、肠炎、肠易激综合征等；暗红色便，见于阿米巴痢疾；粪便中有大量黏液而无病理成分者，常见于肠易激综合征；水样便，见于肠毒性大肠杆菌性肠炎、金黄色葡萄球菌性肠炎；米汤样便，见于霍乱、副霍乱；绿色汤样便，见于小儿肠毒性大肠杆菌性肠炎；腥臭血水样便，见于急性出血性坏死性肠炎；蛋花汤样便，见于假膜性肠炎、轮状病毒肠炎；洗肉水样便，见于嗜盐杆菌肠炎；黏液便，见于肠道易激综合征、结肠绒毛腺瘤；黏液脓血便，见于肠道细菌感染（痢疾）、炎症性肠炎、结肠癌、直肠癌；果酱样便，见于肠套叠、炎症性肠病；白陶土样便，见于脂肪泻、钡餐造影后、梗阻性黄疸；粪便恶臭，见于进肉食后消化不良、直肠癌、急性出血性坏死性肠炎；粪便酸臭，见于糖类、脂肪消化吸收不良。

（4）是否集体发病：集体发病见于食物中毒、化学药物中毒、毒菌中毒。

（5）腹泻有无诱发因素，如饮食、情绪、药物等。腹泻发生于长期应用广谱抗生素后应考虑有肠道菌群失调；喝牛奶后发生腹泻，见于乳糖酶缺乏症。

（6）伴随症状：伴发热者，常见于感染、小肠恶性淋巴瘤、慢性溃疡性结肠炎或克罗恩病；伴脱水者，见于分泌性腹泻，如霍乱、血管活性肠态瘤（VIP 瘤等）；伴消瘦或营养不良者，见于肠结核、肠道恶性肿瘤或吸收不良综合征；有腹部肿块者，应考虑肠结核、克罗恩病、肿瘤及血吸虫病肉芽肿；伴里急后重者，提示病变在直肠，可能为细菌性痢疾或直肠肿瘤；伴皮疹、皮下出血者，见于败血症、伤寒、副伤寒或过敏性紫癜；伴关节痛或关节肿胀者，见于炎症性肠病、肠结核。

（7）注意询问有无食物过敏史，如有些人吃木耳或鸡蛋后腹泻，多与食物过敏有关。

（8）有无放射治疗史：子宫颈癌或前列腺癌放疗后，可致放射性肠炎。

（9）甲状腺功能亢进史：甲状腺功能亢进患者可因肠蠕动增强而腹泻。

（10）失眠、多梦、焦虑史常与肠易激综合征并存。

2. 体格检查

（1）注意营养状态，有无脱水征，有无水肿。

（2）有无口角炎、舌炎，皮肤是否苍白。

（3）甲状腺是否肿大，有无杂音及震颤，有无淋巴结肿大。

（4）心肺有无异常发现。

（5）腹部检查是重点：应特别注意腹部压痛及包块的部位，小肠病变时腹部压痛在脐周；结肠病变时压痛在下腹。腹部包块应注意与痉挛结肠相鉴别。小肠病变者肠鸣音活跃亢进。

（6）必要时做直肠指检，以除外直肠肿瘤性病变。

3. 辅助检查

（1）必须要做的检查

1）粪便常规、培养，涂片检查球菌与杆菌的比例，找结核菌、脂肪球、淀粉颗粒、横纹肌纤维、寄生虫。粪常规白细胞增多或查见吞噬细胞，提示肠道炎症；粪便细菌培养及寄生虫卵和真菌检查，有助于病原诊断。

2）血常规、血沉及血生化检查：周围血白细胞增多及中性粒细胞增多，提示感染。

（2）应选择做的检查。

①疑有结肠病变者，应做钡剂灌肠或纤维结肠镜检查；怀疑直肠病变，应做直肠镜检。

②怀疑小肠吸收不良者，应做粪便脂肪滴苏丹Ⅲ染色、24h 粪便脂肪定量、脂肪平衡试验、右旋木糖耐量试验、核素标记维生素 B_{12} 吸收试验等。

③怀疑胰腺病变者，应做血胰淀粉酶、脂肪酶测定、CA19 - 9、BT - PABA 试验及血糖测定，必要时做腹部 CT 或 MRI。

④怀疑萎缩性胃炎，应行内镜检查；疑有卓 - 艾综合征者，还要做血清胃泌素测定并行五肽胃泌素

胃液分析。

⑤怀疑甲状腺功能亢进者，应查 T_3、T_4、FT_3、FT_4 及促甲状腺素（TSH）及甲状腺 B 超。

⑥怀疑肾上腺皮质功能减退者，应做 24h 尿 17 - 羟、17 - 酮测定。

⑦怀疑肝胆疾病，应查肝胆 B 超或腹部 CT 或 MRI 检查。

⑧怀疑消化道功能紊乱者，应做胃肠钡餐检查，观察消化道运动功能，并除外胃肠器质性病变。

（二）鉴别诊断

腹泻按病程可划分为急性和慢性腹泻。一般来说，病程小于 2 个月者，为急性腹泻；大于 2 个月者，为慢性腹泻。急性腹泻常见于急性肠道感染、急性食物中毒、肠道变态反应、过敏性紫癜、甲状腺功能亢进危象、肾上腺皮质功能减退危象及某些药物引起的腹泻。慢性腹泻常见于胃肠源性、炎症性、肝胆性及全身疾病的胃肠道表现，如糖尿病、尿毒症等。

腹泻按性质大致可分为以下五种：

1. 渗出性腹泻　为炎症引起的，包括感染性和非感染性两类。这类腹泻的特点为粪便含有渗出液和血，尤其以左侧结肠病变多见。

2. 分泌性腹泻　是胃肠分泌过多水分和电解质所致，如霍乱和胰性霍乱。其特点为大量水样大便，每日多达数升，粪便中含大量电解质而无脓血，即使禁食后腹泻仍不止，一般不伴腹痛。

3. 渗透性腹泻　系肠腔内大量不被吸收的非电解质溶液，使肠腔内有效渗透压增高所致，其特点为禁食后腹泻停止，肠腔内渗透压超过血浆渗透压，粪便中大量未完全消化的食物，电解质含量不高。

4. 吸收不良性腹泻　常因肠黏膜吸收面积减少（如肠切除术后）或吸收功能障碍所致，如门脉高压和右心衰竭。其特点为禁食可减轻腹泻，为小肠性腹泻。

5. 动力性腹泻　指胃肠蠕动过快，以致食糜没有足够时间被消化吸收而排出。多为功能性腹泻，如甲状腺功能亢进、肠易激综合征、肾上腺皮质功能减退危象等，特点为粪便稀烂或水样，镜检无病理成分，肠鸣音活跃，可伴有腹痛。

三、黄疸

黄疸是指皮肤、巩膜与黏膜因胆红素沉着所致的黄染，一般血清胆红素含量在 $17.1\mu mol/L$ 以上。

（一）诊断

1. 病史询问要点

（1）发病年龄：新生儿发病多见于新生儿生理性黄疸、先天性胆总管闭锁、Crigler - Najjar 综合征 2 型、ABO 血型不合、RH 血型不合、新生儿肝炎、新生儿败血症等；儿童期、青年期发病多见于病毒性肝炎；中老年人发病多见于病毒性肝炎、梗阻性黄疸。

（2）发病缓急及病程长短：急性发病多见于病毒性急性黄疸性肝炎、传染性单核细胞增多症、急性胆管炎、急性胆囊炎、蚕豆病以及各种原因引起的急性溶血等；慢性起病者多见于遗传性溶血性疾病，如遗传性球形红细胞增多症；体质性黄疸，如 Gilbert 综合征、Rotor 综合征、Dubin - Johnson 综合征等。

（3）黄疸发生是进行性加重、反复发生还是逐渐消退：黄疸持续加重，多见于胰腺癌、Crigler - Najjar 综合征 2 型；黄疸反复发生或加重，常见于 Gilbert 综合征、Dubin - Johnson 综合征、阵发性睡眠性血红蛋白尿、阵发性冷性血红蛋白尿等。

（4）有无进行性贫血及酱油色尿：溶血性黄疸多有此类病史。

（5）皮肤颜色、瘙痒程度及粪、尿颜色：皮肤呈深黄色带绿色，多见于梗阻性黄疸；金黄色多见于肝细胞性黄疸；浅黄色见于溶血性黄疸。胆汁淤积性黄疸常有剧烈皮肤瘙痒，粪便颜色变淡甚至呈陶土色，尿色加深呈深黄色。

（6）有无肝病史（尤其是病毒性肝炎史）、饮酒史、输血及手术史。

（7）有无服用损肝药物史：有些药物可导致中毒性肝炎或药物性黄疸，如利福平、氯丙嗪、降糖灵、甲基睾丸素等。

（8）伴随症状：伴随高热，见于肝胆系感染，也见于钩端螺旋体病、败血症、大叶性肺炎、急性溶血等；伴严重贫血，见于溶血性黄疸；伴右上腹痛，见于肝胆系感染、肿瘤，绞痛见于胆管结石、胆管蛔虫症；伴消化道出血见于肝硬化、重症肝炎或 Vater 壶腹癌等；伴腹腔积液，见于肝硬化、肝淤血、肝癌腹腔转移；伴明显消瘦，见于肝癌、胰腺癌、胆囊癌等。

2. 体格检查

（1）营养状态、精神及神志状态。

（2）皮肤、黏膜尤其是巩膜有无黄染，某些药物（如阿的平）或食物（如胡萝卜、南瓜等）引起的假性黄疸，皮肤黏膜可以发黄，但巩膜不黄。此外，还要注意有无抓痕、肝掌、蜘蛛痣、出血点、出血斑。

（3）有无肝掌、蜘蛛痣、面部毛细血管扩张等肝硬化体征。

（4）有无腹壁静脉曲张、脾大及腹腔积液等门脉高压体征。

（5）右上腹部有无肌紧张、压痛和反跳痛；注意肝脾大小，表面是否光滑，有无触痛及叩痛；注意能否触及胆囊，如能触及则提示为肝外胆汁淤积性黄疸。

3. 辅助检查

（1）必须要做的检查。

①血常规及网织红细胞计数：溶血性黄疸可有贫血及网织红细胞计数增高。

②尿常规及尿二胆：溶血性黄疸时尿胆原（＋），而尿胆红素（－）；胆汁淤积性黄疸尿胆红素（＋），而尿胆原（－）；肝细胞性黄疸可能两者均（＋）。

③粪常规及粪胆原：溶血性黄疸时粪胆原增加，胆汁淤积性黄疸时粪胆原减少。

④肝肾功能。

（2）依据黄疸类型应该选择做的检查。

①疑为溶血性黄疸：应做尿含铁血黄素、骨髓检查以及 Coombs 试验、Ham 试验。

②疑为肝细胞性黄疸：应做腹部 B 超及凝血酶原时间、胆碱酯酶、甲胎蛋白（AFP）及病毒性肝炎标志物，必要时肝组织活检。

③疑为胆汁淤积性黄疸：应做腹部 B 超，特别注意有无总胆管及肝内胆管扩张，有无肝内占位及胆管结石。血清总胆固醇定量（肝内外胆汁淤积性黄疸者胆固醇均增高）、CT 或 MRI。必要时做 ERCP 或 PTC。

（二）鉴别诊断

黄疸的鉴别应从下述步骤进行。

1. 是否黄疸　皮肤黏膜发黄不一定有黄疸，如摄入大量含胡萝卜素的食物或某些药物（阿的平）等可引起假性黄疸，老年人巩膜脂肪沉着表现为黄色深浅不一，越远离角膜的边缘越明显，皮肤无黄染现象。而皮肤黏膜不黄，不一定没有黄疸（隐性黄疸），此时血清总胆红素大于 17.1μmol/L，但小于 34.2μmol/L 肉眼不易察觉。

2. 黄疸的类型　溶血性、肝细胞性及梗阻性黄疸可通过实验室检查鉴别，见下表（表7-1）：

表7-1　溶血性、肝细胞性及梗阻性黄疸实验室检查鉴别

总胆红素	非结合型	结合型	尿胆原	尿胆红素	颜色	粪胆原
健康人	3.4~17.1	1.7~10.2	0~6.8	1∶20（－）	（－）黄褐色	正常
溶血性黄疸	↑↑	↑↑	轻度↑或正常	明显增高（－）	加深	增加
阻塞性黄疸	↑↑	轻度↑或正常	↑↑	正常（＋）	变浅或灰白色	↑或消失
肝细胞性黄疸	↑↑	↑	↑	多中度增高（－）	变浅或正常	↑或正常

3. 黄疸的原因

（1）溶血性黄疸的原因：有先天性溶血性贫血，如海洋性贫血、遗传性球形红细胞增多症；后天获得性溶血性贫血，如自身免疫性溶血性贫血、新生儿溶血、不同血型输血后的溶血、蚕豆病及蛇毒、伯安奎啉中毒和阵发性睡眠性血红蛋白尿等。

（2）肝细胞性黄疸的原因：有病毒性肝炎、肝硬化、钩端螺旋体病、败血症、中毒性肝炎等。

（3）胆汁淤积性黄疸的原因有两大类：①肝内胆汁淤积性黄疸：如肝内泥沙样结石、癌栓、寄生虫病、淤胆性肝炎、药物性胆汁淤积、原发性胆汁性肝硬化、妊娠期复发性黄疸等。②肝外胆汁淤积性黄疸：如胆总管结石、肿瘤或蛔虫阻塞胆管、总胆管炎症或瘢痕狭窄等导致胆汁排出不畅。

（李卫共）

第四节　少尿与无尿、血尿、发绀

一、少尿与无尿

健康成人每日排尿量为 1000～2000ml，如 24h 内尿量少于 400ml 或每小时少于 7ml 者，称为少尿（oliguria）；24h 内尿量少于 100ml，或 12h 内完全无尿者，称为无尿（anuria）或尿闭。患者常伴有血生化改变，如血尿素氮及肌肝增高，水及电解质平衡失调和代谢性酸中毒等现象，称为肾功能衰竭。

（一）诊断

1. 病史询问要点

（1）有无导致血容量不足的病史：如饮水少、出汗多、失血、严重腹泻、过度利尿等均可因循环血容量减少、肾灌注不足导致尿量减少。

（2）有无严重心、肾疾病：严重心脏疾病伴有心功能不全时，可因心力衰竭、大循环瘀血导致少尿；严重肝病，特别是伴有门脉高压时，可因低蛋白血症、腹腔积液或肝肾综合征导致尿量减少。

（3）有无肾实质疾病史：如肾小球肾炎、肾小管坏死、肾间质病变及肾内血管疾病等导致肾实质损害、肾功能不全引起少尿或无尿，要特别注意有无使用损害肾脏药物、食用有毒食物（如鱼胆）及蛇咬伤病史等。

（4）有无尿路梗阻病史：如尿路结石、肿瘤、截瘫及糖尿病神经病变等。结石、肿瘤可直接阻塞尿路，肿瘤可因压迫输尿管导致排尿受阻，神经病变可因膀胱逼尿肌功能障碍导致尿潴留。

（5）少尿或无尿持续时间、演进过程及有无体液潴留和代谢产物积聚的相关病史。

2. 体格检查

（1）有无低血容量的体征：包括皮肤黏膜湿润度、皮肤弹性、血压、脉压差、心率、末梢循环状态，如四肢末梢温度、色泽等。

（2）有无心脏病、肺部疾病的体征，有无胸腔积液、腹腔积液等。

（3）腹部查体：注意肝脾是否肿大；肾脏、膀胱是否可触及，有无压痛、叩击痛，如能触及，应注意其大小、质地，表面是否光滑；注意检查前列腺的大小、硬度及有无结节。

（4）必要时做妇科检查。

（5）注意有无神经系统异常体征、视野有无改变等。

3. 辅助检查

（1）必须要做的检查。

①尿常规：对少尿的病因诊断有帮助。如果蛋白尿及有形成分增多，提示少尿可能与肾脏疾病有关，结合尿比重、尿钠、尿氮质水平，有助于肾前性和肾实质少尿的鉴别。

②血常规：贫血提示慢性肾脏病及失血性贫血或溶血的诊断，白细胞增多见于感染性疾病。

③血生化及尿液生化检测：血尿渗透浓度及其比值、尿钠及尿钠排泄分数和肾功能衰竭指数、血尿尿素氮水平及其有关比值，对肾前性和肾实质性少尿有鉴别价值。

④心、肝、肾功能检测。

（2）应该选做的检查。

①疑为血容量不足造成肾前性肾功能衰竭者：应测中心静脉压（CVP），若 CVP < 5cmH_2O（0.49kPa），提示血容量不足，观察扩容后的反应对诊断有帮助。

②疑为肾实质性少尿者：应做腹部 B 超或 CT，了解肾脏大小，必要时做肾穿刺活检进行病理诊断。

③疑为肾后性少尿者：应做尿路平片、静脉肾盂造影、腹部 B 超或 CT 检查，了解有无尿路结石、肿瘤、肾盂及输尿管有无积水、膀胱有无积尿、腹膜后有无肿瘤等，此外还应做直肠指检了解有无前列腺肥大等。

④其他相关疾病的特殊检查：如疑有溶血性疾病，应做含铁血黄素、血游离血红蛋白、网织红细胞计数及骨髓检查；疑有多发性骨髓瘤者，应做尿本 - 周蛋白、血清蛋白电泳及骨髓等检查；疑有糖尿病者，应测血糖。

（二）鉴别诊断

少尿主要分为肾前性、肾性和肾后性，通过血尿实验室生化检查可做病因的鉴别：

（1）如高渗尿，尿钠排出少于20mmol/L，肾功能衰竭指数小于1，尿肌酐/血肌酐大于15，尿沉渣正常，见于肾前性少尿、无尿。

（2）如高渗尿，尿钠排出少于20mmol/L，肾功能衰竭指数小于1，尿肌酐/血肌酐大于15，尿沉渣有多数红细胞及红细胞管型，见于急性或急进性肾小球肾炎。

（3）等渗或低渗尿，尿钠量不定，尿肌酐/血肌酐大于15，尿沉渣有白细胞及白细胞管型，见于急性间质性肾炎。

（4）等渗或低渗尿，尿钠排出超过40mmol/L，尿肌酐/血肌酐小于15，尿蛋白量可多可少，尿沉渣可见脱落的肾小管上皮细胞、粗大管型等，见于急性肾小管坏死。

（5）尿钠排出少于10mmol/L，尿中可有少量蛋白，同时有严重肝病，见于肝肾综合征。

二、血尿

尿液中出现较多的红细胞称血尿。含血量较多，肉眼可见者称为肉眼血尿；含血量较少，须经过显微镜才能见到红细胞者称为镜下血尿。一般认为离心尿每高倍视野中有 3 个以上红细胞或12h尿红细胞计数（Addis 计数）超过了 50 万时有病理意义。

（一）诊断

1. 病史询问要点

（1）发病年龄：儿童期血尿多见于急性肾炎、急性泌尿系感染、遗传性肾炎等；青少年期血尿多见于急性肾炎、肾结石等；成年时血尿见于肾炎、肾结石、尿路感染等；老年期血尿多见于肾结石、泌尿系肿瘤等。

（2）近期有无呼吸道感染：如呼吸道感染后 1 周内出现血尿，常考虑慢性肾炎急性发作；数小时至 3d 内发病者，可能为 IgA 肾病（免疫球蛋白 A 肾病）；感染后 10 ~ 14d 出现血尿者，多考虑急性链球菌感染后肾炎。

（3）有无肾区外伤：肾挫伤、挤压伤或尿道损伤可有血尿；泌尿系结石、结核和肿瘤等外科性疾病也是引起血尿的常见原因。

（4）有无尿路邻近器官疾病史：前列腺炎或肿瘤、急性阑尾炎、盆腔炎、输卵管炎、直肠癌、结肠癌、子宫颈癌等病变累及泌尿系统时，可有血尿。

（5）是否服用过对肾脏有害的药物：如磺胺类、甘露醇、抗凝剂、环磷酰胺等药物均可引起血尿。

（6）血尿是否与运动有关：运动后血尿称特发性血尿。

（7）伴随症状：伴尿频、尿急、尿痛常提示尿路感染，如肾结核、肾盂肾炎或尿道炎等；伴寒战、高热、腰痛，可能为肾盂肾炎；伴高血压、水肿者多为肾炎；伴肾绞痛，多为泌尿系结石，血尿多见于肾绞痛发作后；伴排尿痛，尿流突然中断或排尿困难者，常提示为膀胱或尿路结石；伴肾肿块者，应想到肾肿瘤、多囊肾，如为肾肿瘤，常为无痛血尿，且多伴贫血；伴皮肤黏膜出血，见于血液病、传染病及其他全身性疾病；伴乳糜尿，应考虑丝虫病。

（8）有无引起血尿的全身疾病史。

①血液病史：如血小板减少性紫癜、过敏性紫癜、再生障碍性贫血、白血病、血友病等均可致血尿。

②感染性疾病史：如感染性心内膜炎、败血症、流行性出血热、猩红热、钩端螺旋体病、丝虫病等亦可致血尿。

③风湿免疫病史：系统性红斑狼疮、结节性多动脉炎等结缔组织病可有血尿。

④心血管病史：高血压肾、慢性心力衰竭等亦可有血尿。

⑤内分泌代谢疾病：痛风肾病和糖尿病肾病有时也可出现血尿。

2. 体格检查　除了全面的全身体检外，尤其要注意：

（1）注意体温、血压：发热者，多考虑为感染性疾病；高血压者应想到慢性肾炎。

（2）皮肤有无水肿、出血点、皮疹及贫血貌。

（3）心肺查体有无异常发现。

（4）双肾区有无叩痛、压痛，肾脏是否可触及，若能触及，应注意其大小、硬度、表面是否光滑，有无触痛。此外还要注意输尿管区和膀胱区有无压痛，这将有助于泌尿系统疾病的诊断。

（5）前列腺是否肿大，有无结节，表面是否光滑，有无触痛。

（6）尿道口有无分泌物，有无痔。

（7）必要时做妇科检查。

3. 辅助检查

（1）必须要做的检查。

①尿常规检查：不仅可明确有无血尿，还可通过蛋白尿、管型等推测有无肾实质损害。

②血常规：了解有无贫血及感染。

③尿红细胞形态分析：相差显微镜对肾性血尿还是肾以下部位血尿的鉴别很有意义。若为肾单位血尿，则红细胞有形态改变；若为非肾性血尿，则红细胞形态正常。

④尿三杯试验：可分步确定泌尿系统发生出血的部位，是肾脏、膀胱还是尿道。全程血尿以上尿路及膀胱出血可能性大；初始血尿以尿道出血可能性大；终末血尿则以膀胱颈部、三角区和后尿道出血可能大。

（2）应选做的检查。

①尿脱落细胞检查：主要针对怀疑泌尿系统肿瘤的患者，若能找到肿瘤细胞，对诊断泌尿系统肿瘤意义很大。

②尿找结核菌及尿培养：有助于泌尿系统特异性（结核）和非特异性感染的诊断。

③肾小球功能检查：肾小球滤过功能检查如血尿素氮、肌苷、血内生肌苷清除率、血 β_2 - 微球蛋白等。肾脏近端功能检查，如尿 β_2 - 微球蛋白、尿溶菌酶等；肾小球远端功能检查，如尿比重、尿浓缩、稀释实验等。

④肾脏免疫学检查：抗肾小球基底膜抗体阳性见于抗基底膜肾炎，亦见于坏死性血管炎、狼疮肾炎、糖尿病肾病等；抗 Tamm - Horsfall 蛋白抗体阳性见于尿路梗阻患者；血清补体降低见于急性感染性肾炎、狼疮肾、过敏性紫癜肾。

⑤尿酶测定：尿中 γ - 谷氨酰转酞酶（γ - GT）活性增加，见于肾小管损伤、肾移植排异、急性肾小球肾炎、狼疮肾；尿溶菌酶浓度升高见于肾小管损伤、肾盂肾炎、局灶性肾小管硬化、肾移植早期排异反应等。

⑥影像学检查：腹部 X 线平片，对诊断泌尿系结石很有帮助，对肾萎缩、肾钙化也可确诊；静脉肾盂造影，对诊断肾结核、肿瘤、畸形、不可透过 X 线的结石有意义；B 超对肾脏大小、肾盂积水及泌

尿系结石的诊断有帮助；CT 对肾脏占位性病变和钙化敏感性高；放射性核素肾图，对肾脏疾病的诊断有帮助；肾血管造影有助于肾血管疾病的诊断；放射性核素肾图，对肾脏疾病的诊断也有帮助。

⑦膀胱镜检查：除对膀胱病变的诊断有重要的价值外，还可通过输尿管插管进行分侧肾功能测定及了解血尿的来源和做逆行肾盂造影，通过膀胱镜还可做病理活检。

⑧肾活检和前列腺穿刺活检：肾小球源性血尿的病因鉴别很困难，肾活检可提示肾小球的病理类型，具有确诊价值，对提示预后和治疗有帮助；前列腺穿刺活检，对诊断前列腺癌是不可缺少的诊断方法。

（二）鉴别诊断

人的尿液会因多种病因变成红色，但并不一定就是血尿，因此医生在初次见到尿液红色者时，要从下述去进行鉴别诊断。

1. 确诊是否血尿

（1）人在食用或饮用了含甜菜根、氨替比林、酚磺酞、酚溴酞钠的食物、药物和色素以及服用了山道年或大黄后而尿液呈碱性时，都有可能呈红色。这些情况的红色尿液与血尿不同，它的红色均匀而不混浊、无沉淀，震荡后不呈云雾状。如果镜检无红细胞，隐血试验也为阴性，排除血尿的证据则更为确凿。

（2）输血、感染性疾病、重度烧伤、蚕豆病等均会引起人体血管内溶血，而引起血红蛋白尿，在诊断血尿时需要除外。血红蛋白尿的肉眼性状也与血尿不同。它的尿色也为均匀而不混浊，放置后无红色沉淀。如果镜检无红细胞或仅见少数红细胞，隐血试验为阴性，则排除血尿的把握性更大。

（3）在确诊血尿时，还需要排除阴道、肛门出血时对尿液的污染。

2. 明确出血部位及确定病变性质

（1）是否为源自泌尿系统的血尿：血尿有三个来源，即全身出血性疾病引起、邻近器官病变累及泌尿系统和泌尿系统本身疾病引起的。临床上血尿绝大多数与泌尿系统疾病有关，根据病史、体检及实验室检查排除前两种原因后，方可确定源自泌尿系统的血尿。

（2）明确上尿路还是下尿路疾病所致：下表（表 7 - 2）为肾性、膀胱性和尿道性血尿的鉴别要点。

表 7 - 2　肾性、尿道性血尿的鉴别

	肾性血尿	尿道性血尿
颜色	暗红或棕黑	鲜红
凝血	（-）	（+）
管型	RBC 管型	（-）
变形 RBC	（+）	（-）

三、发绀

发绀（cyanosis）亦称紫绀，是指血液中还原血红蛋白增多，使皮肤、黏膜呈青紫色的现象。发绀在皮肤较薄，色素较少和毛细血管丰富的部位如口唇、鼻尖、颊部与甲床等处较明显，易于观察。

（一）发绀分类

1. 血液中还原血红蛋白增多

（1）中心性发绀：是由于心、肺疾病导致 Saoz 降低引起。其特点是全身性发绀，除四肢及面颊外，也见于黏膜与躯干皮肤，但皮肤温暖。中心性发绀又可分为：

①肺性发绀：见于各种严重呼吸系统疾病，如呼吸道阻塞、肺部疾患、胸膜疾患及肺血管病变等，其发病机制是由于呼吸功能衰竭，肺通气或换气功能障碍，肺氧合功能不全，导致体循环毛细血管中还原性血红蛋白增多，而发生发绀。

②心源性发绀：见于发绀型先天性心脏病，如法洛四联症、Eisemenger 综合征等，其发生机制是心及大血管之间存在异常通道，部分静脉血未通过肺泡氧合，直接通过异常通道分流入体循环动脉中，如分流量超过心输出量的 1/3 即可引起发绀。

（2）周围性发绀：是由于周围循环血流障碍所致。其特点是：发绀常见于肢体末梢及下垂部分，如肢端、耳垂、鼻尖，这些部分皮肤发凉，若按摩或加温，使之温暖，发绀可消失。

周围性发绀又可分为：

①淤血性周围性发绀：如右心衰竭、缩窄性心包炎、局部静脉病变等，其发病机制是因体循环瘀血，周围血流缓慢，氧在组织中被过多地摄取所致。

②缺血性周围性发绀：常见于严重的休克，由于周围血管收缩，心输出量减少，循环血容量不足，周围组织血流灌注不足、缺氧所致皮肤黏膜发绀。

③其他疾病引起周围性发绀：血栓性闭塞性脉管炎、肢端发绀症、冷凝集素病、冷球蛋白血症、红细胞增多症、雷诺综合征等。

（3）混合性发绀：中心性发绀与周围性发绀并存，见于心力衰竭。因肺瘀血，血液在肺内氧合不足以及周围血流缓慢，毛细血管内血液脱氧过多所致。

2. 血液中异常血红蛋白增多

（1）药物或化学物质中毒所致的高铁血红蛋白血症：当血液中高铁血红蛋白量达 30g/L 时，即可出现发绀，常见于伯氨喹啉、亚硝酸盐（肠型发绀）、氯酸钾、次硝酸铋、磺胺类、苯丙砜、硝基苯、苯胺中毒。发绀特点是：急骤出现，暂时性，病情严重，经过氧疗青紫不减轻，抽出的静脉血呈深棕色，暴露于空气中，不能转变为鲜红色。静脉注射亚甲蓝、硫代硫酸钠或大量的维生素 C，均可以使发绀消退。

（2）先天性高铁血红蛋白血症：患者自幼即有发绀，而无心肺疾病。

（3）硫化血红蛋白血症：血液中硫化血红蛋白达 5g/L 以上即可出现发绀，多由于氧化性药物如非那西丁，含氮药物如亚硝酸盐、磺胺类药物所致。

（4）血红蛋白 M：是珠蛋白中有氨基酸变异的高铁血红蛋白，为常染色体显性遗传性疾病。α 链异常的血红蛋白 M，在患者出生后即有发绀，但无其他症状，β 链异常患者出生后无发绀。

（二）诊断

1. 病史

（1）发病年龄：①新生儿发绀：见于肺部疾病如肺不张、误吸、急性呼吸窘迫综合征。②出生后即发绀：见于早显性先天性心脏病如法洛四联症、大动脉完全错位、先天性高铁血红蛋白血症，血红蛋白 M 病。③青少年发绀：见于迟显性先天性心脏病、风湿性心脏病等。④成年人或老年人发病：常见于肺部及心脏疾病。

（2）起病缓急、持续时间：①起病急骤，持续时间短：常见于肠源性发绀、药物中毒、休克、肺部感染、急性呼吸衰竭等。②起病缓慢，持续时间长：见于肺源性心脏病、肺气肿、迟显性先天性心脏病等。

（3）发病诱因：①精神刺激诱发：见于雷诺综合征。②遇冷诱发：见于雷诺综合征、雷诺现象、冷球蛋白血症、冷凝集素病。③站立易诱发，蹲下可缓解：见于法洛四联症。④走路时诱发：见于血栓性闭塞性脉管炎、下肢动脉粥样硬化。⑤药物或化学物品接触史：见于高铁血红蛋白血症、硫化血红蛋白血症。⑥心脏疾病史：见于中心性发绀。

（4）伴随症状：①伴呼吸困难：常见于重症心、肺疾病和急性呼吸道梗阻、气胸等。②伴意识障碍：见于某些药物中毒或化学物质急性中毒、休克、急性肺部感染、急性充血性心力衰竭等。③伴哮鸣音：见于支气管哮喘、喘息性支气管炎、急性左心衰竭。④伴喉鸣：见于急性喉炎。⑤伴胸痛：见于气胸、胸腔积液。⑥反复发生肢端发绀，局部温度低：见于局部循环障碍。

2. 体格检查　详细地体格检查并注意：

（1）发绀部位：①下肢发绀，头颈部轻：见于先天性动脉导管未闭。②上肢发绀较下肢重：见于大动脉完全错位。③上身发绀：考虑上腔静脉闭塞。④下身发绀：考虑下腔静脉闭塞。

（2）严重程度：重度发绀，主要见于发绀性先天性心血管病、高铁血红蛋白血症、硫化血红蛋白血症、原发性肺动脉高压症与肺动静脉瘘。

（3）有无杵状指：主要见于发绀性先天性心脏病及某些慢性肺部疾病。

（4）心肺体征：包括心脏大小、形态以及有无心脏杂音、双肺呼吸音等。

3. 辅助检查

（1）血、尿常规。

（2）胸部 X 线检查：了解心肺情况。

（3）超声心动图及彩色多普勒检查：有助于心脏疾病的诊断。

（4）心导管检查：用于复杂的发绀型先天性心脏病检查。

（5）选择性血管造影：对于血管病变可观察其影响范围及严重程度。

（6）肢体血管多普勒检查：了解肢体动、静脉血流，有无狭窄梗阻及其部位、严重程度。

（7）血气分析：对鉴别中心发绀及周围性发绀、原发性和继发性红细胞增多有一定意义，Pa（O$_2$）降低是确定发绀的重要指标。

（8）检查血高铁血红蛋白、硫化血红蛋白、冷凝集素蛋白、冷凝素等，对确定异常血红蛋白诊断具有重要意义。

（三）鉴别诊断

在诊断发绀时，需与皮肤色素增高的一些疾病如肾上腺皮质功能减退、肝病、长期吸烟等加以鉴别。

（张建立）

第五节　昏迷、晕厥、眩晕

一、昏迷

（一）定义

昏迷是指严重的意识障碍，指对外界的一切刺激无自主反应。

（二）病因及发病机制

人的意识是由醒觉状态和意识内容两部分组成。后者包括记忆、思维、定向、情感等精神活动以及通过视听、语言和复杂的运动等与外界环境保持紧密联系的能力。

人的意识之所以呈清醒状态，是由于机体接受各种感觉器官传来的刺激而产生冲动，通过特异性的上行投影系统而到达大脑皮质。同时，从此特异性上行投影系统向脑干网状结构联络区发出侧支，激活该区网状上行激活系统，冲动通过丘脑弥散到整个大脑皮质。被大脑皮质保持一定的兴奋性，从而使机体处于醒觉状态。

意识由于内容的完整是建立在醒觉状态的基础上，有赖于丘脑干网状结构、丘脑及整个大脑半球功能的完整状态。颅内外各种病变若累及上行性网状激活系统任何一环节，可引起意识障碍，严重引起昏迷；代谢性疾病、内分泌疾病或其他全身性疾病累及脑干网状结构，使网状结构神经元的突触后膜对介质的敏感性极度降低，或突触传递停止，或者是神经传递介质的合成停止而导致昏迷。

（三）诊断

1. 病史询问要点

（1）起病方式：急骤起病迅速出现昏迷，多见于颅脑损伤、脑血管意外、外源性中毒、中暑及某些中枢性神经系统的急性感染，如昏迷发生缓慢，多见于代谢性疾病、脑肿瘤及结缔组织病等。

（2）有无服毒、服药或接触有毒物质，尤其对平素健康突然出现昏迷，一定要详细询问。对发病前有强烈的精神刺激者、儿童或老年痴呆者或工作中有可能有毒物接触者更要警惕。

（3）是否脑外伤，脑外伤后出现昏迷而持续不醒，要考虑重型脑挫裂伤，若无意识障碍或短暂的意识昏迷后清醒，再逐渐出现昏迷，考虑颅内血肿。

（4）既往是否有高血压、糖尿病、癫痫及心、肝、肾、慢性呼吸衰竭等内脏疾病史：这些疾病均可因为并发症而出现昏迷，如高血压脑出血、高血压脑病、糖尿病酮症酸中毒昏迷、肝昏迷、尿毒症昏迷、肺性脑病等；糖尿病史，考虑酮症酸中毒、高渗性昏迷、低血糖昏迷。

（5）是否有化脓性中耳炎等五官科病史：这类疾病往往可以侵犯颅内，造成颅内感染而引起昏迷。

（6）是否有伴随症状：昏迷伴发热，且发热在先，首先考虑颅内严重感染，如化脓性脑膜炎、结核性脑膜炎等；其次考虑急性肝炎、中暑等原因。昏迷后出现发热，可能是继发感染或者是中枢性发热。昏迷伴抽搐：常见于癫痫、子痫、高血压脑病、尿毒症、中毒性脑病、脑缺氧、脑水肿等。

2. 体格检查　应全面体检，重点应注意：

1）皮肤黏膜有无感染、出血点、发绀及色素沉着：有黄疸者考虑肝性昏迷，发绀见于肺性脑病、严重缺氧所致的脑缺氧、脑水肿；有出血点，要考虑出血热等急性传染病或弥漫性血管内凝血，血液病；有色素沉着要考虑慢性肾上腺皮质功能减退（Addison disease）；口唇樱桃红，见于一氧化碳中毒。

2）注意生命体征情况。

（1）体温：①体温过高：体温升高者提示有严重的全身感染、颅内感染、中枢性高热、中暑、甲状腺功能亢进危象、阿托品中毒等。②体温过低：考虑低血糖、甲状腺功能减退危象、安眠药中毒等，但还要注意有无低血压或休克存在。

（2）脉搏：脉搏缓慢者考虑存在心脏疾病或各种原因引起颅内压升高，吗啡、氰化物中毒等。

（3）呼吸：要注意患者呼吸频率、节律、呼吸深浅等，还要留心患者呼吸的气味。呼吸深大，考虑各种原因所致代谢性酸中毒；呼吸浅表见于肺功能不全、中枢神经损害、药物中毒；呼吸气体为水果味，考虑糖尿病酮症酸中毒；尿味，提示尿毒症；肝臭味见于肝昏迷；酒味见于乙醇中毒等。呼吸节律改变考虑呼吸中枢受损、脑桥出血。

（4）血压：昏迷伴血压升高者，见于脑血管意外及颅内高压；昏迷伴低血压者见于各种原因所致休克、镇静药物中毒、甲状腺功能减退危象、低血糖、Addison's 病等。

（5）瞳孔：昏迷患者注意瞳孔大小，对光反应情况。昏迷伴双侧瞳孔缩小，考虑吗啡类、巴比妥类、有机磷农药中毒或脑桥病变；昏迷伴双侧瞳孔散大，考虑颠茄类、乙醇、氰化物中毒及癫痫、低血糖状态或脑疝形成，一侧瞳孔进行性散大，光反射消失，提示脑疝形成。

3）有无神经系统阳性体征：对昏迷患者应对神经系统进行详细检查，包括瞳孔、眼球位置，是否有震颤，压眶刺激时肢体活动是否对称，各种神经反射如何等，如双眼凝视病灶对侧提示皮层受损；双眼凝视病灶同侧，提示脑桥损害。

锥体束征阳性者，考虑脑血管意外、脑肿瘤等；脑膜刺激征阳性者，考虑颅内感染如流行性脑脊髓膜炎、结核性脑膜炎、流行性乙型脑炎等，或蛛网膜下腔出血、脑出血等；去大脑强直，提示脑干上段受损；去皮层强直，考虑有皮层广泛损害所致。

3. 实验室检查

（1）必须辅助检查：血、尿、粪便常规以及血电解质、血气分析、肝功能、肾功能、血糖、心电图。

（2）根据病情选择：头颅 CT、MRI、脑电图、腰穿测颅内压、脑脊液（常规、生化、细菌学培养）、血培养、胸部 X 线等检查。

（3）怀疑中毒：进行呕吐物、血、尿毒物鉴定。

（4）怀疑内分泌疾病：选择做甲状腺功能、肾上腺皮质功能及垂体功能测定。

（四）鉴别诊断

1. 临床上要与昏迷鉴别的情况

（1）癔病：常见于强烈的精神刺激后，患者对外界刺激无反应，双目紧闭，用力拨开眼睑时眼球有躲避现象，瞳孔对光反射灵敏，无神经系统阳性体征，而且暗示治疗有效。

（2）晕厥：晕厥指大脑一过性供血不足，引起短暂的意识障碍，往往数秒或数分钟恢复，心源性的因素多见。

（3）闭锁综合征（locked – in syndrome）：由于皮质核束和皮质脊髓束双侧受损，引起患者几乎全部运动功能丧失，患者不能言语、不能吞咽、不能活动，但意识清楚并能以睁闭眼或眼球的上下活动与周围建立联系，多见于脑血管病引起的脑桥基底部病变。

（4）木僵：见于神经分裂症患者，患者不言、不食、不动，对刺激无反应，极似昏迷。这种患者常见蜡样屈曲、执拗症和空气枕头等体征，或有兴奋躁动的病史。

2. 昏迷原因鉴别　诊断时要考虑是脑部疾病还是脑外疾病。

（1）脑部病变：要分清是局限性和弥漫性脑病病变。

①局限性病变：幕上结构病变引起的昏迷多为天幕裂孔疝，慢性起病者见于颅内肿瘤、脑脓肿，脑寄生虫囊肿、慢性硬膜下血肿等；急性起病见于脑外伤所致硬膜外、内和颅内血肿，高血压脑出血，大面积脑梗等。其共同点：大多有神经系统的定位体征，易引起颅内压升高，脑疝形成。幕下结构主要是脑干和小脑。脑干病变引起昏迷常见原因为脑干出血和梗死，有较明显定位体征。小脑引起急性昏迷主要原因是小脑出血，无明显肢体瘫痪，有明显颅内压增高，易发生枕骨大孔疝。

②弥漫性病变：多见于颅内感染、广泛性脑挫裂伤；癫痫大发作后和脑部变性疾病。其特点是无局限性神经定位体征，常有颅内压升高，但一般不严重，发生脑疝机会少，常需做脑脊液检查来诊断。

（2）脑外疾病：昏迷主要因心、肺、肝、肾、内分泌以及中毒、缺氧、水电解质和酸碱平衡紊乱所致。其特点是脑损害是弥漫性，多数无神经系统定位体征，不产生急性颅内高压症状，而表现出原发病症状和体征及实验室检查。

二、晕厥

晕厥或称昏厥，是一种突然发生的、短暂的意识丧失状态，历时数秒至数分钟，发作时不能保持姿势张力，以致不能站立而昏倒，系一时性大脑供血不足或缺氧所致。晕厥恢复较快，与昏迷不同，后者意识丧失时间持久，恢复缓慢而困难。

（一）晕厥分类

1. 血管舒缩障碍性晕厥　由于各种原因引起迷走神经兴奋，交感神经抑制，使心率减慢，心肌收缩力减弱，心排血量减少，血管扩张，血压下降，导致脑供血不足；或者各种原因引起回心血量减少，心输出量下降，血压降低，而调节血压反射弧发生障碍，不能维持正常的脑灌注压，导致脑供血不足，而出现晕厥。常见于：血管抑制性晕厥、直立性低血压、仰卧位低血压综合征、晕厥性癫痫、颈动脉窦综合征、舌咽神经痛所致晕厥、排尿性晕厥、咳嗽性晕厥。

2. 心源性晕厥　因心脏原因导致心排血量突然减少，血压降低所致晕厥。常见病因有阵发性心动过速、阵发性房颤、病窦综合征、高度房室传导阻滞、主动脉狭窄、先天性心脏病、心肌病、心绞痛、急性心肌梗死、左房黏液瘤、左房血栓形成。

3. 脑源性晕厥　由于脑动脉病变、痉挛而发生一过性、短暂脑供血不足发生晕厥。常见原因有高血压脑病、脑动脉粥样硬化、短暂性脑缺血发作、椎 – 基底动脉供血不足、颈椎病、偏头痛、多发性大动脉炎、慢性铅中毒性脑病等。

4. 血液成分异常所致晕厥　常见原因有低血糖状态、过度换气综合征、重度贫血、高原性晕厥。

（二）诊断

1. 病史　应询问过去有无类似的发作史，家族中有无类似患者，有无高血压、糖尿病、癔症、心脏病、癫痫等病史，有无服用降压药物、降血糖药物史，并详细了解晕厥发作时情况，如诱因、发作时体位、持续时间及伴随症状等。

（1）晕厥发作的诱因：用力后出现晕厥，多见于先天性发绀性心脏病和主动脉狭窄；空腹时出现晕厥要考虑低血糖；情绪紧张、疼痛、各种手术、过度疲劳等诱发晕厥，见于血管抑制性晕厥；服用降压药物后发生晕厥，考虑低血压；服用洋地黄或抗心律失常药物伴心室停搏，考虑阿－斯综合征；服用降糖药物出现晕厥考虑低血糖；剧烈咳嗽后出现晕厥，见于咳嗽性晕厥；转颈时发生晕厥，考虑颈动脉窦过敏。

（2）晕厥发作时体位：发生于立位或坐位时见于血管抑制性晕厥和颈动脉窦过敏晕厥；由卧位转为立位时发生晕厥，多见于直立性体位性低血压；夜间醒后起床排尿时发生晕厥，见于排尿性晕厥；卧位变化时发生晕厥，常见于左房黏液瘤、左房巨大血栓。

（3）晕厥持续时间：历时数秒至数分钟，很可能是血管舒缩障碍引起的晕厥；超过数分钟，提示低血糖、癔症或过度换气。

（4）伴随症状：晕厥发作时伴植物神经功能紊乱，如面色苍白、出冷汗、恶心、乏力等，见于血管抑制性晕厥及低血糖性晕厥；晕厥伴抽搐，考虑阿－斯综合征；晕厥过后伴胸痛，应考虑心绞痛、心肌梗死；晕厥伴发绀和呼吸困难，见于急性左心衰竭、左房黏液瘤、左房巨大血栓。

2. 体格检查　应做全面体格检查，尤其应注意神志及精神状态，有无发绀、贫血、水肿、脱水，有无呼吸困难、过度换气，注意血压、心率、心律是否正常，有无心脏杂音及血管杂音，有无神经系统异常体征。根据晕厥时体征有利于病因诊断。

（1）皮肤黏膜情况：面色苍白、贫血貌要考虑各种原因引起贫血，尤其是急性失血性贫血；皮肤黏膜弹性差，有脱水体征多见于各种原因引起的体液丢失；水肿，考虑心功能不全。

（2）呼吸频率和节律：呼吸缓慢，考虑脑源性晕厥；呼吸过快，见于癔症。

（3）心血管系统检查：血压是否正常，血压过高考虑高血压脑病；血压降低，见于直立性、单纯性、颈动脉窦过敏性晕厥，心源性晕厥；心脏增大者，考虑心源性晕厥；心脏有杂音者，考虑瓣膜性心脏病、左房黏液瘤及血栓形成、先天性心脏病等；心率或心律明显改变者，提示心源性晕厥。

3. 辅助检查　引起晕厥的原因很多，需针对病情有选择地进行若疑似心脏疾病引起者，应做24h动态心电图、超声心动图检查，24h血压监测。若疑似颈动脉窦过敏者，可做诱发实验，如颈动脉窦压迫试验、倾斜试验；疑似神经疾病引起者，应做脑电图、脑血流图、头颅CT、头颅MRI、脑血管造影等；此外，应做血常规、尿常规、粪便常规、血糖、血电解质、血气分析等检查。

（三）鉴别诊断

1. 晕厥应与昏迷鉴别　晕厥与昏迷均有意识丧失。内科疾病引起的昏迷发病较缓，而晕厥则发病很急；昏迷持续时间长，而晕厥意识丧失持续时间短；晕厥发生前可有典型植物神经功能紊乱表现，而昏迷无；昏迷多有神经系统体征，而晕厥则无。

2. 与眩晕鉴别　眩晕和晕厥均可出现植物神经功能紊乱，但晕厥的前驱症状多为头昏、黑矇，随后意识丧失，而眩晕为视物旋转感，无意识丧失。

3. 晕厥伴抽搐时需与癫痫大发作鉴别　二者均有意识丧失和抽搐，但前者常有先兆（长，数十秒），发作持续时间短暂（几秒），面色苍白，出汗，可有心脏病体征，无大小便失禁和舌咬伤，脑电图正常。而癫痫大发作常无先兆或短暂先兆（数秒），面色青紫或正常，抽搐持续几分钟，常有舌咬伤及大小便失禁，无心脏病体征，脑电图异常。

4. 晕厥与癫痫小发作鉴别　两者均有意识丧失，而且都较为短暂。但癫痫小发作无前驱症状，也不会倒地，面色、血压、脉搏均无改变，而且意识丧失时间较晕厥短暂。

三、眩晕

眩晕（vertigo）是多个系统病变时引起的主观感觉障碍，患者感到自身或周围境物有旋转或摇动感。常伴有恶心、呕吐、面色苍白、出冷汗、眼球震颤、站立不稳，同时可出现血压下降、心率缓慢。主要由迷路、脑干、小脑病变引起，亦可由于其他全身性疾病引起。

（一）诊断

1. 病史　详细询问病史，注意起病情况、严重程度、持续时间、有无诱因，过去有无高血压、脑外伤、中耳炎、手术史，有无伴随症状等。

（1）起病情况：突然发作眩晕，呈流行性，见于病毒性感染引起的流行性眩晕；反复发作性眩晕见于梅尼埃病、椎－基底动脉供血不足等；眩晕发作与位置有明显关系见于位置性眩晕；头颈部过伸或侧转时诱发多见于颈椎病。

（2）严重程度及持续时间：剧烈性眩晕见于梅尼埃病，其次是前庭神经元炎、Wallenberg 综合征、椎－基底动脉供血不足、迷路炎、链霉素中毒等；程度较轻眩晕见于脑动脉硬化及全身性疾病；持续性进行眩晕见于链霉素中毒、听神经瘤等。

（3）伴随症状：眩晕伴耳鸣、听力下降可见于前庭器质病变，第Ⅷ对脑神经病变及肿瘤；眩晕伴恶心、呕吐可见于梅尼埃病、晕动病；眩晕伴共济失调可见于小脑、颅凹或脑干病变。

2. 体格检查　应做全面体检，但应注意：

（1）耳科检查：注意外耳有无溢液、鼓膜有无穿孔、乳头有无压痛、听力是否下降等。外耳溢液、鼓膜穿孔见于化脓性中耳炎、迷路炎。

（2）神经系统检查：注意有无眼球震颤、方向及持续时间，有无神经系统阳性体征等。

旋转性眼震，多见于前庭周围病变，也见于脑干出血。旋转沿额平面呈一个方向，见于一侧前庭病变、小脑半球出血；沿矢状面旋转，见于脑桥出血、小脑蚓部出血。浮动性眼震，见于两侧内耳机能丧失。摇摆性眼震，见于两侧前庭周围病变，如链霉素引起的第Ⅷ对脑神经损害、先天性眼震。水平眼震，常见于前庭神经系统及脑桥病变。垂直眼震，常见于中病变。一侧眼球为内侧性眼震，而另一侧为垂直性眼震，见于多发硬化及后颅凹病变。一侧眼震称单眼震，见于内侧纵束、中脑导水管病变及脑炎。内聚眼震或外聚眼震，见于中脑导水管、顶盖部及第Ⅷ脑室后壁和松果体病变。双相眼震或多向性眼震，见于前庭中枢病变。眩晕伴眼肌麻痹、复视、交叉性瘫痪、听力减退、共济失调应考虑脑干肿瘤。步态不稳，Romberg 征阳性，无眼震，见于小脑蚓部肿瘤。一侧肢体共济失调，咽肌协调障碍，患侧肢体张力低下，有水平眼震，Romberg 征阳性，见于小脑半球肿瘤。出现 Romberg 征见于小脑后下动脉有血循环障碍。

3. 辅助检查

（1）前庭功能检查：①眼震电图检查。②平衡功能检查：Romberg 征、指鼻试验、跟膝胫试验、行走障碍试验。③半规管功能试验：旋转试验、冷热试验。

（2）影像学和脑电图检查：根据病情选择下列有关检查：①头颅 CT 和 MRI。②颈椎正、侧、斜位 X 线平片。③头颅正、侧位 X 线平片。④颞骨枕位 X 线平片，观察内耳道及内耳情况。⑤脑血管造影、椎动脉造影。⑥脑血管 Doppler 超声检查。⑦脑电图检查。

（二）鉴别诊断

1. 真性眩晕与假性眩晕（头晕）鉴别　假性眩晕是躯体疾病表现为神经功能障碍综合征之一，一般无自发性眼震，前庭功能检查无明显异常，常伴有躯体疾病的其他表现；真性眩晕出现运动幻觉、眼球震颤、耳鸣耳聋、恶性呕吐，神经系统阳性体征，前庭功能检查正常。

2. 中枢性眩晕与周围性眩晕的鉴别　周围性眩晕的特点是眼震呈水平兼或不兼有旋转，常伴有耳鸣、听力下降及恶性呕吐等迷走神经反射亢进的症状，一般无神经系统阳性体征。中枢性眩晕的特点是眼震多为垂直持续时间长不伴或部分伴耳鸣、耳聋，迷走神经反射不剧烈，可有其他神经系统体征。

（张建立）

第六节　胸痛

患者自觉胸部疼痛，其部位与病变的严重程度，并不和病变部位及疾病的轻重相一致。特别是涉及内脏者，症状不典型，对诊断带来困难，如急性心肌梗死、肺栓塞、气胸、夹层动脉瘤破裂等若不及时救治可能危及生命。

一、病因

1. 急性病变

（1）胸壁急性病变为皮下蜂窝组织炎，流行性胸痛和胸壁软组织、肋软骨、肋间神经、肩关节周围炎症，带状疱症等。

（2）胸腔内脏感染和胸膜炎、脓胸、肺炎、心包炎、纵隔炎和食管炎等。

（3）腹腔内脏感染如膈下脓肿、肝脓肿、溃疡病穿孔及胆管化脓性疾患等。

2. 血供障碍　冠心病、心绞痛、心肌梗死、肺栓塞、脾栓塞等。

3. 机械压迫和刺激以及损伤　气胸、主动脉瘤侵入胸骨、夹层动脉瘤外膜膨胀，气管、食管内异物的刺激，胸部外伤和胸内肿瘤的压迫等。

4. 化学刺激　如腐蚀性引起食管损伤，毒气引起气管、支气管刺激损伤和胃酸反流食管炎症等。

5. 植物神经功能失调　如过度换气综合征、痉挛、心脏神经官能症等。

6. 邻近器官病变的反射或牵连　颈肋及前斜角肌病变引起的颈部入口综合征，肩关节及其周围病变伴有胸肌痛，膈下病变牵连引起下胸痛，上腹部又可向肩背放射。

7. 其他　痛风、皮肌炎、硬皮病、急性白血病等。

二、症状

1. 疼痛部位及放射　冠心病心绞痛常在心前区或胸骨后方，可放射至左肩和左上臂内侧；胸膜炎所至胸痛在胸廓的下侧部或前部，即在胸廓呼吸扩张度较大的部位；膈肌病变所致胸痛常在肋缘及斜方肌处有放射痛；胸壁疾病疼痛常固定于病变局部且有明显压痛，纵隔或食管疾病所致疼痛常在胸骨后。

2. 疼痛性质　轻者是隐痛、闷痛，重者呈绞痛、刀割痛。肺癌早期可有胸部隐痛，晚期呈极其难受的胸部闷痛；肋间神经痛呈阵发性灼痛或刺痛；肌肉痛呈酸痛，骨骼呈锥痛；心绞痛呈压榨样并伴有紧缩压迫或窒息感；主动脉瘤侵蚀胸壁时呈锥痛或灼痛；膈疝呈灼痛或膨胀感；胃穿孔呈刀割样剧痛；肋间带状疱疹呈刀割样或灼痛。

3. 疼痛时间和因素　肋痛可呈阵发性或持续性。心绞痛常因精神紧张或用力过度而诱发，呈阵发性，持续时间 3～5min；心肌梗死呈持续性剧痛；心脏神经官能症所致胸痛，常因运动反而减轻；纤维素性胸膜炎和胸痛，于咳嗽或深呼吸时加剧，停止胸廓运动则缓解；胸壁疾病所致疼痛常于局部压迫或胸廓运动时加剧；食管疾病的疼痛多于吞咽食物时发作或加剧；脊神经后根痛发生于身体转动或弯曲；肌肉痛常在肌肉收缩时增剧；肋骨、胸骨骨折疼痛随呼吸动作而加剧。

4. 疼痛伴随症状　食管疾病有吞咽困难及食物反流；气管、支气管和肺部疾患常伴咳嗽、咳痰；肺梗死、肺癌伴有咯血；胸腔内脏感染性疾病伴随发热；心肌梗死可伴心力衰竭和休克发生。

5. 其他有关病史　如肺梗死常有心脏病或最近手术史、外伤史；急性纵隔炎有颈部外伤、炎症病变或邻近脏器疾病史；急性食管炎有吞咽异物或腐蚀剂病史，心绞痛与心肌梗死常有冠心病和高血压病史。

三、体格检查

通过视、触、叩、听等方法对胸部做仔细检查。观察胸部表面皮肤有无局限性红肿、瘀斑和出血点及疱疹等；胸腹式呼吸协调性、呼吸形式和快慢深浅；胸部双侧对称性。在胸膜炎、胸腹部外伤、膈下脓肿、单纯疱疹等疾病常有上述异常变化。在触诊上检查局部肿块、液波感、压痛和胸廓的呼吸动度，注意胸壁感染、气胸、血胸、肋骨骨折等征象，注意鉴别。听诊上需了解双侧呼吸音对比、胸膜和心包摩擦音以及肺干湿性啰音、哮鸣音、异常心音和杂音等，这对鉴别心脏和肺部疾病有帮助。心电图对诊断心肌缺血、心绞痛和心肌梗死及心律失常常有较大意义。

四、鉴别诊断

胸痛是临床上常见症状，其临床意义大小不一，重者如急性心肌梗死、肺梗死、夹层动脉瘤破裂等严重威胁生命，故在急诊鉴别上可参考下列几点。

1. 询问胸痛部位、性质、时间和程度 一般胸痛与相应部位器官紧密相关，其性质随多种疾病而有差异。发作呈阵发性且短暂，如心绞痛；持续性钝痛或刺痛多伴肿瘤侵及或炎症刺激。疼痛程度有利于了解病情危急情况。

2. 咳嗽和咳痰 胸痛伴有咳嗽、咳痰等，结合 X 线胸片基本上可确定属于呼吸系统疾病。

3. 血压、脉搏和心音 既反映心血管功能状态，也表示疾病危重程度，可涉及心肌梗死、心肌病和其他心血管病。结合病史、心电图、X 线胸片检查，可以与非心血管病鉴别。

4. 呼吸困难 病因很多，既有肺源性，也有心源性、中毒性、血源性、神经精神性与肌源性等，但结合胸痛主要考虑肺和心源性，故胸痛伴呼吸困难者提示有重性疾患如气胸、肺梗死、心肌梗死并发心力衰竭等。

5. 腹部症状和体征 对于排除腹腔疾病引起的下胸痛有帮助。但需注意与胃管道、脾等疾病引起的酷似心绞痛表现者相鉴别。

6. 心电图 凡疑有心脏疾病者，都应做心电图检查，对急性心肌梗死者需隔 10～15min 跟踪检查，以避免漏诊或误诊。

五、治疗

（一）救前分析

胸痛病因甚多，轻重缓急不一，可结合下列内容进行分析：①胸痛性质、部位和放射。②胸痛诱发因素和发作时间。③伴随症状体征如面色苍白、大汗淋漓、脉搏细速、血压下降、呼吸困难、咳痰咯血和颈胸腹部局部体征。④心电图、X 线胸片、血气分析等资料。⑤参考有关病史如外伤史、饮酒史、心脏史、气胸史、感染史等。

（二）病因分析及现场急救

鉴于引起胸痛疾病甚多，此重点介绍对危重者处理。

1. 心脏病

（1）心绞痛：立刻卧床休息，给氧，舌下含化硝酸甘油片 0.3～0.6mg 或硝酸异山梨醇片 5～10mg 及速效救心丸、麝香保心丸，而亚硝酸异戊酯吸入，因降压作用明显应慎用。

（2）急性心肌梗死：立刻绝对卧床休息，给氧，止痛。重者即用杜冷丁 50～100mg 肌内注射或吗啡 5～10mg 皮下注射，每 4～6h 可重复应用；轻者选用罂粟碱 30～60mg 肌内注射或口服可待因 15～30mg，同时即给硝酸甘油片 0.3～0.6mg 或消心痛 5～10mg。舌下含服，效果不佳用硝酸甘油 3～5mg 溶于 5% 葡萄糖 250ml，按 50～100μg/min 速度静脉滴注，尽早行冠状动脉罪犯血管血流重建如溶栓、急诊 PCI 或冠状动脉搭桥术。

（3）心肌病：多见于肥厚型心肌病有类似心绞痛样发作。处理上如应用硝酸甘油则反使左心室流出道梗阻加重，疼痛不易缓解，故不宜应用。此外，洋地黄和异丙肾上腺素等药也可加重病情。解除症状药物有：①β 阻滞剂如心得安 10mg，美多心安 15mg 缓慢静脉注射等。②钙通阻滞剂如异搏定 40～80mg。③控制快速心律失常胺碘酮较为常用。

（4）急性心包炎：应先行原发疾病治疗，胸痛时给予镇静剂如地西泮 10mg 静脉注射或 2.5～5.0mg 口服，必要时加用杜冷丁 50～100mg 和吗啡 5～10mg 肌内注射和皮下注射；非特异性心包炎加用糖皮质激素治疗。

（5）心肌炎、风湿性心脏病、先天性心脏病：胸痛不严重仅做对症处理即可。乏氏窦瘤破裂多在用力活动后剧烈疼痛，但可逐渐缓解，故做镇痛对症处理，但警惕心力衰竭发生。

（6）夹层动脉瘤和胸主动脉瘤：前者胸痛突然发生，后者呈持续性胸痛，处理除手术治疗外采用镇静、扩张血管、适当降低血压，防止瘤体破裂。双嘧达莫、阿司匹林等抗血小板聚集和黏附药物，可防止血栓形成。

2. 肺部疾病

（1）气胸：常见自发性气胸和创伤性气胸。对闭合性气胸，肺萎缩在25%以下、症状轻者无须抽气，卧床休息2～4周可自行吸收，适当用镇静药；而张力性气胸和开放性气胸均需行肋间插管水封瓶排气，必要时行负压吸引。气急者吸氧，吸高浓度氧可促进空气吸收以利肺复张。

（2）胸膜炎：疼痛多发生于干性胸膜炎，可用镇痛剂如可待因、安乃近等，并使用局部热敷。

（3）肺炎：发生胸痛多见于细菌性肺炎，如肺炎球菌，葡萄球菌、克雷伯杆菌等。其处理主要行抗菌治疗，疼痛行对症处理如可待因15～30mg/次，地西泮2.5～5.0mg/次，胸痛剧烈者可用杜冷丁50～100mg肌内注射。

（4）肺栓塞：①血栓栓塞：起病急，病情重，除吸氧、纠正休克和心力衰竭以及舒张支气管等措施外，对剧烈胸痛可采用杜冷丁50～100mg、吗啡5～10mg肌内和皮下注射。②脂肪栓塞：行机械辅助呼吸，必要时吸纯氧，大剂量肾上腺皮质激素应用，同时去除病因固定骨折。③气体栓塞：即行垂头仰卧位，并尽早送入高压氧治疗。④羊水栓塞：主要为抗凝、激素和其他支持疗法。⑤肺和胸膜肿瘤癌栓栓塞：主要针对原发病和对症处理。

3. 食管和纵隔疾病

（1）反流性食管炎：可采取卧位床头抬高，口服甲氧氯普胺10～20mg/次、多潘立酮10～20mg/次、甲氰咪胍200mg、法莫替丁40mg，睡前和餐后口服。

（2）食管贲门弛缓症：消除精神神经紧张可用镇静剂和心理治疗。症状发作时舌下含硝酸甘油片和口服普鲁本辛。此外用食管扩张疗法和手术治疗。

（3）食管裂孔疝：应避免咳嗽、呃逆以及饱餐后进气、弯腰、下蹲等诱因，要求晚餐距睡眠时间要长，可服多潘立酮、甲氧氯普胺等。

（4）食管化学灼伤：一般禁忌催吐和洗胃，即服10%氢氧化铝凝胶、2.5%氧化镁液、7.5%氢氧化镁混悬液，也可服生蛋清、牛奶及植物油。如强酸也不用碳酸氢钠，以免产气而穿孔，如强碱可速给食用醋、1%醋酸、5%稀盐酸中和之。

（5）纵隔气肿：严重者控制哮喘发作，若纵隔积气量大、压力高，出现呼吸循环障碍时可做胸骨上切口，剥离气管前筋膜，排气减压；也可于胸骨左缘第2肋间针刺至纵隔排气。吸入纯氧以置换氮，可促进皮下和纵隔空气吸收。

（6）纵隔炎和脓肿：做抗感染和脓腔引流，其他做对症处理。

4. 胸腔疾病　引起胸痛常见为脾梗死、肠下和肝脓肿、胰腺炎、胆囊炎和胆石症、脾曲综合征、胆心综合征、胃心反射综合征等，主要治疗原发病，而胸痛可按对症处理，如阿托品、地西泮、杜冷丁等止痛治疗。

5. 创伤　多见于肋骨和胸骨骨折，主要处理为制止胸痛，可采用：①半环形胶布固定，以减少胸壁活动，因而可以止痛。②肋间神经封闭，用1%～2%普鲁卡因3～5mL直接注射到骨折处或骨折部近端的肋间神经周围。以及受伤上下两肋间神经。③多根多处系列或双侧肋骨可形成连枷胸，引起剧烈脚痛和呼吸困难，最理想是应用呼吸机行胸廓内固定，同时辅以药物止痛。④胸骨骨折：可能使骨折端互相重叠或内陷，引起心脏挫伤，严重者造成气管横断。其处理采用脊柱过度后伸法，即右上背部垫以较硬枕头，使其自行复位，难以复位者采用胸骨牵引复位法，并以药物止痛。

6. 对症处理　对危急患者尽早尽快控制胸痛发作。如胸部创伤、心肌梗死、肺栓塞所致急剧持续性胸痛者可用杜冷丁100mg肌内注射，或者吗啡10mg皮下注射，同时注意血压、心率、呼吸等。

（三）搬运和转送

引起胸痛的疾病很多，在搬运和转送中应该根据各种疾病，采用不同的方式和措施。

（杜慧清）

参考文献

［1］ 郭毅．急诊医学［M］．北京：人民卫生出版社，2016.

［2］ 马明信．实用内科门诊急诊手册［M］．北京：北京大学医学出版社，2016.

［3］ 曹小平，曹钰．急诊医学［M］．北京：科学出版社，2015.

［4］ 孟庆义．急诊内科诊疗精要［M］．北京：军事医学科学出版社，2015.

［5］ 王一镗．王一镗急诊医学［M］．北京：清华大学出版社，2015.

［6］ 屈沂．急诊急救与护理［M］．郑州：郑州大学出版社，2015.

［7］ 宋瑰琦，朱禧庆．急诊急救护理基础与核心技能［M］．合肥：中国科学技术大学出版社，2015.

［8］ 王丽云．临床急诊急救学［M］．青岛：中国海洋大学出版社，2015.

［9］ 张文武．急诊内科手册［M］．北京：人民卫生出版社，2014.

［10］ 胡宾，刘惟优，郑振东．临床急诊医学［M］．上海：科学技术文献出版社，2014.

［11］ 杜亚明．实用现场急救技术［M］．北京：人民卫生出版社，2014.

［12］ 李春盛．急诊医学高级教程［M］．北京：人民军医出版社，2014.

［13］ 李树生．急诊临床诊疗指南［M］．北京：科学出版社，2014.

［14］ 李春盛．急诊科疾病临床诊疗思维［M］．北京：人民卫生出版社，2013.

［15］ 李春盛．急诊科诊疗常规［M］．北京：中国医药科技出版社，2013.

［16］ 张青．普外科常见急危重症诊疗［M］．西安：西安交通大学出版社，2014.

［17］ 赵爱华．临床常见急危重症诊断与处理［M］．西安：西安交通大学出版社，2014.

［18］ 刘宏生．急危重症诊疗新进展［M］．西安：西安交通大学出版社，2014.

［19］ 暴玉振，孙宏廷，杨梅．实用急危重症治疗学［M］．上海：科学技术文献出版社，2014.

［20］ 丁梅，孟利敏．急危重症抢救技术［M］．南京：江苏科学技术出版社，2013.

［21］ 张天敏，申丽旻，任洪波．外科ICU指南［M］．北京：人民军医出版社，2014.

［22］ 陈晓辉．血液净化在ICU的应用［M］．上海：科学技术文献出版社，2012.